# A OPERAÇÃO SECRETA ETIÓPIA-MARANHÃO

**WAGNER WILLIAM**

# A OPERAÇÃO SECRETA ETIÓPIA-MARANHÃO
## A GUERRA DOS RESPIRADORES NO ANO DA PANDEMIA

**VESTÍGIO**

Copyright © 2020 Wagner William

Todos os direitos reservados pela Editora Vestígio. Nenhuma parte desta publicação poderá ser reproduzida, seja por meios mecânicos, eletrônicos, seja via cópia xerográfica, sem a autorização prévia da Editora.

EDITOR RESPONSÁVEL
Arnaud Vin

EDIÇÃO E PREPARAÇÃO DE TEXTO
Eduardo Soares

REVISÃO
Júlia Sousa
Rejane Dias

PESQUISA E APURAÇÃO
Lucas Fidalgo Knoeller

CAPA
Diogo Droschi (sobre imagem de Undrey/Shutterstock)

DIAGRAMAÇÃO
Larissa Carvalho Mazzoni

**Dados Internacionais de Catalogação na Publicação (CIP)**
**Câmara Brasileira do Livro, SP, Brasil**

William, Wagner
A operação secreta Etiópia-Maranhão : a guerra dos respiradores no ano da pandemia / Wagner William. -- 1ª ed. -- São Paulo : Vestígio, 2021.

ISBN 978-65-8655-106-8

1. Ciências políticas 2. Coronavírus (COVID-19) - Epidemiologia 3. Coronavírus (COVID-19) - Pandemia 4. Medidas de enfrentamento 5. Reportagem 6. Respiradores (Equipamento médico) 7. Saúde pública I. Título.

20-49706                                    CDD-616.40981

**Índices para catálogo sistemático:**

1. Brasil : Coronavírus : COVID-19 : Medidas de enfrentamento : Saúde pública   616.40981

Maria Alice Ferreira - Bibliotecária - CRB-8/7964

A **VESTÍGIO** É UMA EDITORA DO **GRUPO AUTÊNTICA**

**São Paulo**
Av. Paulista, 2.073, Conjunto Nacional, Horsa I
Sala 309 . Cerqueira César
01311-940 . São Paulo . SP
Tel.: (55 11) 3034 4468

**Belo Horizonte**
Rua Carlos Turner, 420
Silveira . 31140-520
Belo Horizonte . MG
Tel.: (55 31) 3465 4500

www.editoravestigio.com.br

# SUMÁRIO

| | |
|---|---|
| NOTA DO AUTOR | 9 |
| CAPÍTULO 1 | 11 |
| CAPÍTULO 2 | 13 |
| CAPÍTULO 3 | 43 |
| CAPÍTULO 4 | 55 |
| CAPÍTULO 5 | 87 |
| CAPÍTULO 6 | 127 |
| CAPÍTULO 7 | 151 |
| CAPÍTULO 8 | 173 |
| CAPÍTULO 9 | 195 |
| CAPÍTULO 10 | 225 |
| | |
| IMAGENS | 233 |
| AGRADECIMENTOS | 241 |
| SITES E JORNAIS CONSULTADOS | 243 |
| NOTAS | 245 |
| BIBLIOGRAFIA | 269 |

*A humanidade enfrenta uma crise aguda não apenas por causa do coronavírus, mas também pela falta de confiança entre os seres humanos. Para derrotar uma epidemia, as pessoas precisam confiar nos especialistas, os cidadãos precisam confiar nos poderes públicos e os países precisam confiar uns nos outros.*

Yuval Noah Harari, em *Notas sobre a pandemia*

*Por uma omissão perde-se uma maré, por uma maré perde-se uma viagem, por uma viagem perde-se uma armada, por uma armada perde-se um Estado. Dai conta a Deus de uma Índia, dai conta a Deus de um Brasil, por uma omissão. Por uma omissão perde-se um aviso, por um aviso perde-se uma ocasião, por uma ocasião perde-se um negócio, por um negócio perde-se um reino. Dai conta a Deus de tantas casas, dai conta a Deus de tantas vidas, dai conta a Deus de tantas fazendas, dai conta a Deus de tantas honras, por uma omissão. Oh que arriscada salvação! Oh que arriscado ofício é o dos príncipes e o dos ministros. Está o príncipe, está o ministro divertido, sem fazer má obra, sem dizer má palavra, sem ter mau nem bom pensamento; e talvez naquela mesma hora, por culpa de uma omissão, está cometendo maiores danos, maiores estragos, maiores destruições, que todos os malfeitores do Mundo em muitos anos.*

Padre Antônio Vieira, em *Sermão da Primeira Dominga do Advento*

*Quem salva uma vida salva o mundo inteiro.*

*Talmude*

## NOTA DO AUTOR

A IDEIA DE ESCREVER este livro surgiu a partir da leitura da coluna Painel da *Folha de S.Paulo* de 16 de abril de 2020, editada por Camila Mattoso, com Mariana Carneiro e Guilherme Seto. No site do jornal, a notícia foi complementada com a manchete: "Maranhão comprou da China, mandou para Etiópia e driblou governo federal para ter respiradores – Depois de ter sido atravessado por Alemanha, EUA e governo federal, estado montou operação de guerra".

No dia 20 do mesmo mês, o Painel destacou o início do contra-ataque do Governo Federal. A manchete no site da *Folha de S.Paulo* era: "Operação Maranhão-Etiópia por respiradores foi ilegal e envolvidos serão processados, diz Receita – Gestão Flávio Dino montou estratégia para escapar da atenção de Europa, EUA e do governo Bolsonaro". Foi nesse momento que surgiu a expressão "Operação Maranhão-Etiópia". Dois dias depois, a coluna voltaria ao tema, com a decisão sobre o confisco: "STF atende pedido do Maranhão contra Governo Federal e determina entrega de 68 respiradores ao estado – Ministro Celso de Mello, do Supremo Tribunal Federal, deu prazo de 48 horas". No texto, o nome da operação sofria uma inversão: "Após a transação ser interrompida, o Maranhão deu início a mais duas tentativas, comprando da China, mas foi atravessado pela Alemanha e pelos Estados Unidos. Diante disso, deu origem à 'operação Etiópia-Maranhão', revelada pelo Painel, que agora virou alvo da Receita Federal". A expressão adotada nessa nota inspirou o título desta obra.

A partir dessas reportagens, que remetem a uma sequência quase inacreditável de fatos – que talvez se expliquem em um país ainda mais difícil de acreditar –, o livro relata como a operação foi criada e executada; além de acompanhar duas classes de trabalhadores que não pararam durante a pandemia e, apesar de tudo, continuaram realizando suas funções com dignidade, talento e coragem: os jornalistas e os profissionais de saúde, que merecem todas as homenagens pela guerra que travaram em 2020 contra muito mais que uma pandemia.

Este livro é dedicado a eles.

# CAPÍTULO 1

**INTERNADO NA UTI** do Hospital Santa Lúcia, em Brasília, devido a uma crise de asma, o adolescente Marcelo, conhecido entre os amigos da capital federal, onde morava, pelo apelido de Peixinho, morreu por falta de ar e sem uma assistência médica adequada, conforme decidiria a Justiça após um longo caminho judicial. Em novembro de 2017, o Hospital seria obrigado a pagar uma indenização de R$ 180 mil aos pais de Marcelo. "Decorridos quase seis anos da tragédia com Marcelo, hoje a Justiça do DF reconheceu erros do Hospital Santa Lúcia e condenou-o a pagar danos morais. Não cura nenhuma dor, mas talvez ensine profissionalismo e seriedade ao hospital. Reitero que não quero nenhum centavo do hospital Santa Lúcia, de Brasília, em decorrência do descaso e da incompetência com Marcelo Dino. Indenização será doada", postou o pai nas redes sociais.

O hospital recorreu. Um ano depois, a 4ª Turma Cível do Tribunal de Justiça do DF e Territórios (TFDFT) confirmou, por unanimidade, a decisão. O pai fez uma nova postagem: "Depois de quase 7 anos de dor e luta, hoje o Tribunal de Justiça do DF reconheceu a responsabilidade do hospital Santa Lúcia de Brasília, pela morte do meu amado filho Marcelo Dino. Nada resolve, nada cura. Mas é nossa contribuição ao combate à impunidade [...] Marcelo Dino tinha 13 anos. Amava sua família, seus amigos, sua escola, o Flamengo, sua guitarra, seu cachorro. Teria hoje 20 anos. Infelizmente, erros no hospital Santa Lúcia, em 2012, impediram que sua vida aqui continuasse. Mas creio que ele vive com Deus".

Enquanto lutou na Justiça para que o "descaso e a incompetência" do Hospital não se repetissem com outros pacientes, o pai iria entender cada vez mais – e aceitar cada vez menos – os procedimentos médicos e os fatores que levaram seu filho à morte. Passou a estudar e se familiarizar com termos que lhe seriam dolorosamente comuns, e sobre os quais demonstraria um angustiante conhecimento, como "respiradores", "ventiladores pulmonares" e "ventilação mecânica"; medicamentos como "midazolam", um anestésico usado para intubação; e as expressões "saturação de oxigênio" e "intubação orotraqueal", um procedimento que não havia sido feito a tempo em seu filho. E ele nunca mais deixaria de se lembrar do dia 14 de fevereiro de 2012. Nunca mais sairia desse dia.

Oito anos depois, a tragédia não pediu licença para voltar. Frases que lera no passado, como "o óbito proveio de caso fortuito e força maior" – clichês que revoltam quando se referem a uma parte de si – iriam se misturar, com fúria e sofrimento, a colocações como: "Vão morrer, ué, lamento, lamento. Essa é a vida", aumentando ainda mais seu inconformismo.

A partir de janeiro de 2020, a obrigação óbvia, indiscutível e básica do pai de Marcelo, o governador do Maranhão Flávio Dino – ou de qualquer outro governante brasileiro – era preparar sua administração para oferecer atendimento médico à população atingida pela pandemia de Covid-19. Um dever administrativo e humanitário, mas que também poderia ser, em seu íntimo, uma homenagem a Marcelo. A lembrança que não ia embora fazia surgir um esforço de superação ainda maior, que não permitiria aceitar como natural que outras pessoas vissem e vivessem o que ele presenciou e sentiu, e continuaria presenciando e sentindo. Não era possível simplesmente aceitar que uma pessoa morresse por falta de ar.

A fuga fácil, com respostas medíocres que atestavam despreparo e desumanidade, como nas vulgares expressões "fazer o quê?" e "não sou coveiro", atingiriam de forma cortante o sentimento que aquele pai tentava controlar. Por outro lado, criaria uma identificação impossível de evitar e superar; o luto de cada pessoa que teria um parente morto pela Covid-19.

# CAPÍTULO 2

**ADEUS, ANO VELHO.** No último dia de 2019, a representação da Organização Mundial da Saúde (OMS) na China começou a receber relatos de casos de pneumonia com causa desconhecida em Wuhan, cidade com 11 milhões de habitantes, localizada a 1.200 quilômetros de Pequim e capital da província de Hubei. As informações vinham do próprio governo chinês, que registrara o primeiro paciente atípico no dia 8 de dezembro. Em 3 de janeiro, já seriam 44 casos.

No dia 7, as autoridades chinesas informaram que os pesquisadores do Instituto de Virologia de Wuhan haviam identificado um novo tipo de coronavírus (CoVs), que são vírus RNA – aqueles que sofrem mutações – e têm uma aparência semelhante a uma coroa (*coronam*, em latim) ao microscópio; de uma família de vírus que circula entre animais, como morcegos, gado, felinos e roedores, e que também pode infectar seres humanos. Quatro dias depois, a China relatava a primeira morte pela doença, e também realizava o sequenciamento do material genético do vírus, mas não apresentava mais detalhes sobre o número de casos e a intensidade do contágio. O novo coronavírus, que ganhou o nome provisório de "2019-nCoV", apresentava uma sequência genética semelhante – em mais de 70% – ao SARS-CoV (nome formado pelas iniciais de "Severe Acute Respiratory Syndrome Coronavirus" – Coronavírus da Síndrome Respiratória Aguda Grave),[1] que em 2002 se espalhara pela China, provocando o surto da síndrome respiratória aguda grave (SARS), que atingiu 26 países, com 8.098 casos e 774 mortes.[2] Outro coronavírus, o MERS-CoV ("Middle East Respiratory Syndrome Coronavírus" – Coronavírus da Síndrome Respiratória do Oriente Médio), seria registrado na Arábia Saudita em 2012, quando o número de pessoas contaminadas não chegaria a três mil. O "2019-nCoV" surgia, porém, com um potencial de transmissão e letalidade muito maior.

A Comissão Nacional de Saúde da China apontou, a princípio, que o surto desse coronavírus poderia estar associado aos frutos do mar, animais, pescados ou pássaros que ficavam expostos no Mercado Atacadista de Frutos do Mar de Huanan, em Wuhan. Mais de um mês depois, pesquisadores chineses mudaram de opinião, afirmando que o vírus se espalhara a partir do mercado, mas poderia ser originário de outro lugar. A nova conclusão se apoiava na análise do tempo que as pessoas infectadas estavam levando para apresentar os sintomas, que, segundo estudos preliminares, poderia variar entre 2 e 14 dias.

Outros países iniciaram imediatamente novas pesquisas, fazendo com que o leque de teorias sobre o surgimento do novo coronavírus aumentasse ainda mais. A maneira como o governo de Pequim seguia agindo, contudo, provocava forte desconfiança, justificada pelo precedente de o país ter escondido os primeiros relatos dos casos de SARS no surto de 2002. Ao mesmo tempo em que se mostravam preocupadas, as autoridades chinesas esforçavam-se para maquiar as informações iniciais.

Essa censura explodiu quando a história do oftalmologista Li Wenliang, de 34 anos, tornou-se mundialmente conhecida, provocando comoção e revolta. Assim que surgiram os primeiros casos em Wuhan, ainda em dezembro, Wenliang usou as redes sociais para alertar outros médicos sobre os vários pacientes com sintomas semelhantes aos da Síndrome Respiratória Aguda Grave (SARS) que passaram a procurar os hospitais da cidade, aconselhando os colegas a utilizarem equipamentos de prevenção contra a doença. Pouco depois, Wenliang foi interrogado pelas autoridades sanitárias e convocado pela polícia para assinar uma reprimenda, acusado de "espalhar boatos online" e "perturbar gravemente a ordem social".[3] Em 12 de janeiro, o médico foi internado. Estava contaminado. No início de fevereiro, depois de anúncios desencontrados que envolveram até a OMS, sua morte foi confirmada por Pequim. Uma onda de indignação cobriu as redes sociais.

Quase um ano depois da divulgação dos primeiros números da China, a CNN do Reino Unido lançou, no primeiro dia de dezembro de 2020, uma reportagem demolidora. A filial britânica da rede de notícias teve acesso a 117 páginas de documentos secretos do governo chinês, que revelaram que as primeiras atitudes tomadas contra a doença foram erráticas, sem o parecer de especialistas e sem o uso de equipamentos que pudessem evitar o aumento do contágio. Outros números foram apresentados pela emissora, aumentando ainda mais a suspeita que sempre pairou sobre os índices chineses. Segundo a CNN, no dia 10 de fevereiro, em vez dos 2.478 novos casos anunciados oficialmente, os relatórios apontavam o surgimento de 5.918 infecções naquela data. Em 7 de março, o total de mortes em Hubei divulgado pela China era de 2.986, mas os relatórios confidenciais mostravam 3.456 óbitos desde o início do surto.

Internamente, no entanto, Pequim admitiu, já no dia 23 de janeiro, que a epidemia seria bem mais devastadora que a primeira SARS, e implementou uma rígida restrição e um bloqueio feroz para frear a disseminação do surto. Com modernas ferramentas de vigilância, as autoridades restringiram a movimentação de mais de 700 milhões de pessoas. Essas medidas rigorosas, por sua vez, deram resultado e impediram que a doença se espalhasse pelo país.[4]

Em 13 de janeiro, a Tailândia comunicou o seu primeiro caso, importado de Wuhan. Dois dias depois, foi a vez do Japão. E no dia 20, o coronavírus chegava à Coreia do Sul. A OMS divulgava, no dia 21, que havia fortes evidências de que a infecção poderia passar de uma pessoa para outra,[5] mas esperou até o dia 30, quando havia 7.818 casos confirmados no mundo – 7.736 na China, segundo os números oficiais de Pequim – para declarar o surto de uma "Emergência de Saúde Pública de Importância Internacional", o mais alto nível de alerta adotado pela Organização. Durante a coletiva de imprensa, o diretor-geral da OMS, o etíope Tedros Adhanom Ghebreyesus, incentivou a formação de uma ação coordenada entre as autoridades sanitárias de vários países. Uma colocação de Adhanom acabaria ganhando destaque e seria muito lembrada pelos meses seguintes. Para o mundo, uma frase de lamento. Para o Brasil, uma advertência: "Devemos lembrar que são pessoas, não números".

Apesar dos índices crescentes e do mistério que envolvia a doença, a principal notícia de janeiro nos jornais de todo o planeta foi a morte, no dia 3, em um ataque de drones norte-americanos, do comandante da Força Quds – a unidade de elite da Guarda Revolucionária do Irã – Qassem Suleimani. Ao longo do primeiro mês de 2020, as grandes nações concentraram as suas atenções em uma esperada revanche iraniana – anunciada pelo líder supremo do Irã, o aiatolá Ali Khamenei –, em vez de se preocuparem com mais um alarme de epidemia na China. O assassinato de Suleimani, considerado um herói nacional, foi visto como uma provocação que equivaleria a uma declaração de guerra. O risco de um conflito entre Estados Unidos e Irã mexeu com a economia – com o imediato aumento do preço do petróleo. Muitos analistas políticos chegaram a apostar que esse seria o grande temor que nortearia o ano.

O novo coronavírus foi batizado de SARS-CoV-2 pelos 19 pesquisadores internacionais que formavam a diretoria do Comitê Internacional de Taxonomia de Vírus (ICTV) no dia 11 de fevereiro. O ICTV era responsável por dar nome e classificação a cada espécie de acordo com reino, ordem, família e outras categorias da taxonomia.[6] E, em novo pronunciamento, Adhanom anunciou também o nome oficial da doença: Covid-19. A OMS atendia, assim, ao pedido de pesquisadores internacionais que insistiam por um nome oficial que, além de formar um padrão e agilizar as trocas de informação, não remetesse a locais, etnias, religiões, animais, alimentos, culturas ou qualquer referência específica; evitando criar estigmatização e confusão. Não queriam que se repetisse o fenômeno ocorrido com a "gripe espanhola", pandemia que matou, nos anos 1918 e 1919, mais de 50 milhões de pessoas em todo o mundo e que, mesmo sem comprovação científica de que se iniciara na Espanha, provocou uma forte onda de preconceito contra a população daquele país. Havia ainda a necessidade técnica de um nome curto, relacionado à doença e fácil de pronunciar em todo o mundo. "Covid-19" veio então das palavras "corona", "vírus" e "doença" ("corona", "virus" e "disease", em inglês). O "19" indicava o ano em que foi relatado o primeiro caso, 2019.

Além do nome, a OMS reforçaria a orientação para que os países ampliassem o monitoramento sobre a evolução da doença, e que já se preparassem para a adoção de mais medidas sanitárias. Naquele momento já era consenso que a transmissão do novo coronavírus se dava, preferencialmente, pelas vias respiratórias e que lugares que propiciavam aglomeração de pessoas se tornavam extremamente perigosos. Os primeiros estudos revelaram que os ambientes fechados, em que não havia troca com o ar externo, ou onde se convivia por bastante tempo, como bares, restaurantes e academias, eram os locais com maior índice de transmissão do SARS-CoV-2.[7]

A Covid-19 seguia se alastrando, sem um tratamento clínico oficial. Para os casos leves, indicava-se repouso e ingestão de líquidos; pacientes com sintomas como febre, tosse seca, dor de garganta e coriza deveriam ser tratados com analgésicos e antitérmicos para controlar a temperatura e aliviar dores pelo corpo. Ainda havia, porém, muitas dúvidas, tanto em relação à doença – desde o local e a origem animal, com teorias que iam do morcego ao pangolim, um pequeno mamífero asiático que era, até então, o animal mais traficado do planeta[8] –, quanto aos medicamentos indicados para os casos mais leves; e até mesmo em relação ao período exato de incubação, entre a contaminação e o início dos sintomas.

As diferentes reações dos pacientes continuavam surpreendendo os cientistas. O sistema imunitário era suficiente para reduzir a infecção em algumas pessoas contaminadas, que poderiam então apresentar sintomas leves ou ficar assintomáticas – mas, mesmo assim, transmitir o vírus, o que dificultava ainda mais o combate à doença. Elas poderiam desenvolver a Covid-19 e contagiar outra pessoa antes mesmo de os sintomas se manifestarem. Outros casos, no entanto, evoluíam para uma situação muito grave, porque o corpo não conseguia controlar a infecção. O doente passava a desenvolver uma inflamação ampla, quando seu sistema imunitário, além de lutar contra o vírus, passava a atacar também as células do epitélio que revestem internamente os pulmões, provocando uma reação danosa que comprometia a função respiratória.[9]

As poucas certezas entre os cientistas, naquele momento, vinham da experiência médica inicial e das teorias que se formavam a partir das ocorrências mais graves e agudas, quando o doente apresentava falta de ar, dores no peito, perda de fala ou de movimento. Naquele momento, chegava-se ao consenso de que seria necessário, para esses casos, o uso de ventiladores pulmonares, mais conhecidos no Brasil como "respiradores".

Sem o apoio de uma literatura definitiva sobre a doença, na luta diária e recente contra um vírus traiçoeiro, os profissionais de saúde começaram a perceber a necessidade de, o quanto antes, inserir nos pacientes uma respiração mecânica auxiliar, já que, em muitos casos críticos, a doença provocava insuficiência respiratória. A única opção era colocar o paciente em ventilação mecânica e esperar. Com o pulmão extremamente fragilizado pelo ataque do novo coronavírus, a mecânica da respiração de uma pessoa contaminada transformava-se em um processo doloroso e extenuante, que fatalmente a esgotaria. Para salvar a vida dos pacientes, seria determinante o uso de respiradores, seja para ventilação não invasiva, realizada por meio de uma máscara plástica sobre nariz e boca; seja invasiva, através de intubação endotraqueal, em que se introduz um tubo – a primeira opção é pela boca (orotraqueal), ou, mais raramente, pelo nariz (nasotraqueal) – até a traqueia, levando, assim, a ventilação mecânica originária dos respiradores até os pulmões. Ou, em casos mais problemáticos, era feita a traqueostomia – um corte no pescoço através do qual o tubo é inserido para a passagem do ar.

Assim, no fim de janeiro, já se podia prever que haveria um rápido aumento na procura por respiradores e por equipamentos de proteção individual utilizados pelos profissionais de saúde, os EPIs: máscaras, luvas, toucas, aventais, entre outros. Ficava claro – para os governos mais atentos – que seria necessário abastecer as UTIs existentes e criar, o mais rápido possível, novos leitos com respiradores.

Uma corrida que poderia terminar muito mal havia começado. Era só ler o relatório da OMS de 7 de fevereiro, que alertava: "[...] o mundo está enfrentando uma grave alteração no mercado de equipamentos de proteção individual. A demanda é até 100 vezes maior que o normal, e os preços estão até 20 vezes mais altos. Essa situação foi exacerbada pelo uso generalizado e inapropriado de EPIs em contextos para além do atendimento ao paciente. Como consequência, agora os estoques estão esgotados, e os pedidos, com atraso de 4 a 6 meses. Os estoques globais de máscaras e respiradores no momento são insuficientes para atender às necessidades da OMS e de nossos parceiros".[10]

Os governos mais atentos também já percebiam que a Covid-19 não se limitaria a mexer com o mercado de insumos médicos. Estava claro para quem quisesse ver. O ano de 2020 poderia ser considerado perdido. Não adiantaria negar e brigar com o vírus usando a arma da polêmica. No dia 3 de março, a OMS voltava a alertar o mundo e pedia que as indústrias e governos aumentassem a produção de EPIs porque haveria uma demanda cada vez maior por parte dos profissionais de saúde que iriam enfrentar a doença.[11]

Nesse mesmo mês, Angel Gurría, secretário-geral da Organização para a Cooperação e Desenvolvimento Econômico (OCDE), o chamado "clube dos países ricos", advertia que o "choque econômico era maior do que a crise financeira de 2008 ou a de 2001, após os ataques de 11 de Setembro daquele ano". Gurría foi preciso ao fazer uma análise quase psicológica dos governantes que insistiam em querer transformar o desejo em realidade e pregavam que a recuperação viria rapidamente, ignorando o desemprego e as falências que surgiriam. Foi profético e necessariamente realista sobre uma rápida recuperação mundial: "Eu discordo da ideia de um fenômeno em 'V'. No melhor dos cenários, será como um 'U', com uma longa linha na base até atingirmos um período de recuperação. Nós podemos evitar que ele se pareça com um 'L', se tomarmos hoje as decisões certas".[12] O crescimento em "V" – ideia da qual o secretário discordava – representava uma queda brusca da atividade econômica seguida de recuperação acentuada. A OCDE ainda recomendava que seus países-membros adotassem uma estratégia de ampliação de gastos contra a Covid-19.

Surpreendente era que alguns líderes de nações pareciam não ter tido acesso a essas declarações, ou as ignoraram e seguiram em frente sem dar ouvidos aos muitos avisos. O ano de 2020 seria diferente de todos os outros. Era hora de mudar rapidamente de planejamento. As regras do jogo seriam outras, muito mais cruéis.

A princípio, no Brasil, parecia que o combate ao novo coronavírus seguiria a linha adotada pela maioria dos países que se guiavam pelas orientações da OMS. O Ministério da Saúde, ainda em janeiro, no dia 17, publicou o Boletim Epidemiológico da Secretaria de Vigilância em Saúde (SVS-MS), o primeiro a citar o coronavírus, enquanto a própria OMS lançaria o seu boletim somente cinco dias depois, avaliando que havia um "risco moderado" de disseminação da doença pelo mundo.[13]

Outra ação importante ocorreu no dia 23, quando entrou em ação o Centro de Operações de Emergência em Saúde Pública para o novo Coronavírus (COE – nCoV), conforme previsto no Plano Nacional de Resposta às Emergências em Saúde Pública do Ministério da Saúde. Desprestigiado e um tanto ameaçado, o Sistema Único de Saúde, o popular SUS, um dos mais complexos e robustos do mundo, assumiria um papel determinante na luta contra a Covid-19.

Até então coadjuvante, o ministro da Saúde, Luiz Henrique Mandetta, seguiria para a linha de frente e passaria a ser protagonista. Mesmo sem nenhum caso de Covid-19 confirmado no país, o ministro declararia Emergência em Saúde Pública de Importância Nacional em 3 de fevereiro. No dia seguinte, o Governo Federal decretaria oficialmente emergência sanitária e enviaria para o Congresso o Projeto de Lei 23/2020, que dispunha sobre "as medidas sanitárias para enfrentamento da emergência de saúde pública de importância internacional decorrente do novo coronavírus". Na prática, a lei deveria diminuir a burocracia e permitir mais agilidade contra um problema que o governo classificava como "complexo", além de anunciar uma atuação coordenada do SUS. O projeto recebeu emendas que não mudaram sua essência, foi aprovado e transformado na Lei Ordinária 13979/2020, de 6 de fevereiro, assinada por Mandetta, pelo ministro da Justiça e Segurança Pública, Sergio Moro, e pelo presidente do Brasil, Jair Bolsonaro. Com a nova lei, e sempre "para enfrentamento da emergência de saúde pública", poderiam ser adotadas, entre outras, as seguintes medidas: isolamento, quarentena, determinação de realização compulsória de exames médicos, testes laboratoriais, coleta de amostras clínicas, vacinação e outras medidas profiláticas. Era concedida também "autorização excepcional e temporária para a importação e distribuição de quaisquer materiais, medicamentos, equipamentos e insumos da área de saúde sujeitos à vigilância sanitária sem registro na Anvisa considerados essenciais para auxiliar no combate à pandemia do coronavírus". Já para os pacientes, assegurava-se o "direito de ser informado permanentemente sobre seu estado de saúde e de receber tratamento gratuito". Mas o ponto da "Lei do coronavírus", ou "Lei da quarentena", que mais repercutiu na imprensa foi o artigo 4, que dispensava "a licitação para aquisição de bens, serviços e insumos de saúde destinados ao enfrentamento da emergência de saúde pública de importância internacional decorrente do coronavírus".

Na mesma semana, amparada pela nova lei, a Força Aérea Brasileira (FAB) voava até Wuhan para buscar 34 brasileiros que estavam na cidade chinesa. Os repatriados ficaram em quarentena por 18 dias em uma base militar de Anápolis, Goiás. Ao fim desse período, nenhum deles apresentou sintomas de Covid-19.

O Ministério da Saúde também antecipou para 7 de fevereiro a realização da reunião da Comissão Intergestores Tripartite (CIT), nome empolado que revelava muito sobre a distância de comunicação entre o governo e sua população. "Intergestores", sem registro nos dicionários *Houaiss* e *Aurélio*, poderia significar algo como "gestor comum ou mútuo, que estabelece relação".[14] Já "tripartite" é o que se divide em três partes. A intenção por trás da escolha do nome era boa. E muito importante: explicar que a gestão do SUS – e a Saúde no Brasil – deveria ser compartilhada entre o Governo Federal, através do Ministério da Saúde; os estados, representados pelo Conselho Nacional de Secretários de Saúde (Conass); e os municípios, pelo Conselho Nacional de Secretarias Municipais de Saúde (Conasems).

Ao lado de seus principais assessores – o secretário-executivo e número dois do ministério, João Gabbardo dos Reis, e o diretor de Vigilância em Saúde, Wanderson Oliveira –, o ministro falou sobre as estratégias de enfrentamento do novo vírus que estavam sendo preparadas, alertando que a doença provavelmente chegaria ao Brasil. Não havia novas informações, e Mandetta deu um parecer abrangente: "Nós temos cenários totalmente assimétricos, desde o que não vai ter nenhum caso, passando pelo cenário intermediário, em que se replicaria mais ou menos aquela situação da China. E o cenário de risco elevadíssimo, de megaepidemia. O Ministério da Saúde tem trabalhado basicamente com o intermediário. Acho que esse deve ser o tom da cautela".

O conteúdo do encontro não agradou aos secretários estaduais de Saúde, que esperavam por mais. Carlos Lula, do Maranhão, estava entre os que ficaram decepcionados. Na reunião, reforçou-se o que todos sabiam, mas, por precaução, insistiam em repetir. O presidente do Conasems, Wilames Freire, tomou a palavra para relembrar que a responsabilidade da ação da saúde era da União, dos estados e municípios: "Planos de contingência têm que ser construídos em conjunto, e não somente pelas Secretarias Estaduais de Saúde. As pessoas moram nos municípios, e não nos estados ou no Ministério da Saúde. Não cabe tratar um assunto dessa magnitude com vaidade política, porque o que está em jogo é a segurança e o bem-estar da nossa população".

Contudo, enquanto o Ministério da Saúde agia preventivamente, a Presidência da República não demonstrava o mesmo empenho, parecendo ignorar o vírus, o que gerava uma desconfiança e mantinha viva uma dúvida sempre presente em um grupo de governadores do país. Desconfiança que ultrapassara as ideologias e as posições políticas para ganhar áudio e vídeo no dia 19 de julho de 2019, quando, logo após se sentar à mesa para um café da manhã com correspondentes estrangeiros, o presidente Bolsonaro, provavelmente sem saber que o seu microfone estava aberto, deu a seu então ministro da Casa Civil, Onyx Lorenzoni, a seguinte orientação: "Daqueles governadores de Paraíba, o pior é o do Maranhão. Tem que ter nada com esse cara".[15] Depois de um trecho incompreensível da fala, ainda foi possível ouvir mais uma palavra: "picareta", mas não se entende a quem Bolsonaro destinou a qualificação.[16]

"Paraíba" é uma forma pejorativa de se referir à região Nordeste ou ao seu natural. A declaração foi captada pela TV Brasil e viralizou nas redes sociais, provocando reações. À noite, o governador da Bahia, Rui Costa, que presidia o Consórcio Nordeste, divulgou a "Carta dos Governadores do Nordeste", que tocava no tema da Federação e das relações entre os governos:

> Nós, governadores do Nordeste, em respeito à Constituição e à democracia, sempre buscamos manter produtiva relação institucional com o Governo Federal. Independentemente de normais diferenças

políticas, o princípio federativo exige que os governos mantenham diálogo e convergências, a fim de que metas administrativas sejam concretizadas visando sempre melhorar a vida da população.

Recebemos com espanto e profunda indignação a declaração do presidente da República transmitindo orientações de retaliação a governos estaduais, durante encontro com a imprensa internacional. Aguardamos esclarecimentos por parte da Presidência da República e reiteramos nossa defesa da Federação e da democracia.

O Consórcio Nordeste havia sido criado em março de 2019, em São Luís, pelos nove estados da região, com a finalidade de atrair investimentos de forma integrada, com negociações conjuntas entre os estados, amparado em uma janela jurídico-legal prevista na Constituição. Mas, claramente, o que motivava a formação de um Consórcio entre todos os estados da região era o evidente aumento de poder – não seria apenas um estado, e sim uma região – na relação e no diálogo com a Presidência e com o Congresso.

No dia seguinte à declaração que ofendera os nordestinos, Bolsonaro, em vez de oferecer um pedido de desculpas, tentou uma explicação: "Eu fiz uma crítica ao governador do Maranhão e da Paraíba. Vivem me esculhambando. Obras federais que vão para lá, eles dizem que é deles. Não são deles, são do povo. A crítica foi a esses dois governadores, nada mais além disso. Uma crítica de três segundos. E, em três segundos, vocês da mídia fazem uma festa". E tratou de desviar o tema, tocando nas tradicionais palavras mágicas: "Eles são unidos. Eles têm uma ideologia, perderam as eleições e tentam o tempo todo, através da desinformação, manipular eleitores nordestinos".

Depois da não-desculpa, o governador da verdadeira Paraíba, João Azevêdo, então no PSB, respondeu ao presidente: "Quero dizer que condenamos toda e qualquer postura que venha a ferir os princípios básicos da unidade federativa e as relações institucionais deles decorrentes. A Paraíba e seu povo, assim como o Maranhão e os demais estados brasileiros, existem e precisam da atenção do governo federal, independentemente das diferenças políticas existentes". Nas redes sociais, o governador do Maranhão, Flávio Dino, do PCdoB, também reagiu, lamentando que Bolsonaro não tivesse reconhecido o erro: "Hoje o presidente da República reiterou agressões pessoais contra mim e o governador da Paraíba, tentando dissimular grave preconceito regional. Seria mais digno ter se desculpado. Mas o ódio impede um gesto de respeito e grandeza. Lamento muito. 'Amanhã há de ser outro dia'".

Bolsonaro tinha motivo para estar ressabiado com o Nordeste. Um motivo matemático. Dissera que os governadores "perderam a eleição", mas o que se viu nas urnas da "Paraíba" em 2018 era preocupante para ele. Nos dois turnos da eleição, o atual presidente fora derrotado em todos os estados da região, além disso, suas ações no primeiro semestre de governo confirmavam que o Nordeste estava longe de ser uma prioridade. Com 76 dias de mandato, Bolsonaro fez sua primeira visita oficial aos Estados Unidos. O Nordeste dos paraibanos e maranhenses só seria pisado pelo presidente brasileiro no 144º dia de seu governo.

A região não seria a única do Brasil a sofrer com a nova filosofia do Governo Federal, e o mundo já sabia disso. Em agosto de 2019, a Alemanha suspendeu as suas contribuições – um total de 155 milhões de reais – ao Fundo Amazônia em virtude do crescimento do desmatamento. Segundo o Instituto Nacional de Pesquisas Espaciais (INPE), houvera um aumento de 29,54% em relação aos doze meses anteriores.

A reação do presidente não ajudou muito. Bolsonaro disse a jornalistas que a primeira-ministra alemã, Angela Merkel, deveria aproveitar e usar o dinheiro para reflorestar o próprio país. Em seguida, foi a vez de a Noruega comunicar que também bloquearia sua verba de mais de 133 milhões de reais. A perda de incentivos financeiros passava a ameaçar a própria existência do Fundo, que, em seu site, explicava que uma de suas finalidades era "captar doações para investimentos não reembolsáveis em ações de prevenção, monitoramento e combate ao desmatamento, e de promoção da conservação e do uso sustentável da Amazônia Legal",[17] cuja área pertence à bacia Amazônica, que abrange os estados do Acre, Amapá, Amazonas, Pará, Rondônia, Roraima, Tocantins, Mato Grosso e o Maranhão – o único nesse grupo que pertence à Região Nordeste. Dessa vez, eram esses estados que sofriam com os arroubos do presidente, um garoto-propaganda que não estava colaborando.

Eram apenas dois fatos com participação decisiva e destruidora do líder do Brasil. Em um, com som e imagem, ofendia uma região inteira.

Em outro, com repercussão internacional, batia boca com outras nações e fazia seu país perder investimentos e prestígio.

O "cara" que era o "pior" entre os governadores da "Paraíba" havia se reelegido, em 2018, já no primeiro turno, derrotando uma rival com histórico e sobrenome de peso, Roseana Sarney, do MDB, filha do ex-presidente da República José Sarney. Os quase 60% dos votos válidos que reconduziram Flávio Dino ao segundo mandato também reelegeram seu colega de chapa, o empresário Carlos Brandão, do PRB, ao cargo de vice-governador. Coligações costumam ter nomes exagerados, mas a que elegeu Dino e Brandão, chamada de "Todos pelo Maranhão", não era só um título otimista, a julgar pelo número de votos e pela quantidade de partidos que a integravam – PCdoB, PDT, PRB, PPS, PTB, DEM, PP, PR, PTC, PPL, PROS, AVANTE, PEN, PT, PSB e Solidariedade.

Flávio Dino de Castro e Costa nasceu em São Luís, em 1968. Filho de um casal de advogados, Rita Maria e o escritor e também político Sálvio Dino, formou-se em Direito pela Universidade Federal do Maranhão (UFMA) e já havia atuado como advogado, juiz federal e professor de Direito Constitucional na própria UFMA. Tinha quatro filhos: Vinícius, Marcelo (o Peixinho, falecido em 2012), Artur e Davi. Estava em seu segundo casamento, com Daniela Lima.

Dino governava um estado marcado por uma história de desigualdade e de décadas de políticos poderosos e influentes, como Vitorino Freire e José Sarney. O Índice de Desenvolvimento Humano Municipal (IDHM) do estado subira de 0,639 (em 2010) para 0,687 em (2017), a penúltima colocação do Brasil. Com uma população estimada pelo IBGE em 7.114.598, o Maranhão tinha o 17º maior PIB do país em 2017,[18] e mantinha essa mesma posição no pilar "potencial de mercado" no ranking de competitividade de estados do Centro de Liderança Pública (CLP), uma colocação calibrada nos últimos anos por três irônicos destaques para um temido governo comunista: o agronegócio (entre os quatro estados com mais influência no segmento), investimentos estrangeiros e parcerias público-privadas.

Contudo, o número maranhense que mais surpreendia o país era a remuneração paga a professores da rede estadual com carga de quarenta horas semanais. Acrescido da Gratificação de Atividade do Magistério, o valor mínimo – anunciado em fevereiro de 2020 – era de R$ 6.358,96, podendo chegar ao máximo de R$ 8.092,07. O mais alto entre todos os estados brasileiros.

A menção especial do presidente ao "cara" do Maranhão não preocupou apenas Flávio Dino. Uma região inteira, que impediu uma vitória massacrante de Jair Bolsonaro, tinha motivos para temer.

Uma tragédia se aproxima.

Em fevereiro, teve Carnaval para quem morava no país tropical. Na Quarta-Feira de Cinzas, o Brasil registrava o primeiro caso de infecção pelo novo coronavírus: um morador de São Paulo que acabara de voltar da Itália. Nessa semana, seguindo uma tendência fortemente adotada pela imprensa, a que o filósofo Slavoj Žižek chama "animismo capitalista"[19] – quando se trata fenômenos sociais e econômicos como entidades vivas –, o mercado mundial "ficou nervoso", foi para o divã e aceitou o fato de que a Covid-19 não ficaria restrita apenas à Ásia. O mercado começava a "aceitar" a realidade. Com a doença se alastrando pela Itália, as principais bolsas do mundo despencaram. Na Europa, registrou-se a pior queda desde 2016.

Em 4 de março, o mesmo dia em que a atriz Regina Duarte tomava posse como secretária especial da Cultura – em uma cerimônia com muitos abraços e poucas máscaras –, o ministro do Meio Ambiente, Ricardo Salles, viajou até o Maranhão para acompanhar a situação do navio MV Stellar Banner, da empresa sul-coreana Polaris Shipping, encalhado desde 24 de fevereiro na Baía de São Marcos, localizada entre as ilhas Upaon-Açu (onde fica São Luís), Verde (pertencente à cidade de Cajapió), das Pacas (pertencente a Alcântara) e dos Caranguejos. Havia o risco de o casco da embarcação se partir, provocando o vazamento do carregamento de óleo que transportava.

O governo maranhense não foi comunicado da visita e soube pela imprensa que Salles sobrevoara a área de proteção ambiental a bordo de um helicóptero da Marinha. O ministro garantiu que as manchas de óleo que foram avistadas se dispersaram e que não havia mais combustível no mar. A palavra de detetive de Salles não foi recebida com entusiasmo. Encontrar vazamento no mar não era muito sua especialidade. A lembrança era inevitável. Ele ainda não havia descoberto de onde surgiram as manchas de óleo que tomaram a costa do Nordeste no segundo semestre de 2019.

Quarenta e um dias depois de haver declarado emergência sanitária em função da Covid-19, a OMS elevaria essa classificação ao grau de pandemia. No longo dia 11 de março, a mudança não significava que a doença se tornara mais grave ou agressiva. Era o reconhecimento de que a contaminação estava ocorrendo de forma simultânea e muito rápida em todos os continentes, com mais de 118 mil pessoas infectadas em 114 países e 4.291 mortes. No Brasil, havia 52 casos confirmados. O SARS-CoV-2 tornava-se o primeiro coronavírus a provocar uma pandemia.

A demora da OMS poderia ser justificada por um excesso de precaução da entidade. Tedros Adhanom insistiu em explicar que a palavra pandemia não deveria assustar e nem ser usada de forma banal. "É uma palavra que, se mal utilizada, pode causar medo irracional ou aceitação injustificada de que a luta acabou, levando a sofrimento e morte desnecessários [...] A OMS tem tratado da disseminação em uma escala de tempo muito curta, e estamos muito preocupados com os níveis alarmantes de contaminação e, também, de falta de ação (dos governos)". O diretor-geral da OMS, assim, voltava a cobrar medidas dos países contra a Covid-19, dessa vez apoiado na palavra "pandemia".

O alerta estava dado. Mais uma vez. Agora, todos os monarcas, primeiros-ministros, presidentes, governadores, ministros e prefeitos de todos os cantos do planeta estavam avisados. Adhanom ressaltou que os países deveriam ampliar os mecanismos de resposta. "Comuniquem-se com seu pessoal sobre os riscos e como eles podem se proteger, encontrar, isolar, testar e tratar todos os casos e rastrear todos os contatos (com o coronavírus)". Ou seja, planejar ações contra a Covid-19 deveria se tornar prioridade. E, era inevitável, ia pesar no bolso. A economia mundial iria sentir. Qualquer um poderia ter essa certeza.

O acelerado e atento ministro da Saúde brasileiro entendeu o pedido de Adhanom e ainda criticou a demora da OMS. Em entrevista à *Folha de S.Paulo* no mesmo dia do pronunciamento de Adhanom, Mandetta cravava: "Teimaram comigo. Falei: é uma pandemia, e desde a semana passada o Brasil já trata como pandemia. Porque era óbvio. Se você tem uma transmissão sustentada em tantos países, como vou ficar procurando país por país, quem veio de onde? Isso pelo menos três semanas atrás já era impraticável para os sistemas de saúde".

Era uma pandemia. E como pandemia seria tratada nas entrevistas que Mandetta, João Gabbardo dos Reis e Wanderson Oliveira passariam a conceder diariamente. O ministro e seus principais assessores, paramentados com o colete do SUS, atualizariam os números, as últimas orientações da OMS e repetiriam as recomendações de higiene que evitariam o contágio: lavar as mãos com água e sabão ou, dependendo da situação, fazer a limpeza com álcool gel; usar desinfetante ou álcool 70% para esterilizar equipamentos e embalagens; reforçar a etiqueta respiratória, cobrindo a boca com o cotovelo ao espirrar e tossir; e, antes mesmo que a OMS assim orientasse, fazer uso de máscara em local público. Eram entrevistas didáticas, que tinham uma importante função de esclarecer e até – em certo ponto – acalmar a população. O ministro, com uma forma de comunicação direta e simpática, tornava-se cada vez mais popular.

O dia 11 ficou marcado também pelo primeiro decreto de suspensão de aulas presenciais para os ensinos fundamental e médio. A decisão partiu do governo do Distrito Federal e seria aplicada, em seguida, por vários estados. Era o início oficial de uma política de isolamento social que partia de um governador, à revelia da União.

Nos Estados Unidos, o presidente Donald Trump, que até aquele momento parecia não acreditar no poder da pandemia, tomava uma de suas primeiras medidas mais radicais. Suspendia, por trinta dias, as viagens vindas da Europa. Viajar para o país de Trump também não era muito aconselhável. Da comitiva brasileira que participara da excursão presidencial aos Estados Unidos entre os dias 7 e 10 de março e se encontrara com Trump em seu resort em Palm Beach, na Flórida, 23 pessoas voltaram ao Brasil infectadas pelo novo coronavírus.

Haveria mais algumas surpresas no dia 11 de março. Ainda assustado pela queda de 12,17% do IBOVESPA no dia anterior, o ministro da Economia, Paulo Guedes, pediu uma reunião de emergência na Câmara para apresentar um plano inexistente para enfrentar o impacto do novo coronavírus. Às 8h30 da noite, os presidentes da Câmara, Rodrigo Maia, e do Senado, Davi Alcolumbre, além dos ministros Mandetta, Luiz Eduardo Ramos, da Secretaria de Governo, e Jorge Oliveira, da Secretaria da Presidência, esperavam para ouvir as ideias de Guedes. Que vírus, que nada. O ministro estava lá para criticar o Congresso, que ampliara o Benefício de Prestação Continuada (BPC) aos idosos e pessoas com deficiência com renda de até meio salário-mínimo, independentemente do grau de vulnerabilidade – medida que seria vetada pelo presidente Bolsonaro. A falta de propostas de Paulo Guedes sobre a pandemia chocou e chegou a irritar os participantes da reunião. Maia não perdoou: "Não posso acreditar que um homem de 70 anos, com a experiência dele, tenha mandado isso com essa intenção. A crise é tão grande que a gente não tem direito de imaginar que o ministro da Economia de uma das maiores economias do mundo possa ter pensado de forma tão medíocre".[20]

Talvez Guedes tenha se inspirado – e acreditado – no comentário que o presidente Bolsonaro havia feito naquela tarde: "Eu não sou médico, eu não sou infectologista. O que eu ouvi até o momento [é que] outras gripes mataram mais do que essa". Bolsonaro não disse de quem ele "ouviu até o momento" aquela informação. Seria difícil, contudo, encontrar uma gripe qualquer que fizesse a poderosa NBA, a Associação Nacional de Basquete dos Estados Unidos – que arrecadava facilmente, por jogo, mais de um milhão de dólares apenas com a venda de ingressos –, anunciar a suspensão das partidas por causa da pandemia. A opinião do presidente também era muito diferente da visão do ministro Mandetta. Naquele mesmo dia 11 que parecia não terminar, ele declarara ao Estadão/Broadcast: "Vamos passar por isso. Vai ser duro. Vão ser mais ou menos umas vinte semanas duras".[21] Parecia até que Bolsonaro e Mandetta não se falavam.

Ainda sem cair na realidade anunciada por Angel Gurría, pelas bolsas europeias, pela OMS e por Mandetta, Guedes também defendia que, no pior cenário da pandemia, o PIB brasileiro cresceria 1%. Um otimista pego de surpresa, que aparentava não saber o que estava ocorrendo na Europa. A Itália tornara-se o segundo país mais afetado pela Covid-19, com mais de 15 mil casos e mil mortes, e adotava quarentena geral, proibindo a circulação em todo o país. A Espanha decretava quarentena e começava a armazenar cadáveres em pistas de patinação no gelo, porque não havia mais caminhões frigoríficos. A França fechava seu comércio. Longe da Europa, a Fórmula 1 e seu circo milionário cancelavam o Grande Prêmio da Austrália. Do Irã, vinham as primeiras e chocantes imagens de enterros coletivos em enormes valas mortuárias.

Paulo Guedes, porém, não parava por aí.

Um dia depois de sua "previsão" sobre o PIB, ele viu o dólar superar, pela primeira vez na história, a marca de cinco reais. Uma semana antes, durante uma apresentação na FIESP, o ministro fora questionado por jornalistas sobre essa possibilidade. E explicou sem deixar dúvida: "É um câmbio que flutua. Se fizer muita besteira pode ir para esse nível. Se fizer muita coisa certa, ele pode descer".

A patente falta de sincronia entre os discursos do Governo Federal e de seu ministro da Saúde fazia com que os governadores decidissem agir. Na sexta-feira, 13, com o dólar a mais de cinco reais, os estados do Rio de Janeiro e São Paulo suspenderam as aulas e determinaram o fechamento de cinemas e teatros, o que seria considerado uma radicalização das medidas de "distanciamento social", expressão que se tornaria conhecida por representar as ações que deveriam ser seguidas para se obter a redução do contágio, como usar máscaras, evitar cumprimentos com a mão, beijos, abraços e manter uma distância de, no mínimo, dois metros de outras pessoas.

Naquela noite, no Palácio dos Leões, sede do Executivo maranhense, ocorria mais uma reunião do governador com seus secretários. Uma série de medidas de prevenção contra a transmissão do novo coronavírus iria ser implantada na semana seguinte. Desde janeiro, o governo maranhense monitorava o avanço da doença, e sua equipe de saúde considerava inevitável a chegada do SARS-CoV-2 ao estado. A Secretaria de Saúde do Maranhão passou a planejar ações de combate e a acompanhar a propagação do vírus. Em fevereiro, iniciou-se o processo de ampliação da rede hospitalar – com uma atenção à montagem de leitos de UTI – e de capacitação de novos profissionais. Flávio Dino também pedira prioridade de seus outros secretários para a pandemia. Carregava a certeza de que não poderia contar com o apoio da presidência e passaria a usar com certa frequência a expressão "plano B", determinando que tudo que dependesse apenas do estado deveria ser feito. Ao mesmo tempo, a equipe do Departamento de Saúde Pública da UFMA se juntava à equipe do governador. Os professores da Universidade passariam a abastecer, com gráficos e estimativas, os vários comitês formados preventivamente.

Flávio Dino estava certo. Em breve, seria comum ver ações que repercutiriam nacionalmente e se tornariam batalhas jurídicas, estendendo-se por meses na Justiça. Não era necessário olhar para os desmandos de Brasília para perceber que um cenário de caos poderia se formar. A ameaça – antecipada em fevereiro pela OMS – também estava estampada nos jornais. A coluna do jornalista Lauro Jardim, de *O Globo*, informava no dia 15 de março que, por causa da escassez e dos preços altos, o Ministério da Saúde vinha "enfrentando dificuldade para comprar no exterior equipamentos de combate ao coronavírus, inclusive respiradores, fundamentais para o tratamento dos infectados".[22] Pela projeção dos números, o Maranhão necessitaria de, no mínimo, mais 200 respiradores no espaço de um mês apenas para retardar o início de um colapso em sua rede de saúde.

Os avanços e retrocessos já tornavam evidente que os estados não poderiam contar muito com a ajuda da União. Era difícil acreditar nos planos do Governo Federal, que se desentendia em praça pública. O Ministério da Saúde, em vez de se dedicar à preparação do enfrentamento da doença, era obrigado a perder tempo para tentar convencer a presidência da dimensão real da Covid-19, sem muito sucesso. Mandetta falava em isolamento. O presidente, vestindo uma camisa branca da seleção brasileira de futebol, quando a CBF acabava de anunciar a suspensão de seus torneios em virtude da pandemia, participava de um ato contra o Congresso e o Supremo Tribunal Federal (STF), realizado em Brasília. Bolsonaro, primeiramente, havia desestimulado a manifestação, alertando seus apoiadores sobre os riscos de contaminação pelo novo coronavírus. Mas, no domingo, não resistiu a uma aglomeração. Sem usar máscara, conversou, tocou e foi tocado por simpatizantes, e manuseou seus celulares. Esse momento marcante mostrou que, no mesmo governo, havia duas orientações contrárias, o que poderia colocar a vida da população em risco. Poucos antes, Bolsonaro "não deixou" que o Ministério da Saúde publicasse "recomendações sobre sepultamento no caso de transmissão sustentada do novo coronavírus".[23]

No dia seguinte, a *Folha de S.Paulo* destacou na sua manchete principal a participação de Bolsonaro na manifestação, e perguntou a Mandetta sobre a atitude do presidente: "[...] quanto mais rápido tiver transmissão, maior vai ser a necessidade de paralisação. As pessoas que resolveram fazer (manifestação)... É ilegal? Não. Mas a orientação é 'não'. E continua sendo 'não' para todo mundo".[24]

Na mesma segunda-feira em que no Brasil se discutia sobre aglomerações, a Europa fechava suas fronteiras a estrangeiros. Em um pronunciamento forte e seco, o líder francês Emmanuel Macron afirmou várias vezes: "Estamos em guerra"[25] para anunciar novas medidas de isolamento e o adiamento do segundo turno das eleições municipais. Já Bolsonaro classificava a reação à pandemia de "histeria". Em breve, a expressão de Macron iria pegar, mas a guerra seria outra na Europa, com gestos e frases mais fortes e menos nobres.

No Maranhão, mesmo sem casos confirmados no estado, as aulas nas escolas públicas e particulares em todos os estabelecimentos de ensino do estado eram suspensas. Em sua conta no Twitter, Flávio Dino explicou que a medida se baseava na "emergência administrativa e na dimensão preventiva do poder de polícia administrativa". Ao lado de seu secretário de Saúde, Carlos Lula, o governador também editou um decreto cancelando eventos do poder público estadual que provocassem aglomeração. No dia seguinte, o prefeito de São Luís, Edivaldo Holanda, anunciou as ações do município para enfrentar a Covid-19, e a suspensão das férias dos profissionais de saúde.

Em 17 de março, São Paulo registrava a primeira morte por Covid-19 no país. Panelaços contra Bolsonaro começaram a ser ouvidos nas grandes capitais. Outra portaria autorizava a polícia a usar a força para garantir o isolamento. No dia 18, o prefeito de São Paulo, Bruno Covas, determinava o fechamento das lojas, uma decisão que iria repercutir em todo o país. Quatro dias depois, era a vez do governador paulista, João Doria, determinar que o estado entraria em quarentena, com fechamento obrigatório do comércio e de serviços não essenciais. Em breve, o Governo Federal, pelo Decreto 10.282, definiria como atividades essenciais, entre outras, os serviços médicos e hospitalares, de segurança, os estratégicos, imprensa, assistência social e defesa nacional.

Em Brasília, em um pronunciamento conjunto ao lado de oito ministros, todos com muita dificuldade em usar corretamente as máscaras, Bolsonaro, com sua máscara pendurada na orelha, se autoelogiava: "Nosso time está ganhando de goleada. Duvido que quem vier me suceder um dia – acho muito difícil – consiga montar uma equipe como eu montei. E tive a coragem de não aceitar pressões de quem quer que seja. Então, se o time está ganhando, vamos fazer justiça, vamos elogiar seu técnico, e o seu técnico chama-se Jair Bolsonaro". E parecia, enfim, mostrar que o governo entrara na luta contra o novo coronavírus. O presidente admitiu que estava preocupado com a pandemia e disse contar com o apoio do Congresso Nacional. Comunicou que enviara para análise de deputados e senadores o pedido de reconhecimento do estado de calamidade pública, que permitiria o aumento dos gastos com Saúde sem a necessidade de cumprimento da meta fiscal do ano. O decreto foi aprovado pelo Congresso.

Mesmo assim, novos panelaços ecoaram nas capitais, enquanto o ministro Paulo Guedes anunciava um voucher de 200 reais para os trabalhadores informais, além de medidas que buscavam a manutenção dos empregos, com redução de salário e de jornada de trabalho. Bolsonaro também comunicou que os testes dos ministros das Minas e Energia, almirante Bento Albuquerque, e do general Augusto Heleno, chefe do Gabinete de Segurança Institucional da Presidência, haviam dado positivo para Covid-19.

Essa reunião marcou a primeira vez em que o Bolsonaro das aglomerações se transformou no Bolsonaro da luta contra a pandemia. Era o início da tática do "vai e vem", ou a "política do zigue-zague", que iria confundir a população e marcar seus pronunciamentos ao longo do ano.

Outros estados, sem divisar um comando seguro, prosseguiam tomando as próprias providências para enfrentar a Covid-19, com críticas abertas ao presidente. João Doria e o governador do Rio de Janeiro, Wilson Witzel, apontavam que Bolsonaro agiu com demora na resposta ao novo coronavírus. Dois dias depois do pronunciamento em que admitiu estar preocupado com a pandemia, o presidente rebateu os dois governadores afirmando que eles estariam sendo extremistas e usurpando poderes: "Tem certos governadores que estão tomando medidas extremas, que não competem a eles, como fechar aeroportos, rodovias, shoppings e feiras", disse, ao deixar o Palácio da Alvorada. Horas depois, em uma entrevista coletiva, voltou ao tema, mas sem indicar quem era o destinatário da indireta: "Tem um governo de Estado que só faltou declarar independência do mesmo".[26]

Os esforços estaduais apenas rondavam o problema, que se apresentava cada vez mais assustador. A manchete de capa de *O Globo* de domingo, 22 de março, confirmava o grande temor que assombrava os governadores. "País corre para obter respiradores para tratamento de doentes graves – Ampliação da fabricação de equipamento é lenta, e importação, limitada." O deputado Eduardo Bolsonaro, filho do presidente, resolveu contribuir com o debate e postou, no dia 18, um comentário no Twitter em que atacava o país que detinha a metade da produção mundial de EPIs: "Quem assistiu [à série] Chernobyl vai entender o q ocorreu. Substitua a usina nuclear pelo coronavírus e a ditadura soviética pela chinesa. +1 vez uma ditadura preferiu esconder algo grave a expor tendo desgaste, mas q salvaria inúmeras vidas. A culpa é da China e liberdade seria a solução".

Uma rajada de postagens de representantes chineses foi disparada logo em seguida, com uma contundência surpreendente. A primeira resposta partiu da embaixada da China no Brasil: "As suas palavras são extremamente irresponsáveis e nos soam familiares. Não deixam de ser uma imitação dos seus queridos amigos. Ao voltar de Miami, contraiu, infelizmente, vírus mental que está infectando a amizade entre os nossos povos". E mais: "Lamentavelmente você é uma pessoa sem visão internacional, nem senso comum, sem conhecer a China, nem o mundo. Aconselhamos que não corra para ser o porta-voz dos EUA no Brasil, sob a pena de tropeçar feio". Depois, quem passou a bater foi o próprio embaixador Yang Wanming: "A parte chinesa repudia veementemente as suas palavras, e exige que as retire imediatamente e peça uma desculpa ao povo chinês. Vou protestar e manifestar a nossa indignação junto ao Itamaraty e à Câmara dos Deputados". O ministro das Relações Exteriores, Ernesto Araújo, e o presidente da Câmara, Rodrigo Maia, foram marcados nessa publicação.

E os chineses prosseguiram, em um ritmo massacrante, retuitando várias postagens de apoio. Uma delas, porém, citava a família Bolsonaro como "o grande veneno" e chamava o presidente de "Bozonaro". Araújo tomou as dores e pediu a retratação do pedido de retratação. E, novamente pela rede social – a etiqueta diplomática parecia totalmente banida do país –, o ministro conseguia até falar em "boa prática" e devolvia: "É inaceitável que o embaixador da China endosse ou compartilhe postagem ofensiva ao chefe de Estado do Brasil e aos seus eleitores, como infelizmente ocorreu ontem à noite. As críticas do deputado Eduardo Bolsonaro à China, feitas também em postagens ontem à noite, não refletem a posição do governo brasileiro. Cabe lembrar, entretanto, que em nenhum momento ele ofendeu o chefe de Estado chinês. A reação do embaixador foi, assim, desproporcional e feriu a boa prática diplomática".

Quem acabou fazendo o primeiro gesto de paz, pedindo desculpas pelo pronunciamento do deputado Eduardo Bolsonaro, foi Rodrigo Maia, seguido do vice-presidente do Senado, Antonio Anastasia. Por fim, Eduardo lançou um comunicado longo – para os padrões de limite vocabular que o Twitter impunha a nossos homens públicos – em que dava muitas voltas para, em seu último parágrafo, reconhecer: "Jamais tive a pretensão de falar pelo governo brasileiro, mas devido a toda essa repercussão, despido de qualquer vaidade ou ego, deixo aqui cristalina que minha intenção, mais uma vez, nunca foi a de ofender o povo chinês ou de ferir o bom relacionamento existente entre os nossos países." Mesmo depois de todo esse esforço do deputado, o – assim classificado – "incidente" iria atrapalhar muito as negociações de compra de equipamentos e respiradores produzidos na China.[27]

Na semana seguinte, o evento mais esperado do ano rendia-se ao novo coronavírus. O Comitê Olímpico Internacional anunciava o adiamento dos Jogos Olímpicos de Tóquio para 2021. Era a primeira vez, desde seu reinício na era moderna, em 1896, que uma edição mudava de ano – sendo que três edições haviam sido canceladas por causa da Primeira e da Segunda Guerra Mundiais. O mundo compreendia a decisão. Já o Brasil assistia ao seu presidente criticar, no mesmo dia, em um pronunciamento em rede de rádio e TV, o fechamento de escolas para combater a pandemia.

Bolsonaro ainda voltava a atacar governadores, a imprensa e o "confinamento em massa", defendendo o que um grupo minoritário de cientistas chamava de "isolamento vertical", que propunha medidas de distanciamento social apenas para grupos específicos, como pessoas de mais de 60 anos, diabéticos, asmáticos, hipertensos e portadores de doenças crônicas. Essa proposta ignorava a existência de uma real interação desse grupo com o restante da população. A Organização Mundial de Saúde era contrária a essa forma de isolamento, uma vez que crianças e jovens seriam importantes vetores da doença e, provavelmente, iriam contagiar os seus parentes mais velhos – geralmente, nos grupos de risco – com quem moravam nas mesmas casas, uma situação absolutamente comum no Brasil.

Mais uma vez, Bolsonaro não parava para pensar no que ele mesmo falava. Como um dos pontos que caracterizam os grupos de risco era a idade acima de 60 anos, estava defendendo então que ele próprio – com 65 anos de idade – deveria ficar confinado, uma vez que o Artigo 5º da Constituição Brasileira determina que "todos são iguais perante a lei, sem distinção de qualquer natureza, garantindo-se aos brasileiros e aos estrangeiros residentes no País a inviolabilidade do direito à vida, à liberdade, à igualdade, à segurança e à propriedade".[28]

A comunidade científica defendia o "isolamento horizontal", em que a maioria da população, contaminada ou não, deveria permanecer em casa.

A medida restringiria ao máximo o contato entre as pessoas, evitando a circulação do novo coronavírus e uma grande propagação da doença.[29] Nesse momento, a expressão "achatar a curva" também se tornava conhecida em todo o mundo. Era a tentativa de diminuição da velocidade de crescimento da curva exponencial de infectados.[30] Se a quarentena fosse cumprida, o isolamento social faria com que o número de contagiados não explodisse de uma só vez, o que evitaria a lotação de hospitais e UTIs, a sobrecarga dos profissionais de saúde e o consequente colapso do sistema de atendimento médico e hospitalar. Essa era uma mensagem repetida insistentemente por Mandetta em suas entrevistas diárias, mas que desagradava a quem estava preocupado unicamente com a economia.

O presidente voltava a comparar a Covid-19 a uma "gripezinha" ou "resfriadinho" – fazendo menção a um vídeo que o médico Drauzio Varella fizera em janeiro: "No meu caso particular, pelo meu histórico de atleta, caso fosse contaminado pelo vírus, não precisaria me preocupar, nada sentiria, ou seria, quando muito, acometido de uma gripezinha ou resfriadinho, como bem disse aquele conhecido médico daquela conhecida televisão". As panelas deram o tom mais uma vez.

A obstinada negação de Bolsonaro poderia vir do exemplo do presidente norte-americano, que acabara de afirmar que desejava ver o país aberto logo após a Páscoa. Trump continuava a ignorar o alerta da OMS, que garantia que os Estados Unidos seriam o novo epicentro da doença, o que se revelaria uma escandalosa e brutal omissão com o lançamento, em setembro, do livro *Rage* [Raiva] do consagrado jornalista Bob Woodward, um dos repórteres que denunciou o caso Watergate, que levou o presidente Richard Nixon à renúncia em 1974. Segundo as gravações das entrevistas de Trump a Woodward, o presidente sabia, desde o início de fevereiro, que o coronavírus era perigoso, altamente contagioso e mortal. Trump também revelou a Woodward que "sempre queria minimizar" o real poder do novo coronavírus.[31]

Era a guerra de discursos. A imagem virtual importando mais que a realidade dos hospitais. Cinco dias após o prefeito de Milão, Giuseppe Sala, admitir seu erro por ter apoiado a campanha "Milão não para", o Governo Federal pareceu ter gostado da ideia. Após o pronunciamento do presidente sobre a "gripezinha", a Secretaria Especial de Comunicação (SECOM) divulgou uma campanha e um slogan que levantavam uma inevitável suspeita pela semelhança com a ideia italiana. Aqui era "O Brasil não pode parar". A campanha patrocinada pelo Governo Federal defendia a flexibilização da quarentena nos estados. Não durou 24 horas. No dia seguinte, depois de deletar o vídeo que postara em suas redes sociais, a SECOM resolvia o problema de uma maneira tão simples quanto absurda. Emitia uma nota negando que houvesse uma "campanha publicitária ou peça oficial" com o nome de "O Brasil não pode parar". A negação virava esclarecimento.

O pronunciamento de Bolsonaro também provocou reações tela a tela. Na manhã seguinte, em uma teleconferência com governadores da região Sudeste, Bolsonaro ouviu o "bom-dia" de João Doria: "Inicio na condição de cidadão, de brasileiro e também de governador de São Paulo, lamentando os termos do seu pronunciamento ontem à noite à nação [...] Estamos aqui, os quatro governadores do Sudeste em respeito ao Brasil e aos brasileiros, e em respeito, como já mencionei, ao diálogo e ao entendimento. Mas o senhor, que é o presidente da República, tem que dar o exemplo, e tem que ser o mandatário a dirigir, a comandar e liderar o país e não para dividir". Bolsonaro devolveu com irritação: "Vossa Excelência não é exemplo pra ninguém. Não aceito, em hipótese alguma, essas palavras levianas como se vossa excelência fosse responsável por tudo de bom que acontece no Brasil...", e prosseguiu, trazendo a próxima disputa presidencial para o debate: "Guarde essas suas observações para as eleições de 2022. Quando vossa excelência poderá destilar toda (inaudível) demagogia. Nós aqui temos responsabilidade. Desde o final das eleições de 2018, vossa excelência assumiu uma postura completamente diferente".[32]

No fim da tarde, haveria outra teleconferência, dessa vez com todos os governadores. A situação de Bolsonaro não era boa. Até seu apoiador de primeira hora, Ronaldo Caiado, do DEM, anunciou o rompimento político com Bolsonaro. O governador de Goiás, que era médico, descartava o presidente: "Que a população saiba que as decisões do presidente no que diz respeito à saúde e ao coronavírus não alcançam o estado de

Goiás. As decisões de Goiás serão tomadas por mim, pela Organização Mundial de Saúde e pelos técnicos do Ministério da Saúde".

A proposta da nova reunião era pacífica, apesar do clima pesado do encontro da manhã. Os governadores se reuniram para pedir a ajuda do presidente. Vinte e cinco governadores precisaram se juntar para escrever uma carta a Bolsonaro para explicar-lhe o óbvio: "O novo coronavírus é um adversário a ser vencido com bom senso, empatia, equilíbrio e união. Neste processo, consideramos essencial a liderança do presidente da República e a sua parceria com governadores, prefeitos e chefes dos demais poderes". Mandavam recados diretos: "No que diz respeito ao enfrentamento da pandemia global, vamos continuar adotando medidas baseadas no que afirma a Ciência, seguindo orientações de profissionais de saúde e, sobretudo, os protocolos orientados pela Organização Mundial de Saúde". Ainda ressaltaram que a economia – a desculpa recorrente de Bolsonaro – e o cuidado com as vidas das pessoas não poderiam ser compromissos excludentes, e pediram a intervenção da presidência em oito medidas político-econômicas. Instavam, ainda, que o Congresso assumisse o papel de mediador em defesa do pacto federativo.

As raras boas notícias vinham do STF e da Câmara dos Deputados. O Supremo autorizou a suspensão, por seis meses, do pagamento da dívida do estado de São Paulo, desde que se comprovasse que os recursos seriam usados para combater a Covid-19. A decisão abria caminho para que outros estados também fossem ao STF. Na Câmara, o voucher de Paulo Guedes triplicava de valor. Depois de um acordo entre os líderes, que aumentava a proposta de 200 para 500 reais, a Casa aprovou o projeto, que contemplava, durante três meses, um auxílio para trabalhadores informais. Pressionado por Rodrigo Maia, o presidente elevou o valor para 600 reais.

Na busca por argumentos, Bolsonaro insistia que o compatriota era um forte: "O brasileiro tem que ser estudado. Ele não pega nada. Você vê o cara pulando em esgoto ali. Ele sai, mergulha e não acontece nada com ele". Porém, o cidadão que deveria ser estudado teria de esperar. A demora na liberação do pagamento iria gerar a criação da campanha "#pagalogo" nas redes sociais.

Mandetta seguia defendendo a quarentena e o isolamento. O Ministério da Saúde preparava um projeto com o aumento da restrição, prevendo fechamento de escolas e universidades, distanciamento social no trabalho e proibição de qualquer evento que pudesse provocar aglomeração, como cultos religiosos.[33]

Bolsonaro, por sua vez, não perdia um domingo. Saiu para passear pelo comércio de Taguatinga, cumprimentando e conversando com pessoas nas ruas. Na entrada do Palácio da Alvorada, revelou que estava pensando em um decreto que permitisse a volta das atividades, e filosofou: "Vamos enfrentar o vírus com a realidade, todos nós vamos morrer um dia".

A única mudança vinha de Trump, que despertava definitivamente e mudava o discurso, pedindo à população norte-americana que ficasse em casa em quarentena até o dia 30 de abril. A cidade de Nova York, foco da pandemia no país, registrava mais de 50.000 casos e 728 óbitos. Na Europa, o primeiro-ministro inglês, Boris Johnson, que ironizava a doença e demorara a tomar atitudes contra a pandemia, testou positivo para a Covid-19, e anunciou que ia trabalhar de sua casa.

Como se fosse preciso agravar a crise no Brasil, as atitudes do presidente que menosprezava a pandemia tornavam cada vez mais real a possibilidade de demissão do ministro Mandetta. A desorientação interna e as notícias que chegavam da Europa criavam um cenário sem esperança. Para quem quisesse ver, Bolsonaro seguia minando o Ministério da Saúde.

O Consórcio Nordeste tentava uma cartada e criava, no dia 30 de março, o seu Comitê Científico para elaborar ações contra a pandemia. A coordenação caberia ao cientista Miguel Nicolelis e ao físico e ex-ministro de Ciência e Tecnologia Sérgio Rezende. O idealizador do Comitê foi o presidente do Consórcio, o governador Rui Costa, que explicou a criação do Comitê adotando a mesma linha de Macron: "É uma guerra. Precisamos de apoio científico para vencê-la". Talvez uma hipérbole recorrente, talvez uma surrada força de expressão, a partir daquele dia, o clichê "guerra" chegaria bem perto da realidade. E Rui Costa talvez não imaginasse que uma das primeiras vítimas seria ele.

Apenas dois dias depois desse anúncio, uma carga de 600 respiradores comprada na China pelo Consórcio do Nordeste ficaria retida no aeroporto de Miami, onde o avião que trazia o equipamento pousara para reabastecimento. Com a aeronave parada na Flórida, Rui Costa recebeu a informação de que a empresa chinesa havia desistido de realizar a venda para o Consórcio Nordeste. O contrato fora assinado, mas o Consórcio ainda não pagara os 42 milhões de reais acertados. A empresa fornecedora não teve o nome revelado, e alegou apenas "razões técnicas" para não entregar o pedido. A notícia – um furo do jornalista Fábio Zanini, da *Folha de S.Paulo* – repercutiu mundialmente.

Não havia mais dúvida. O país de Trump entrara na guerra; apesar de, em nota pelo Twitter no dia 4 de abril, a embaixada norte-americana negar qualquer participação no caso: "O governo dos Estados Unidos não comprou nem bloqueou nenhum material ou equipamento médico da China destinado ao #Brasil. Relatórios em contrário são completamente falsos". Essa postagem foi rapidamente retuitada pelo deputado federal Eduardo Bolsonaro em sua conta na rede social.

Era a primeira interceptação de uma compra do Consórcio Nordeste. Não seria a última. Dos 600 respiradores, cerca de 80 seriam destinados ao Maranhão, que projetava agora uma situação desesperadora.

O mês apenas começava.

"Abril despedaçado."

Os casos chegavam a um milhão no mundo.

Era o pior momento da contenda internacional que estivera restrita à Europa e à China, mas que agora envolvia também os Estados Unidos, com o resto do mundo querendo a parte que lhe cabia.

Seria assustadora a maneira como a tão querida lei da oferta e da procura iria funcionar desse momento em diante.

## CAPÍTULO 3

"Ao entardecer..." assim começa o Evangelho, que ouvimos. Desde há semanas que parece o entardecer, parece cair a noite. Densas trevas cobriram as nossas praças, ruas e cidades; apoderaram-se das nossas vidas, enchendo tudo dum silêncio ensurdecedor e um vazio desolador, que paralisa tudo à sua passagem: pressente-se no ar, nota-se nos gestos, dizem-no os olhares. Revemo-nos temerosos e perdidos. À semelhança dos discípulos do Evangelho, fomos surpreendidos por uma tempestade inesperada e furibunda. Demo-nos conta de estar no mesmo barco, todos frágeis e desorientados, mas ao mesmo tempo importantes e necessários: todos chamados a remar juntos, todos carecidos de mútuo encorajamento. E, neste barco, estamos todos. Tal como os discípulos que, falando a uma só voz, dizem angustiados "vamos perecer", assim também nós nos apercebemos de que não podemos continuar a estrada cada qual por conta própria, mas só o conseguiremos juntos.[34]

Assim o papa Francisco iniciava a bênção "Urbi et Orbi" – à cidade (de Roma) e ao mundo" no adro completamente vazio da Basílica de São Pedro. Uma excepcionalidade na história da Igreja, a benção, que só é dada no Natal, na Páscoa e após um conclave, foi concedida devido à pandemia, na chuvosa e cinzenta sexta-feira de 27 de março.

A morte rondava a Europa. No início de abril, os números da Covid-19 apavoravam o mundo, transmitindo a sensação de que a doença vencera. Médicos na Itália e na Espanha precisavam escolher quem iria para o respirador e quem ficaria tentando buscar o ar com o que lhe restava de força. A pena de morte por asfixia.[35] Hospitais italianos faziam triagens de pacientes e, forçados pelo número insuficiente de aparelhos, médicos eram obrigados "a tomar decisões dolorosas sobre quem tratar e quando",[36] em uma escolha que levava em conta um critério: a idade do paciente.

Outro drama também aparecia retratado na foto de capa da *Folha de S.Paulo* de 6 de abril. A família de Giuseppe Guardabascio, de 84 anos, contaminado com o novo coronavírus, discutia com um agente de saúde e implorava por uma vaga no hospital. Além da falta de respiradores, a derrocada do sistema médico italiano não se limitava a seus equipamentos e obrigava os cidadãos contaminados a fazerem fila até para internação. Guardabascio teve de esperar oito dias para ser levado para um hospital.

As notícias de mortes na Europa por falta de equipamento escandalizavam o mundo. Os vídeos de espanhóis aplaudindo as equipes médicas geravam ondas de piedade. Postagens de italianos cantando nas sacadas dos prédios provocavam a solidariedade das curtidas. Muito além das redes sociais, a realidade massacrava o virtual.

A guerra agora não era figura de linguagem. Com a entrada dos Estados Unidos na disputa, melhor seria recorrer a expressões analógicas como "lei da selva", "lei do mais forte" ou até "lei de Trump". Depois de meses ironizando o vírus, o presidente norte-americano, em uma entrevista coletiva na Casa Branca, defendeu a prevenção, o isolamento e mostrou como o jogo seria jogado: "Precisamos das máscaras. Não queremos outros conseguindo máscaras. É por isso que estamos acionando várias vezes o ato de produção de defesa. Você pode até chamar de retaliação porque é isso mesmo. É uma retaliação. Se as empresas não derem o que precisamos para o nosso povo, nós seremos muito duros". Trump se referia à Lei da Produção para a Defesa (Defense Production Act), de 1950, promulgada pelo presidente Harry Truman durante a Guerra da Coreia, e que era agora ressuscitada por ele. A lei dava poderes ao Executivo para interferir no sistema de produção local em defesa do interesse da segurança nacional, em casos de guerra ou de emergência. A 3M, gigante norte-americana que também produzia máscaras cirúrgicas, foi proibida de exportar para o Canadá e para a América Latina.

O presidente dos Estados Unidos passou, enfim, a acreditar nos números. A Universidade norte-americana Johns Hopkins, referência mundial na análise e em projeções sobre a pandemia – assim como o Imperial College, de Londres –, informava que naquele dia eram mais de 312 mil casos no país. No Brasil, já ultrapassavam dez mil. Trump também voltou a falar sobre um remédio que suas declarações tornariam famoso: a hidroxicloroquina, o medicamento indicado para o tratamento de lúpus e malária, mas que ainda não havia recebido comprovação científica de que seria eficiente contra a Covid-19.

Em torno de qualquer negociação de EPIs e respiradores que se fazia no planeta, estava o mesmo país que, muito antes da pandemia, já produzia aproximadamente a metade dos equipamentos usados por profissionais da saúde do mundo. Com a queda dos casos de Covid-19 em seu território, resultante do rígido isolamento e de uma vigilância ferrenha imposta aos moradores – medidas que foram tomadas ainda em janeiro –, a China voltava a ser o palco da batalha, com os Estados Unidos como ator principal. Depois de, meses antes, terem exibido ao planeta suas diferenças, de terem fechado uma embaixada ali e chamado um embaixador acolá, e após Trump ter feito escola no Brasil chamando o novo coronavírus de "vírus chinês", Estados Unidos e China se acertavam. O mundo precisava da China. Os Estados Unidos, também. Assim, ficava difícil perguntar por qual motivo o acerto de uma compra que fora combinada anteriormente não valia mais. Ideologia e bravata sobreviveram até o momento em que as notas de dólares começariam a ser rasgadas. E não haveria reclamação baiana ou francesa que fizesse isso mudar.

Valérie Pécresse, a presidente da região de Île-de-France – uma das 18 regiões administrativas da França e que abrange Paris –, afirmou que um dos carregamentos de máscaras cirúrgicas destinado à França foi renegociado por norte-americanos – dentro de aeroportos chineses – por um valor três ou quatro vezes maior que o acertado anteriormente. O método usado também batia com a explicação de Jean Rottner, presidente da região Grand Est, uma das mais afetadas pela Covid-19: "Na pista, os americanos oferecem dinheiro e pagam três ou quatro vezes o preço dos pedidos que fizemos, temos que lutar".[37] Rottner garantiu ainda que uma parte da produção seria destinada a profissionais que trabalhavam em casas de repouso. A sequência de interceptações forçava uma radical mudança para evitar novos ataques. Renaud Muselier, presidente da região Provence-Alpes-Côte d'Azur, alertava: "A maior dificuldade é a entrega. Diante deste problema, estamos aumentando a segurança das remessas para que elas não sejam compradas por outros".[38]

O primeiro-ministro canadense Justin Trudeau também se pronunciava e solicitava que as autoridades do seu país iniciassem uma investigação para apurar a suspeita de desvio de máscaras para os Estados Unidos. Trump tomava os aeroportos chineses com malas de dólares e tentava consertar seu erro com um atropelo brutal. Os Estados Unidos atingiam a maior taxa de contágio do mundo e já eram o terceiro país com mais mortes. A entrada dos norte-americanos no teatro de operações desequilibrara a economia de guerra e a frágil linha de produção de um sistema sobrecarregado. Contudo, era fácil apelar a conceitos éticos e jogar toda a culpa em Trump. O presidente norte-americano ajudava a destruir a própria imagem com sua arrogância calculada, mas apenas tornara evidente o que já vinha ocorrendo na Europa. A guerra das máscaras fazia feridos há tempos.

Uma das principais publicações francesas, a revista *L'Express* revelou que o governo do seu país confiscara quatro milhões de máscaras produzidas pela empresa sueca Mölnlycke, que tinha uma fábrica em Lyon, importante cidade francesa situada a 470 quilômetros de Paris. Essa produção deveria ser enviada à Espanha e à Itália, países que se encontravam em uma situação de desespero.

Era guerra, diria Macron.

Era guerra, diria Trump.

Uma das vozes que se rebelou contra a classificação bélica que liberava um vale-tudo por equipamentos foi Yuval Noah Harari. Professor na Universidade Hebraica de Jerusalém e Ph.D em História pela Universidade de Oxford, o israelense Harari escreveu os best-sellers internacionais *Sapiens: Uma breve história da humanidade* e *Homo Deus: Uma breve história do amanhã*. Em *Notas sobre a Pandemia e breves lições para o mundo pós-coronavírus*, uma coletânea de artigos e entrevistas, Harari protestou contra o uso e abuso da palavra "guerra", apresentando um raciocínio que poderia ser aplicado para evitar um erro que o governo brasileiro cometeria em breve: "Fico particularmente alarmado quando escuto pessoas comparando a crise da Covid-19 a situações de guerra, clamando para que os serviços de segurança assumam o comando. Não estamos numa guerra. Trata-se de uma crise de saúde. Não há inimigos humanos a eliminar. A questão é cuidar das pessoas. A imagem predominante na guerra é a de um soldado avançando com seu fuzil. Agora, a imagem nas nossas cabeças deve ser a de enfermeiros trocando os lençóis do leito de um hospital. Soldados e enfermeiros pensam de um jeito muito diferente. Se você quer colocar alguém no comando, não coloque um soldado. Coloque um enfermeiro".[39]

A Espanha sofreria em seguida mais um golpe, ao ter uma carga de 150 ventiladores pulmonares, produzida na Turquia, bloqueada pelo próprio país fabricante. Os espanhóis até chegaram a pedir oficialmente uma explicação ao governo turco, que se justificou alegando que o equipamento ficara retido para ser usado pelo sistema de saúde local.[40]

Mesmo anunciando o – então – chocante recorde de 800 mortos em apenas 24 horas, a Itália não recebia qualquer tipo de clemência. O jornal *La Repubblica* e o canal de TV RAI divulgavam que um carregamento de 680 mil máscaras fora desviado pela República Tcheca. Com a repercussão da notícia, o governo tcheco tentou dissimular, afirmando que não sabia que o destino final do carregamento era a Itália e que sua aduana se enganara. Mais tarde, precisou se corrigir e reconhecer publicamente que o material era uma oferta da Cruz Vermelha para a Itália, que, por sua vez, impediu que um carregamento de respiradores deixasse Ancona – cidade banhada pelo Mar Adriático – e seguisse em uma balsa com destino à Grécia. A operação fora conduzida pela Guardia di Finanza de Ancona como parte de um plano de controle específico, cumprindo uma portaria que proibia as empresas italianas de vender equipamentos que poderiam ser usados no combate à pandemia de Covid-19.[41]

Ao mesmo tempo, o governo chinês tentava usar a política de doações que ficou conhecida como "diplomacia das máscaras". Provocando arrepios no presidente Trump, o próprio governador de Nova York, Andrew Cuomo, agradeceu publicamente à empresa Huawei por ter enviado equipamentos para seu estado. Beneficiados pela mesma campanha, Brasil e outros países da América Latina receberiam milhares de máscaras e kits para testes rápidos.[42]

A expressão que definiria o que se passava no mundo surgiria na Alemanha. O país iria mostrar a cara, acusando diretamente os Estados Unidos de ter desviado em Bangcoc, na Tailândia, um total de 200 mil máscaras modelo FFP2 (equivalente à PFF2, na nomenclatura da ABNT, e à N95, todas com eficiência mínima de filtração entre 94% e 95%) encomendadas pela Polícia de Berlim. Em um comunicado divulgado na sexta-feira, 3 de abril, o ministro do Interior da Alemanha, Andreas Geisel, apontou o problema claramente, afirmando que, além das máscaras reservadas a seu país, os Estados Unidos tomaram equipamentos que iriam para a Europa e para o Brasil – os 600 respiradores encomendados pelo Consórcio Nordeste. Geisel cunhou então a expressão "pirataria moderna" e desafiou Trump a respeitar as regras do comércio internacional. "Não é assim que se lida com parceiros transatlânticos",[43] lembrando que "mesmo em tempo de crise global, não deve haver métodos do Velho Oeste".

No centro-oeste brasileiro também faltavam bons modos, mas a guerra era outra. Com o planeta assistindo a uma competição sem limites por EPIs e respiradores, o país enfrentava a "Guerra do blá-blá-blá". No Brasil que chegava a 327 mortes pela Covid-19 no dia 2 de abril, as frases folclóricas e as rasteiras figuras de linguagem começavam a perder a graça.

Em entrevista à Rádio Jovem Pan, o presidente Jair Bolsonaro, sem tocar em questões técnicas, desabafou suas mágoas sobre o ministro da Saúde: "Olha, o Mandetta já sabe que a gente está se bicando há algum tempo... Não pretendo demiti-lo no meio da guerra... Em algum momento, ele extrapolou. Ele sabe que tem uma hierarquia entre nós, eu sempre respeitei todos os ministros, ele também. Ele montou o ministério de acordo com sua vontade. A gente espera que ele dê conta do recado. Tenho falado com ele. Ele está numa situação meio... se ele se sair bem, sem problema. Nenhum ministro meu é indemissível, nenhum, nenhum. O Mandetta, em alguns momentos, ele teria que ouvir um pouco mais o presidente da República. O Mandetta quer fazer valer muito a vontade dele, pode ser que ele teje (sic) certo, poder ser... mas tá faltando um pouco mais de humildade".

No dia seguinte, enquanto o ministro alemão fazia graves acusações aos Estados Unidos, Mandetta, no figurino do SUS, mostrando uma capacidade de raciocínio e articulação infinitamente superior a Bolsonaro, usava sua entrevista vespertina para retrucar: "Nós recomendamos que as pessoas, todas elas, atendam às recomendações dos governadores dos seus estados, que têm os melhores números, os melhores indicadores para propor as medidas. O que é da minha responsabilidade é dizer: temos uma doença infecciosa respiratória viral, o vírus é competente e, se nos juntarmos, vamos fazer contaminação uns dos outros". Sobre sua – como dissera o presidente sem concluir o pensamento – "situação meio...", Mandetta garantiu: "Quanto a deixar o governo por minha vontade, tenho uma coisa na minha vida que aprendi com meus mestres: médico não abandona paciente [...] O compromisso do médico é com o paciente, e o paciente, agora, é o Brasil"; e encerrou de forma meiga: "É normal que quem tem amor pelo Brasil, como é o caso do presidente Bolsonaro, se preocupe e questione as decisões. Da minha parte, isso é muito tranquilo".[44]

O presidente da Câmara, Rodrigo Maia, elogiou o colega de partido – ambos eram do DEM – por seguir as orientações da OMS. Não era só Maia que demonstrava sua predileção. Uma pesquisa realizada pelo Instituto Datafolha escancarava a diferença e fornecia mais um motivo para o presidente ficar de mal com seu ministro. Enquanto 76% dos brasileiros aprovavam a atuação de Mandetta; apenas 33%, menos da metade, concordavam com Bolsonaro, que não permaneceria calado por muito tempo. Depois de citar a "falta de humildade" de alguns que o cercavam, Bolsonaro acenou com sua caneta no domingo, 5 de abril, fazendo a costumeira ressalva ao final de um comentário feito a um grupo de apoiadores na frente do Palácio da Alvorada. O problema era sua dificuldade de comunicação. Dessa vez, suas indiretas poderiam se destinar tanto a Mandetta quanto a Moro, com quem o presidente também estava se estranhando: "Algumas pessoas no meu governo, algo subiu à cabeça deles, estão se achando... Eram pessoas normais, mas de repente viraram estrelas e falam pelos cotovelos, tem provocações, mas a hora deles não chegou ainda, vai chegar a hora deles. Porque a minha caneta funciona. Não tenho medo de usar a caneta, nem pavor, e ela vai ser usada para o bem do Brasil. Não é para o meu bem. Nada pessoal meu".

Um dos muitos ruídos provocados pelas indiretas esgúvias e fugidias que vinham como brinde nas declarações do presidente era que nem sempre a população, a imprensa ou até seus ministros decifravam os recados. Mandetta entendera que o "vai chegar a hora" se destinara a ele. Talvez não fosse. Em seu livro intitulado *Um paciente chamado Brasil*, ele revelou: "Ramos (general Luiz Eduardo Ramos, ministro-chefe da Secretaria de Governo da Presidência) me puxou de lado e disse que a frase 'seu dia vai chegar' não era para mim, mas para o Sergio Moro, outro que havia entrado em rota de conflito com Bolsonaro".[45]

O bate-boca público tornava impossível acreditar que alguma solução que ajudasse o país no enfrentamento da pandemia pudesse surgir. No mesmo dia em que o Brasil inteiro ouviu Bolsonaro dizer que estava "se bicando há algum tempo" com seu ministro da Saúde, o próprio Mandetta, após uma reunião com o procurador-geral da República, Augusto Aras, festejava a assinatura de um contrato de R$ 1,2 bilhão com empresas chinesas para a compra de 8.000 respiradores – com entrega prometida em trinta dias.

Ao ouvir o comunicado do ministro, Flávio Dino não se convenceu. Ficou ainda mais preocupado com o que Brasília fazia questão de exibir. O Governo Federal, além das bicadas internas, mostrava um singelo – ou planejado – desconhecimento sobre o que se passava na Europa. Por outro lado, com uma visível determinação, o ministro da Saúde não desanimava e garantia que o país tinha um "plano de logística" para enviar aviões à China e buscar os equipamentos no prazo: "Se falarem que o equipamento está lá na China, vamos fazer a logística. Vamos mandar aviões, com voos de companhias brasileiras, voos da FAB. O que precisar vai ser feito para a gente ter o mínimo de equilíbrio no sistema". Mandetta também revelava que toda a estratégia estaria a cargo do ministro da Infraestrutura, Tarcísio de Freitas, que ainda organizaria a distribuição dos equipamentos de saúde.

Aras também era só entusiasmo ao demonstrar a sincronia das ações do governo contra o novo coronavírus e começava – 22 dias após a OMS anunciar uma pandemia – a esboçar um plano que integrava estados e União: "Hoje subscrevemos o acordo de cooperação e integração dos órgãos de saúde do MP brasileiro de forma que todos os estados do Brasil que receberem demandas irão transmitir as informações para o gabinete de integração que irá fazer a interlocução com os ministros Mandetta, Braga Netto (da Casa Civil), Ernesto Araújo (das Relações Exteriores) e todos os órgãos competentes, como a Anvisa (Agência Nacional de Vigilância Sanitária)".

Governo integrado. Ministros empolgados.

Não havia motivos para não acreditar. O contrato fora assinado no dia primeiro de abril.

E, sim, no dia seguinte Bolsonaro diria que nenhum ministro era "indemissível".

Apenas três dias depois do anúncio da salvadora negociação com a China, o ministro da Educação Abraham Weintraub decidiu dar uma força para a logística. Postou em sua conta do Twitter a foto do Gibi "Saiba Mais sobre a China com a Turma da Mônica", e, imitando o modo de falar do personagem Cebolinha, satirizou o sotaque chinês: "Geopolíticamente, quem podeLá saiL foLtalecido, em teLmos Lelativos, dessa cLise mundial? PodeLia seL o Cebolinha? Quem são os aliados no BLasil do plano infalível do Cebolinha paLa dominaL o mundo? SeLia o Cascão ou há mais amiguinhos?".

Era muito difícil acreditar que Weintraub não houvesse acompanhado o tiroteio digital que se seguiu depois da postagem de Eduardo Bolsonaro – a comparação feita à série Chernobyl – contra a China. A pergunta que deveria ser feita em seguida era "quem poderá sair fortalecido, em termos relativos", dessa crise criada por centenas de caracteres?

O que se seguiu, seria muito fácil prever. Ou rever.

Também pelo Twitter, a Embaixada da China, já escolada, continuava afiada e lançava – mais – uma manifestação: "Deliberadamente elaboradas, tais declarações são completamente absurdas e desprezíveis, que têm cunho fortemente racista e objetivos indizíveis, tendo causado influências negativas no desenvolvimento saudável das relações bilaterais China-Brasil". O embaixador chinês no Brasil, Yang Wanming, em sua conta na mesma rede, voltava à carga e exigia uma resposta:

"O lado chinês aguarda uma declaração oficial do lado brasileiro sobre as palavras feitas pelo min. da educação, membro do governo brasileiro. Nós somos cientes de que nossos povos estão do mesmo lado ao resistir às palavras racistas e salvaguardar nossa amizade".

A declaração do Brasil demorou.

No dia 8 de abril, não tão entusiasmado, o ministro Mandetta, alegando que não havia garantia de entrega dos respiradores no prazo programado, comunicou o cancelamento do contrato de primeiro de abril com os fabricantes chineses, sem fazer qualquer ligação com a postagem de seu colega fã de gibi.

Em seu livro, Mandetta revelou que, no dia seguinte ao anúncio do cancelamento, foi ao gabinete presidencial no momento em que lá, por coincidência, se encontravam os três filhos de Bolsonaro e Arthur Weintraub, assessor-chefe adjunto da Assessoria Especial da Presidência e irmão caçula do pivô da nova crise com a China.

Haja coincidência. Mandetta cumprimentou a todos e disse:

– Presidente, queria aproveitar que o Eduardo Bolsonaro está aqui e dizer que estou mantendo contato telefônico com o embaixador da China, porque eu preciso trazer equipamentos e materiais que estão parados lá e não será brigando com o sujeito que eu vou conseguir isso. A China pode ser indiferente a nós, ela pode nos ajudar ou não ajudar. E se ela não ajudar, será uma catástrofe. Que então seja pelo menos indiferente. Eu não consigo tirar nada deles, as compras estão caindo uma atrás da outra.

Eduardo então teria começado a falar mal do embaixador chinês e tocou, como se esperava, na questão ideológica. Mandetta jogou longe as delirantes conspirações e trouxe o grupo de volta à realidade. O problema era outro:

– Se você conseguir pelo menos dois mil respiradores com os Estados Unidos ou qualquer outro país, eu não precisarei falar com a China. Agora, eu preciso resolver esse assunto.

Eduardo nada respondeu.[46]

Apesar da sequência de reveses que enfrentava, Mandetta ainda demonstrava forças. Seu tom mudou novamente ao compartilhar publicamente, e com otimismo, a informação de que um projeto de parceria para expansão da capacidade de produção de respiradores das fábricas brasileiras iria começar. O ministro explicou que quatro empresas – citou apenas a Magnamed, maior fabricante nacional – haviam fechado com o governo um contrato para a entrega de 6.500 unidades em um prazo de três meses.

Três meses. Noventa dias. Faltava combinar com o vírus.

Bem distante de querer enxergar a realidade da morte em fila e da fila de espera pela morte, muito longe da Europa, a galáxias da China e agora afastado até dos Estados Unidos, o Brasil seguia na sua autossabotada batalha contra a Covid-19.

Depois das declarações de Weintraub e de Eduardo Bolsonaro, restava, ao menos, para os governadores a certeza de que não seria possível esperar colaboração alguma do Governo Federal nas negociações de compra e transporte de respiradores e EPIs produzidos na China.

As poucas esperanças podiam ser encontradas em algumas pistas nas notícias que vinham da Europa. Se havia algo bom na competição entre os países europeus, era que os métodos adotados podiam ser uma aula para quem ainda não estava no pior momento da pandemia: tanto fazer uso de empresas em vez de governos – para escapar de "problemas" diplomáticos – na negociação de equipamentos e respiradores, quanto proteger a sua mercadoria e reforçar a segurança das remessas.

Outros caminhos poderiam ser encontrados nas notícias que surgiam no Brasil. Na mesma reportagem da *Folha de S.Paulo* em que o jornalista Fábio Zanini revelara, no dia 3 abril, que a China cancelara a compra, feita pelo Consórcio Nordeste, de respiradores que ficaram retidos nos Estados Unidos, havia um manual de instrução para quem estivesse interessado em se arriscar a trazer ventiladores pulmonares para criar novos leitos de UTI em seus estados: "'A China tem uma enorme capacidade de produção, mas a demanda é mundial. Por isso, as fábricas só estão aceitando pagamento antecipado, o que tem gerado problemas para muitos estados', afirma Charles Tang, presidente da Câmara de Comércio e Indústria Brasil-China. A solução, diz ele, tem sido usar empresas chinesas baseadas no Brasil para atuar como 'ponte', pagando o fornecedor de forma adiantada e recebendo dos governadores quando a carga chega ao Brasil. Segundo Tang, o mundo todo já percebeu que não pode prescindir da ajuda chinesa neste momento. 'Até o Trump já deu uma acalmada. O único que ainda não foi o discípulo dele aqui (Bolsonaro)'".[47]

No horizonte de aflição, a situação era caótica, mas um último caminho estava indicado. Um caminho que passava por uma nação improvável, com uma história infinita, que não estava na Europa, nas Américas de Trump e Bolsonaro ou na Ásia dos equipamentos tão desejados.

Sem ainda saber que contaria com a ajuda decisiva de um país que escolheu tornar-se uma exceção, o Maranhão iria entrar na guerra.

## CAPÍTULO 4

ASSIM QUE SURGIRAM, ainda em janeiro, as primeiras informações sobre um novo vírus que estaria provocando um surto fatal na China, o governo maranhense passou a ficar muito atento à possibilidade de uma epidemia. O motivo dessa preocupação antecipada era a mesma orientação externada várias vezes – sobre qualquer situação que envolvesse o presidente da República – pelo governador Flávio Dino. Ele era, desde sempre, o chefe do Executivo que menos confiava em Bolsonaro.

Como, desde janeiro, com as primeiras notícias que vinham da China e enquanto monitorava o avanço do novo coronavírus, o governo maranhense colocara em andamento um programa para a abertura de novos hospitais, a Secretaria de Saúde decidiu, por precaução, antecipar a compra de respiradores para a rede estadual. Havia uma licitação aberta pela Procuradoria Geral do Amapá em julho de 2019. O Maranhão deu início então, no dia 28 de janeiro, a um processo para solicitar adesão à ata de registro de preços nº 075/2019-CLC/PGE.[48] Após o pedido começar a correr, o contrato nº 67/2020 seria assinado em 19 de março, e a empresa selecionada, a Intermed, que fazia parte da gigante mundial Vyaire, teria trinta dias para entregar 68 respiradores.

Logo no início de fevereiro, o que era um alerta tornou-se uma das maiores preocupações do governo. Carlos Lula, que havia participado da reunião antecipada pelo Ministério da Saúde do Comitê Intergestores Tripartite no início de fevereiro, não voltou muito confiante com o que ouviu.

No intervalo de uma das palestras, chegara a comentar com um colega secretário da Saúde da região Sudeste:

— Rapaz, que conversa ruim... Vão ficar esperando que o vírus chegue devagar?

O desconfiado Carlos Lula, que em julho assumiria a presidência do Conselho Nacional de Secretários de Saúde (Conass), levou sua preocupação ao governador.

Flávio Dino repetiu o seu pensamento:

— Lula, não vamos esperar nada desse Governo Federal. A gente não sabe o que vem por aí. É melhor garantir logo essa compra de respiradores, isso sim.

Ainda não havia nenhum caso no Brasil, mas, depois da recomendação do governador, Carlos Lula determinou que se acelerasse o processo da compra, aberto em janeiro. Os respiradores da empresa selecionada, a Vyaire, estavam entre os melhores do mundo. A Vyaire chegara ao Brasil após uma série de aquisições. A Intermed era uma empresa nacional com mais de trinta anos de atuação no país, adquirida em 2012 pela norte-americana CareFusion, que, por sua vez, foi comprada dois anos depois pela Becton, Dickinson and Company. Em 2016, junto com a Pax Partners, lançou a *joint venture* Vyaire Medical, líder mundial de equipamentos respiratórios, com receita anual estimada em mais de 800 milhões de dólares. Apesar dessa série de negociações, no Brasil a Vyaire continuou utilizando o nome Intermed.

O governo maranhense calculava que a chegada desses respiradores na metade do mês de abril, conforme obrigava o contrato, ajudaria a compensar o já esperado aumento no número de pacientes contagiados com o novo coronavírus. A rede estadual contava com 620 respiradores, o que era uma quantidade insuficiente para enfrentar uma pandemia. Os novos equipamentos permitiriam também que o número de leitos do estado fosse ampliado. Do ano 1500 a 2014, as administrações que passaram pelo comando do Maranhão montaram 84 unidades de terapia intensiva na rede estadual. Em agosto de 2020, haveria 479.

Apesar desse crescimento, ainda seria um número baixo se a epidemia se tornasse real. A secretaria fez outro movimento e montou uma operação de manutenção e redistribuição de respiradores que estavam parados nas redes de saúde pública e privada, para recuperar equipamentos que eram considerados obsoletos ou faziam parte da reserva técnica. Cinco caminhões percorreram o estado recolhendo respiradores que não estavam em uso, recebendo adesão inclusive de hospitais particulares e concorrentes. Mais de cinquenta voltaram a ser utilizados. Mesmo assim, a grande vulnerabilidade para enfrentar um possível surto de Covid-19 continuava sendo o pequeno número de ventiladores pulmonares do estado.

A partir da confirmação do primeiro caso em São Paulo, no dia 26 de fevereiro, haveria, em todo fim de tarde, uma reunião do governador com profissionais da área hospitalar, além dos secretários estaduais Carlos Lula, da Saúde; e Diego Galdino, de Governo; da subsecretária de Saúde, Karla Trindade, e do presidente da Empresa Maranhense de Serviços Hospitalares (EMSERH), Marcos Grande. A princípio presenciais, em breve esses encontros seriam feitos por teleconferência e ganhariam o nome informal de "reunião de monitoramento". Desde o início desses encontros, Flávio Dino insistia que não poderia aceitar duas situações: o paciente morrer sem assistência; e haver corpos empilhados nos cemitérios. Assim, iniciou-se um planejamento para evitar um colapso no sistema funerário. Como o Maranhão não produzia caixões, foi feita uma parceria com a Secretaria de Administração Penitenciária, e os detentos do Complexo Penitenciário de Pedrinhas passaram a produzir urnas funerárias, que seriam entregues pelo estado, se fosse necessário.

Além da reunião de monitoramento, a Secretaria da Saúde também passou a realizar um encontro diário com sua equipe, que passou a ser chamada de "gabinete de crise". Carlos Lula montou também o Comitê Científico de Prevenção e Combate ao Coronavírus no Maranhão, formado pelos médicos Rodrigo Lopes, Giselle Boumann, Conceição Pedroso, Edilson Medeiros e Marcos Pacheco; além da subsecretária Karla Trindade e de Evelin Queiroz, coordenadora da Assessoria de Comunicação da Secretaria.

Outra necessidade prevista que agora se tornava prioritária era aumentar a rede de hospitais. A engenheira Jessyca Costa Xavier, gerente de engenharia e manutenção em exercício da EMSERH, sugeriu a Marcos Grande que visitasse o Hospital de Clínicas Integradas (HCI), um hospital particular – que pertencia a uma cooperativa de médicos

– com uma estrutura moderna e um ótimo centro cirúrgico, mas que estava desativado havia mais de um ano, e onde funcionavam naquele momento apenas duas salas com ressonância e tomografia. No mesmo dia, Marcos Grande foi conhecer o hospital, situado na Avenida Jerônimo de Albuquerque, na companhia de Jamilly Matos Pontes, sua assessora técnica. Ambos ficaram impressionados com as instalações. Naquela noite, depois de mais uma reunião com o Governador, Marcos Grande contou a Flávio Dino o que vira. Menos de uma hora depois, ele voltava ao HCI acompanhado pelo governador e pelo secretário de Saúde. Decidiram lá mesmo que o governo iria alugar o hospital. Apesar de serem necessárias pequenas reformas, a estrutura era excelente, e o lugar poderia estar funcionando em menos de um mês. O HCI, com a mesma sigla e um novo nome – Hospital de Cuidados Intensivos – se tornava assim o primeiro hospital exclusivo para tratamento de Covid-19 no Maranhão. Também seria ampliado, em abril, o Hospital Genésio Rego, que pertencia ao estado, mas mantinha apenas atendimento ambulatorial. O espaço foi reformado e aumentado, com a implantação de enfermarias e UTIs.

A assustadora velocidade com que a Covid-19 se apresentava na Itália – no dia primeiro de março eram 1.694 casos e 34 mortes; e, dez dias depois, 10.149 casos e 631 óbitos – tornou-se um exemplo muito repetido nas reuniões. O governo maranhense passou a considerar como inevitável a chegada do novo coronavírus no Brasil e seguiu tomando qualquer atitude que dependesse apenas do estado. No dia 25 de março, o ministro do STF atendeu ao pedido do Maranhão e suspendeu liminarmente, por seis meses, as dívidas do estado com a União, uma determinação que também passou a valer para a Bahia e o Paraná.

O novo coronavírus era uma força inevitável, mas seria possível se preparar para enfrentá-lo. Difícil mesmo era superar as forças evitáveis que surgiam inesperadamente gerando crises com repercussão mundial. Complicações produzidas pelo próprio Governo Federal, que poderia, no mínimo, impedir ou adiar decisões polêmicas naquele momento de aumento da pandemia.

No dia 18 de março, na reunião em que os ministros ora tiravam e ora colocavam as máscaras, Bolsonaro anunciara que o general Augusto Heleno, chefe do Gabinete de Segurança Institucional da Presidência, havia contraído Covid-19. Mesmo assim, Heleno continuava atuando e assinou, naquele mesmo dia, a resolução 11/2020, que trazia, entre outros tópicos, a determinação de que o Centro de Lançamento de Alcântara (CLA) avançasse 12 mil hectares além da área que até então utilizava.

O município maranhense de Alcântara possuía o maior número de quilombos do Brasil. Para o GSI, as famílias que lá moravam deveriam ser enviadas para locais distantes da faixa litorânea, mas nenhum plano de remoção foi sequer apresentado. Eram mais de 20 mil pessoas, de quase duzentas comunidades. No dia 26, o Diário Oficial da União trazia as regras sobre como seria feita – em plena pandemia – a expulsão e o reassentamento das famílias. Com ou sem novo coronavírus, o GSI queria a liberação imediata da área do litoral, de onde os quilombolas retiravam boa parte de sua alimentação, para uso exclusivo da base espacial. O Maranhão encaminhou uma nota técnica para Brasília solicitando a anulação sumária da medida federal, enquanto um grupo de deputados federais denunciava o descumprimento da consulta prévia às famílias, prevista na Convenção 169 da Organização Internacional do Trabalho. Não houve também estudos de impacto socioambiental; além disso, a decisão do GSI feria o direito dos quilombolas às suas terras tradicionais.

No dia 12 de maio, o governo maranhense contaria com um problema a menos. O juiz federal Ricardo Felipe Rodrigues Macieira, da 8ª Vara Federal Ambiental e Agrária de São Luís, determinou a suspensão das ações do Governo Federal relacionadas à retirada das comunidades tradicionais que vivem na área que seria destinada à ampliação do Centro de Lançamento. A liminar foi concedida em ação movida pelo deputado Bira do Pindaré (PSB-MA), Presidente da Frente Parlamentar Mista em Defesa das Comunidades Quilombolas.[49]

A quinhentos quilômetros de Alcântara, mais uma tragédia seria notícia em todo o planeta. No dia 31 de março, o corpo do líder indígena Zezico Rodrigues Guajajara foi encontrado próximo à Aldeia Zutiá, na cidade de Arame. Quatro dias depois, um atentado feriu gravemente

Antônio Filho Providência Guajajara, que foi encaminhado para o Hospital Municipal de Imperatriz. Depois de dois atentados contra indígenas no Maranhão em menos de cinco dias, o secretário de Estado de Direitos Humanos e Participação Popular, Francisco Gonçalves, encaminhou um ofício ao Ministro da Justiça, Sergio Moro, solicitando o envio de tropas da Força Nacional de Segurança Pública para evitar mais atentados na Terra Indígena Arariboia. Como a legislação brasileira determina que os territórios indígenas são da União, ao estado restou acompanhar a atuação da Força Nacional.

Expulsão de quilombolas. Atentados em reservas indígenas. Aglomerações presidenciais. Panelaços. Guerra por EPIs e respiradores. Ministros batendo cabeça. Para Bolsonaro, uma "histeria".

Acompanhando com temor o que acontecia na Europa, o governador Flávio Dino determinou que fossem comprados mais respiradores no saturado mercado nacional. Seus secretários seguiam procurando alternativas. Depois de ser procurado por vários empresários maranhenses, que, preocupados com o avanço do novo coronavírus, passaram a oferecer doações e ajuda financeira, o secretário de Estado de Indústria, Comércio e Energia, Simplício Araújo, anunciava que essas mesmas empresas se uniram para doar insumos e EPIs para a rede pública do estado. A Simplício também cabia a função de fazer os novos contratos de compra de respiradores com os fabricantes brasileiros, que, como quaisquer outros fabricantes em todo o mundo, fizeram um planejamento anual sem jamais imaginar que pudesse surgir uma pandemia de síndrome respiratória. Em 2019, as vendas de ventiladores pulmonares no Brasil somaram 1.350 unidades. Em breve, esse número seria rapidamente ultrapassado.

Uma compra foi fechada na primeira tentativa, com a empresa catarinense Leistung. Foram reservados 150 respiradores. Um dia depois, ocorria o primeiro golpe que atingiria em cheio os planos estaduais do combate à Covid-19 no Maranhão. A Leistung avisava que recebera um ofício do Ministério da Saúde e não seria mais possível seguir em frente com a negociação.

O ofício nº 45/2020/CGIES/DLOG/SE/MS, com data de 19 de março, assinado eletronicamente pelo diretor de Logística do Ministério da Saúde, Roberto Ferreira Dias, pedia à empresa informações sobre a "disponibilidade de ventilador pulmonar microprocessado com capacidade de ventilar pacientes adultos e pediátricos para imediato fornecimento ao Ministério da Saúde". Além dessa consulta, o documento também solicitava esclarecimentos quanto à capacidade de produção da empresa e se seria possível aumentar esse volume. O mais surpreendente viria a seguir. O Ministério aproveitava o ofício para comunicar que, com "espeque no inc. VII do art. 3º da Lei 13.979/20" – a lei da quarentena – iria "requisitar a totalidade dos bens já produzidos e disponíveis a pronta entrega, bem como, (sic) a totalidade dos bens cuja produção se encerre nos próximos 180 dias", o que destruía o planejamento feito pelo governo maranhense. O documento também dava à empresa um prazo de doze horas para resposta e reforçava que fossem "obstadas quaisquer medidas tendentes à comercialização dos produtos em estoque e em produção". Simplício Araújo começou então a procurar por outras empresas e constatou que o ofício fora distribuído a todas as fábricas brasileiras. Inclusive para a Intermed/Vyaire, com quem o Maranhão já tinha uma compra acertada.

Era o fim da única certeza que trazia um pouco de tranquilidade ao governo estadual. A Intermed/Vyaire ficava impedida de entregar ao Maranhão os 68 respiradores modelo IX5, um processo de compra que tivera início ainda em janeiro. O desânimo rapidamente transformou-se em revolta. Flávio Dino passou a analisar o caso pessoalmente e entendeu que não caberia requisição de um ente público sobre o outro. A Constituição, no artigo 5º, inciso XXV, somente se referia a bens privados, a chamada "requisição administrativa": "No caso de iminente perigo público, a autoridade competente poderá usar de propriedade particular, assegurada ao proprietário indenização ulterior, se houver dano".

Era claro para o governador que o conteúdo do ofício invadia uma competência dos estados, inclusive patrimonialmente, porque os respiradores já estavam em processo de pagamento, com a nota de empenho (nº 2020NE002102) emitida. Restava ao Maranhão trilhar os tradicionais – e demorados – caminhos legais.

O procurador-geral do estado do Maranhão, Rodrigo Rocha Maia, acompanhou o surgimento desse confronto e ajuizou uma medida cautelar – para pedir a proteção urgente e provisória de um direito – e uma ação judicial "originária" – que segue direto para o STF, por tratar de um litígio entre estados e União. Mesmo com pedidos de urgência e todos os recursos possíveis para apressar a decisão no Supremo, o governo maranhense sabia que teria de esperar ao menos um mês pela decisão. Um mês de espera durante uma pandemia. Mais uma longa batalha jurídica seria enfrentada. À espera do STF.

Naquele momento, porém, o confisco e o ofício só poderiam ser obedecidos. De maneira definitiva e indiscutível, a atitude do Ministério da Saúde se transformava em um assustador aviso de que não haveria a mínima chance de cooperação entre a União e os estados – pelo menos, os governados por políticos da oposição. Quase a promulgação da lei do cada um por si.

No mesmo dia 20, o Maranhão se tornava o penúltimo estado do Brasil a registrar um caso confirmado de Covid-19. A Secretaria da Saúde buscou fazer o rastreamento desse primeiro caso, e imediatamente foram encontrados mais dois contaminados. Era simbólico – e doloroso – que a informação do bloqueio da compra dos respiradores por parte do Ministério da Saúde tenha vindo no mesmo dia do primeiro caso no estado. A tragédia mandava aviso. A quantidade de respiradores não seria suficiente. A solução mais urgente era tomar medidas que poderiam – ao menos – retardar o início da pandemia no Maranhão.

Um dia antes, Flávio Dino decretara situação de calamidade no Maranhão – o que facilitava a adoção de ações preventivas e de apoio aos municípios – e tomava a primeira decisão que iria gerar reações do Governo Federal. Ficava suspensa por quinze dias a circulação de ônibus interestaduais no Maranhão. O plano era implantar também barreiras sanitárias na rodoviária e no aeroporto de São Luís.

Ao mesmo tempo, o procurador-geral Rodrigo Maia Rocha ingressava com pedido de tutela cautelar – utilizada para assegurar o direito e prevenir dano – contra a Agência Nacional de Vigilância Sanitária (Anvisa) e contra a Empresa Brasileira de Infraestrutura Aeroportuária (Infraero), por não tomarem medidas emergenciais de triagem e verificação da saúde dos passageiros que desembarcaram nos aeroportos de São Luís e de Imperatriz, a segunda maior cidade do estado. Também era solicitado que a Agência Nacional de Aviação Civil (Anac) e a Infraero aumentassem os cuidados com a limpeza e desinfecção dos terminais. A Justiça Federal autorizou, então, que o governo maranhense instalasse as barreiras sanitárias – sugeridas pelos órgãos de saúde do estado, no mesmo padrão utilizado na Europa – nos aeroportos. Seria feita ainda uma verificação na lista de voos para se investigarem casos suspeitos quanto à origem dos passageiros, especialmente os que vinham de países com altos índices de contaminação. Mas a União contra-atacou.

Um dia depois, o Tribunal Regional Federal da 1ª Região derrubou as liminares do Maranhão e da Bahia, que adotara o mesmo procedimento. A decisão que prejudicava as medidas sanitárias nos aeroportos foi tomada durante o plantão da desembargadora Maria do Carmo Cardoso, que levou em conta uma nota da Anvisa contra a medida, estrategicamente publicada na mesma sexta-feira – 20 de março[50] – em que a barreira fora instalada no aeroporto de São Luís.

No terrível 20 de março em que tudo dera errado para o governo maranhense, houve outra coincidência que fazia pensar: Bolsonaro editaria um decreto e uma medida provisória que dariam ao Governo Federal a competência sobre serviços essenciais, o que incluía a circulação interestadual.[51] Pareciam ter sido feitos sob medida. Além do Maranhão, Rio de Janeiro e Paraná também tomaram medidas semelhantes. A discussão iria se prolongar e chegar às estradas. A Polícia Rodoviária Federal, subordinada ao ministro Sergio Moro, tomou as rodovias estaduais para garantir a circulação dos ônibus. A PM do estado manteve os bloqueios.

A Anvisa talvez estivesse sobrecarregada demais naquela semana. O presidente norte-americano Donald Trump classificara de "muito, muito animadores" os resultados preliminares dos testes com a droga Remdesivir, que ainda estava em experimento, e com a droga antimalária da qual desconhecia o nome exato: "Cloroquina ou hidroxicloroquina... algumas pessoas acrescentariam 'hidroxi'. Hidroxicloroquina. Portanto, cloroquina ou hidroxicloroquina. Bem, este é um medicamento comum para a malária".[52] O que ocorreria em seguida seria fácil de prever.

Mesmo sem saber que hidroxicloroquina não era o mesmo que cloroquina, norte-americanos e brasileiros correram para as farmácias, e os medicamentos desapareceram, forçando a Anvisa a limitar sua venda.

De Brasília, a única notícia que se aguardava era em que dia Bolsonaro trocaria o comando do Ministério da Saúde. Mandetta estava por um fio. Sobre a pandemia, a seriedade de um programa de auditório. Naquela noite, os brasileiros poderiam ver, no Programa do Ratinho, exibido pelo SBT, o presidente defender sua participação nos protestos do domingo anterior, 15 de março. Sobre ter apertado a mão dos participantes, explicou que "não resistiu à tentação".

Ainda em 20 de março, o dia que teve 36 horas no Maranhão, Simplício Araújo buscava outras soluções. Seria uma longa noite para o secretário. Por volta das 7 da noite, depois de tentar realizar dezenas de compras com vários fabricantes, Simplício recebeu seu penúltimo "não". Ainda faria mais uma tentativa. Às 8 da noite, desistiu. Tinha absoluta certeza. Não seria mais possível conseguir respiradores no Brasil. O ofício do Ministério da Saúde não falhou em nenhum lugar.

Nesse momento, Simplício Araújo recebeu uma mensagem de um grupo do WhatsApp formado por empresários brasileiros que moravam na China e por representantes de empresas exportadoras parceiras do estado do Maranhão. Teve um estalo. "É a China!", pensou.

Do outro lado do mundo, a manhã de sábado começava. Simplício relatou ao grupo a dramática situação de seu estado, explicou a ação devastadora do ofício e contou que precisava arrumar respiradores com urgência. Os indicadores calculados pela UFMA apontavam que, em um mês, o sistema de saúde do estado entraria em colapso, e não haveria como atender e tratar os pacientes com Covid-19.

O grupo de brasileiros imediatamente saiu à procura de ajuda. Eles passaram o dia apresentando ideias sobre como trazer ventiladores pulmonares para o Maranhão. Simplício Araújo, na madrugada brasileira, anotava cada sugestão. Os chineses também se engajaram na busca e garantiram que iriam realizar uma varredura pelo país.

Na terça-feira, 24 de março, após três dias de procura e um de negociação, em que foi preciso chamar a equipe da Secretaria da Saúde para aprovar o respirador oferecido por uma empresa chinesa, um acordo foi fechado. O Maranhão iria trazer 150 ventiladores pulmonares da China. Agora seria preciso dar início ao processo burocrático de compra, vencer a papelada e esperar os prazos de autorização até que o pagamento fosse realizado, através das várias doações que a classe empresarial maranhense havia oferecido.

Na verdade, não seria preciso esperar muito. Horas depois, uma empresa alemã, que não foi identificada pelo fabricante chinês, chegou com o dinheiro na mão, aumentou a oferta e comprou, de uma só vez, todo o estoque disponível, de 500 respiradores, incluindo os 150 com os quais o Maranhão chegara a sonhar. Mais uma vez, repetia-se a fórmula de colocar empresas para interceptar compras de governos, o que evitaria desgastes diplomáticos que poderiam constranger políticos como o ministro do Interior da Alemanha, Andreas Geisel, aquele mesmo que acusara os Estados Unidos de desviar equipamentos e que criara a expressão "pirataria moderna".

A procura era tão grande – provocada pela cruel guerra que tinha a China, a Europa e os Estados Unidos como protagonistas – que uma das regras mais comuns estabelecidas nas transações internacionais havia virado de cabeça pra baixo. Não valia mais o acordo, nem a reserva, nem o pedido e, muito menos, a palavra. Outras expressões ainda mais utópicas, como "razões humanitárias", poderiam provocar gargalhadas. Quem quisesse levar a mercadoria, deveria chegar primeiro, abanar notas de dólares e ainda aceitar que, em alguns casos, teria de esperar pela produção dos equipamentos.[53]

Ainda pensando em como fazer o pagamento com mais rapidez, Simplício já tinha certeza que a sua procura seria muito difícil. Mesmo assim, partiu para uma segunda tentativa, um novo processo que teria de percorrer desde o início. Novamente contou com a ajuda dos chineses e dos brasileiros, que foram rápidos e descobriram uma outra fábrica, cujos respiradores foram aprovados pela equipe de Saúde maranhense. Depois de muita negociação, com a empresa exigindo o pagamento adiantado de 50% do valor, foi feita a reserva de 120 respiradores, o número total de aparelhos disponíveis no estoque da fábrica até aquele momento. Agora era preciso fazer o dinheiro chegar até o outro lado do mundo. Não houve tempo e nem chance. Uma empresa dos Estados

Unidos – mais uma vez, não identificada pelo fabricante – chegou com muito mais dinheiro e encomendou 680 respiradores, pagando todo o valor de uma só vez. Com tamanha agilidade e poder de compra, foi fácil arredondar o pedido para 800, colocando na conta os 120 respiradores que iriam para o Maranhão. O esforço e a boa vontade dos parceiros brasileiros e chineses não seriam suficientes. Acostumados a fazer negociações rotineiras de compra e venda, eles ainda não haviam entendido a advertência de Macron.

Alarmada com a guerra por equipamentos que a atingira em cheio, um sentimento de impotência passou a dominar a cúpula do governo maranhense. Os cálculos feitos pelos técnicos apontavam que, se todas as exigências legais e burocráticas fossem cumpridas, o processo de compra levaria mais de três meses. Quando os respiradores chegassem ao Maranhão, o sistema de saúde local já estaria em agonia.

A saída provisória era continuar tomando medidas que dependessem apenas do estado – e torcer para que o Governo Federal não atrapalhasse. No dia 21 de março, no Palácio dos Leões, Flávio Dino anunciava o fechamento do comércio e de serviços não essenciais. Eram mantidos em funcionamento a coleta de lixo, os postos de combustível, a venda de medicamentos e alimentos, e as entregas, entre outras atividades. As prefeituras ficavam autorizadas a regular o funcionamento do comércio local conforme a evolução da doença em cada cidade. Em breve, o governo maranhense também conseguiria a autorização da Justiça Federal para isentar do pagamento do ICMS: o álcool gel, o álcool 70% e seus insumos, além das luvas médicas, máscaras médicas e do hipoclorito de sódio 5%, a água sanitária.

O ofício do Ministério da Saúde que atingiu em cheio o Maranhão chamou a atenção de outros estados. A repercussão do confisco – com efeito retroativo – chegou a João Doria, que prometia briga: "Havia surgido a notícia de que o Ministério da Saúde centralizaria e confiscaria dos fabricantes os respiradores, todos eles produzidos aqui em São Paulo, fora aqueles que são importados. Em São Paulo nós não vamos permitir que isso aconteça".

A divulgação pública do ofício do Ministério da Saúde provocou, ao menos, um efeito positivo. O secretário Simplício Araújo recebeu ainda mais manifestações de apoio das empresas que mantinham relações comerciais com o Maranhão.[54] Eram novas ofertas de ajuda e de doações financeiras. Uma corrente formada espontaneamente que poderia se tornar uma esperança possível.

Um março de derrotas enfileiradas terminava com o anúncio, no dia 29, da primeira morte por Covid-19 no estado. Um paciente de 49 anos, de São Luís, com um histórico médico de hipertensão.

Começava abril.

Abril desesperado, o mês que poderia ser o mais trágico da história do Maranhão.

E com abril, vinha a chuva. Arrasadora como nunca, provocando enchentes e destruindo estradas.

E com a água caindo forte, veio a informação de que a compra de respiradores realizada pelo Consórcio Nordeste ficara em Miami. Dos 600 aparelhos, cerca de 80 seriam destinados ao Maranhão.

Um revés após o outro.

Pela terceira vez o Maranhão sofria com uma sabotagem internacional, além do golpe interno do confisco via ofício. Era a constatação definitiva de que havia uma guerra e de que as relações tradicionais de compra e venda não existiam mais.

A essa altura, já eram dois desafios. Não bastava apenas encontrar e comprar os respiradores, era preciso descobrir como fazer o transporte sem sofrer interceptação.

Houve quem, no governo maranhense, se empolgasse com o anúncio do ministro Mandetta – o contrato de primeiro de abril – de que a União traria respiradores da China para o Brasil. O governador não mudava de opinião:

– Respirador do Governo Federal? Não sei, não... Se vier, ótimo, mas não vamos esperar. Não podemos contar com isso.

Seria melhor não contar. Uma semana depois, Mandetta anunciaria o cancelamento da negociação, sem revelar se a postagem ofensiva contra a China, feita por Abraham Weintraub, colaborou para seu fracasso ou não. No Brasil da política no zigue-zague, alguns caracteres em rede social poderiam colocar em risco milhares de vidas.

Experimentado pelo malogro que sofrera em suas duas primeiras tentativas, e observando o exemplo recente da fracassada negociação do Ministério da Saúde, Simplício Araújo passou a ter certeza de que a compra jamais se concretizaria se fosse feita com a assinatura do governo estadual e seus trâmites obrigatórios. Ele também entendeu que, naquele momento, não havia mais espaço para negociações normais. O lento, burocrático e detalhado processo a ser necessariamente digitado e carimbado acabaria em uma inevitável interceptação. O secretário já tinha a palavra dos empresários maranhenses de que haveria doações em dinheiro – calculava que o valor chegaria a cinco milhões de reais – para ajudar na compra dos respiradores. Percebeu, porém, que seria preciso mais do que contatos por WhatsApp. A abordagem e a negociação deveriam ser realizadas por especialistas em negociações internacionais. Lembrou-se de sua viagem à China, quando visitara os escritórios de várias empresas maranhenses. Em um desses encontros, conhecera a sede chinesa da gerência de compras do Grupo Mateus, que ficava na cidade de Shenzhen.

Simplício decidiu procurar Ilson Mateus, o presidente do Grupo Mateus, um colosso empresarial nas regiões Norte e Nordeste, com faturamento de R$ 9,9 bilhões, que tivera um lucro líquido de R$ 388 milhões em 2019 e que, em 2020, chegou à Bolsa de Valores com a oferta pública inicial de ações, a chamado IPO, captando 4,63 bilhões de reais, a segunda maior do ano. Também foi a melhor estreia da história da bolsa de uma empresa com origem na região Nordeste.[55]

O Grupo Mateus importava milhares de produtos da China para abastecer sua gigantesca rede de supermercados e, acreditava Simplício, poderia contribuir decisivamente com o esforço do governo maranhense. Apesar da imensa fortuna, Ilson Mateus preservava uma imagem discreta, mantendo a postura de quem, a partir de uma mercearia na cidade de Balsas, a quase 800 quilômetros de São Luís, iria montar um império e chegar à nona colocação na lista dos milionários brasileiros da revista Forbes.[56] Havia pouco tempo, o poderoso empresário trocara seu carro Gol por um modelo da mesma marca, porém mais moderno e com ar-condicionado.

Visivelmente preocupado, Simplício Araújo explicou a Ilson o cenário de colapso no sistema de saúde que poderia surgir e detalhou seu arriscado plano.

— Eu já juntei as empresas. Temos os recursos. Ninguém pagou ainda porque estão esperando que eu encontre uma fábrica. O problema é que, assim que encontro, a compra é sabotada por outros países. Então a minha ideia é construir uma ponte direta com a China, mas para isso eu preciso do apoio total de sua empresa. E, para escapar da lentidão da burocracia, vou pedir que as doações sejam feitas diretamente ao Grupo Mateus, sem passar pelo estado. Preciso muito de ti ao nosso lado.

Ilson Mateus deu a resposta que iria virar o jogo.

— Pode usar a minha empresa à vontade. Use a empresa no que for preciso.

A entrada do Grupo Mateus, que também mantinha um escritório em Londres, com suas credenciais de importadora habilitada a realizar negociações internacionais, poderia interromper a sequência de fracassos. Além disso, outra empresa com grande experiência em importação passaria automaticamente a participar do processo: a Intrading Global – parceira do Grupo Mateus –, uma assessoria de comércio internacional que atuava em todas as etapas de importação e exportação, especialista em encontrar fábricas de qualquer tipo de produto, que se tornaria fundamental para a realização do plano. Um necessário profissionalismo à operação seria acrescentado pela Intrading Global, que também tinha uma representação na China, e entraria na corrente sem cobrar nada por seus serviços.

Nesse mesmo dia, Simplício Araújo pediria, pela terceira vez, que os parceiros na China – agora com os sólidos reforços do Grupo Mateus e da Intrading Global – realizassem uma nova busca de uma empresa de confiança que pudesse entregar os respiradores o mais rápido possível.

Enquanto se iniciava uma terceira tentativa, Simplício Araújo, com o "sim" de Ilson Mateus, participou de uma reunião para mostrar ao grupo de monitoramento do governo maranhense o seu plano.

Foi fácil. Quanto mais ele falava, mais se prolongava o silêncio de quem ouvia a explicação.

Simplício revelou que os funcionários do Grupo Mateus e da Intrading Global na China, apoiados pelos empresários brasileiros do seu grupo de WhatsApp e os parceiros chineses, encontrariam uma fábrica com respiradores disponíveis para produção e venda. Depois da análise e da aprovação dos equipamentos pela equipe da Secretaria de Saúde, ele daria o sinal para que as empresas fizessem doações diretamente ao Grupo Mateus, que se apresentaria, com toda a documentação preenchida, à Receita, – imitava-se o modelo de importação adotado pelos países europeus e norte-americanos, mas não para desviar e, sim, para comprar equipamentos.

Após o pagamento, alguns dos empresários brasileiros, os funcionários da Intrading Global e a gerente do Grupo Mateus na China, Wu Yang Hong, cujo apelido ocidental era Sandy, se deslocariam até a cidade onde a fábrica estava sediada para supervisionar a produção, algo considerado normal naquele país. Eles acompanhariam e vigiariam o processo. Sandy avisaria aos brasileiros quando houvesse máquinas prontas. Com a ajuda da Intrading Global, retirariam periodicamente os respiradores da fábrica – para mantê-los longe de qualquer possibilidade de interceptação europeia ou norte-americana – e os armazenariam em vários depósitos. Assim que se formasse um lote grande – estimavam um número de cem respiradores –, outros caminhões, providenciados pelo agente de carga responsável pelo transporte aéreo para o Maranhão – que ainda não se sabia quem seria – retirariam os respiradores desses galpões e os levariam ao aeroporto, onde o indefinido agente acompanharia o embarque, garantindo uma escala segura – em um voo que ainda não estava contratado –, enquanto a Intrading Global cuidaria da documentação de entrada no Brasil. Tudo isso feito em três idiomas: mandarim, inglês e português; e em sigilo, porque havia um temor por parte das empresas e até um medo de uma retaliação internacional; somando-se a isso uma diferença de onze horas no fuso-horário.

Ninguém fez muitos questionamentos a Simplício Araújo. Não havia quem, naquela sala, logo após ouvi-lo, acreditasse que o plano do secretário pudesse dar certo.

Flávio Dino olhou para Simplício Araújo e disse tudo o que poderia ser dito:

– Faz.

Disse. Mas Flávio Dino não acreditava que, em meio a uma guerra de potências, o Maranhão conseguisse trazer, da China, sem custo, o equipamento mais disputado do planeta. Ele acabara de criar um altar improvisado, em uma pequena mesa de seu gabinete, com imagens, entre outras, de Nossa Senhora Aparecida, Nossa Senhora de Fátima, e "muitos" São Francisco, seu santo de devoção, além de declarar-se um profundo admirador do papa de mesmo nome. O governador explicava que cada uma das imagens tinha uma história particular e que elas também estavam participando do combate ao novo coronavírus no Maranhão.

Mas o fã do papa Francisco não estava crendo em tamanho milagre. Confiava em seu secretário, mas o que ele propunha – arrumar o dinheiro, pegar os equipamentos na fábrica na China, colocar no avião, fazer uma escala segura, embarcar o material em outro avião... – era cinematográfico demais para dar certo. Para aumentar ainda mais o imponderável da situação, a ideia que ficaria era de um governador do partido comunista comprando de um país comunista, quando, na verdade, um dos maiores grupos empresariais do Maranhão se unira a outras empresas privadas para comprar de fábricas na China.

Assim, madrugadas adentro, seriam realizadas várias reuniões por teleconferência com os brasileiros na China. A cada novo fabricante encontrado, a cada nova possibilidade de negócio, eram enviados links e folhetos impressos para que a equipe da Secretaria da Saúde analisasse a qualidade e a confiabilidade dos respiradores. A guerra continuava selvagem. Nas poucas horas em que se discutia sobre a aprovação ou não dos equipamentos, muitas possíveis compras eram canceladas. Mais reuniões. As teleconferências pelo aplicativo Zoom se seguiram entre o final de março e o início de abril. Eram feitas no período da madrugada, com um grande atraso no áudio, o conhecido *delay*, o que aumentava ainda mais a tensão. Em São Luís; Simplício Araújo, Carlos Lula, Diego Galdino, Marcos Grande, Carlos Vinícius, secretário-adjunto da Assistência à Saúde, e Rodrigo Lopes, assessor especial da Secretaria da Saúde, conversavam em inglês com Sandy, que traduzia as perguntas para os responsáveis pelas fábricas chinesas, que, na maioria das vezes, falavam apenas mandarim.

Ao mesmo tempo, tentava-se sanar todas as dúvidas sobre os equipamentos no ato, com ligações para os profissionais de saúde e médicos que começavam por volta da 1 da manhã. Eram eles que examinavam as ofertas de respiradores que havia, uma pesquisa desgastante, de alta responsabilidade, que não poderia durar muito tempo e não permitia erro. As condições pioravam porque os funcionários que estavam na China eram especialistas em comércio exterior, e não tinham conhecimento técnico algum sobre equipamentos médicos.

Com o Grupo Mateus e a Intrading Global participando da procura, o número de fábricas a serem analisadas aumentou rapidamente. Mas havia, dentre muitas, uma questão fundamental a ser resolvida. Quase nenhuma delas oferecia ventiladores pulmonares estacionários. O respirador estacionário, também chamado de "beira-leito", era aquele que ficava fixo, "estacionado" ao lado da cama do paciente. O outro tipo de respirador, de "transporte" ou de "emergência", era aquele utilizado em procedimentos de transferência e de locomoção do paciente para uma unidade hospitalar.

Em uma dessas reuniões, o chefe de departamento de atenção multidisciplinar do estado, Rodrigo Araújo, que participara do movimento que conseguiu reaproveitar mais de 50 respiradores e era um especialista nesse equipamento, sugeriu uma outra opção:

— Gente, se é para acontecer aqui o que está acontecendo na Itália ou na Inglaterra, que tem um dos melhores sistemas de saúde do mundo, a gente devia trazer ventiladores de emergência.

Seu raciocínio obedecia a pontos fundamentais para o sucesso da operação. A disponibilidade, o peso e o tamanho do equipamento. Rodrigo conhecia bem a rede estadual e achava que os respiradores de emergência atenderiam ao aumento de internações. Era a proposta mais viável. Em suas explicações, Rodrigo inauguraria um estilo que se tornaria recorrente entre todos os que participavam do plano; comparar os tipos de respirador com marcas de automóvel.

— Não adianta a gente tentar trazer uma Ferrari, que todos querem, se um Gol, disponível, faz o mesmo efeito. Além disso, o ventilador de emergência, na caixa, não chega a pesar cinco quilos.

Rodrigo tocava em outro tópico delicado do plano. Ainda não se sabia como seria feito o transporte da China para São Luís, e havia a preocupação com o peso do equipamento, que poderia encarecer o frete e inviabilizar o transporte.

Reuniões e reuniões. Três, quatro, cinco em apenas um dia. O tema era um só. E em uma delas estavam presentes o médico Rodrigo Lopes, o secretário Simplício Araújo e Rodrigo Araújo. Nomes e sobrenomes que se repetiam, geravam confusão e até um raro momento de descontração, quando se imaginou um inexistente parentesco entre o secretário e Rodrigo. Foi Marcos Grande quem resolveu o problema dos nomes. A agitação e a rapidez com que Rodrigo Araújo falava e apresentava sugestões lhe valeram um apelido que pegou: "Ligeirinho".

Apesar das várias ideias que propôs e de assumir alguns riscos em seus pedidos, "Ligeirinho" compartilhava o pessimismo de todos, inclusive o do governador Flávio Dino. O desespero de Rodrigo Araújo era grande. Baseado nas reportagens que lera sobre a Itália, cujo sistema de saúde chegara a colocar dois pacientes em um só respirador, ele já estudava essa possibilidade e pensava em sugerir que se fizesse o mesmo na rede estadual. Um procedimento altamente arriscado, que só poderia ser realizado depois de se aplicar um bloqueio neuromuscular nos dois pacientes, que deveriam receber anestesia geral, permanecendo completamente sedados durante todo o período em que estivessem usando o aparelho.

Dessa terrível alternativa vinha sua imediata aflição – que lhe deu um apelido de que gostara – para que se trouxesse qualquer tipo de respirador. Assustado com a disputa entre as potências, ele era mais um que não acreditava no plano de Simplício Araújo, mas seguia buscando soluções conforme chegavam novas orientações e notícias. E a preocupação com o espaço e o peso da carga era enorme. Ele defendia a ideia de que, no mesmo espaço ocupado por um ventilador pulmonar estacionário, poderiam ser trazidos três respiradores de emergência. Como a necessidade prioritária era aumentar a quantidade, essa opção justificava sua escolha. Na sua cabeça, a conta era essa.

O que "Ligeirinho" não sabia era que sua proposta era a única possível de ser realizada. Nem com toda a frota aérea do planeta, o

Maranhão conseguiria trazer respiradores de última geração, fabricados pelos Estados Unidos e por países europeus que criaram leis para impedir que esses equipamentos fossem vendidos para outras nações, enquanto os ventiladores pulmonares estacionários produzidos por fabricantes chineses já estavam reservados e bem pagos. Assim, para o Maranhão, juntava-se a oportunidade de compra de um aparelho – ainda – não tão desejado com a vantagem do preço – ainda – não tão alto quanto os inflacionados modelos europeus.

Comprar respiradores de emergência que seriam usados como estacionários. Carlos Lula aceitou a proposta e tomou a decisão de levar a ideia para o governador, que respondeu com uma pergunta:

– Dá pra usar?

– Dá.

– Então vamos usar.

A nova orientação de compra facilitou a procura. Pouco depois, encontrou-se a fábrica Jiujiuxin Medical Technology, que ficava em Taizhou, na província de Jiangsu, e possuía a necessária certificação internacional para exportação. Após mais uma análise – e aprovação – da equipe de saúde, o negócio foi fechado. Pagamento feito, havia cerca de 60 respiradores de emergência prontos e 120 em produção. Era preciso aguardar pela fabricação do restante. Um risco. O plano foi colocado em prática. E começou a dar certo. Sandy e a equipe da Intrading Global, com a ajuda do grupo de brasileiros, foram para Taizhou. À medida que os respiradores eram liberados, eles faziam a retirada da fábrica e guardavam o equipamento em depósitos alugados.

A Jiujiuxin tinha também em estoque sete respiradores analógicos estacionários destinados à ala pediátrica, mas que chegavam a suportar um adulto com até 60 quilos. Carlos Lula consultou sua equipe sobre a compra desses sete aparelhos que contavam com uma vantagem. Eram feitos para situações extremas – guerras ou tragédias naturais – e não precisavam de rede canalizada de oxigênio, pois tinham o próprio compressor, que gerava o fluxo de ar. Como havia apenas sete respiradores desse modelo, o peso e o tamanho não influenciariam tanto no transporte. Seguindo o pensamento já abraçado por todos, de que deveriam trazer o que estivesse disponível, o secretário decidiu pedir que esses sete também entrassem no total.

A fabricante chinesa se comprometia assim a entregar 180 respiradores portáteis, usados em emergência, modelo JIXI-H-100C, no valor unitário de 4.300 dólares, e outros sete estacionários, modelo SC-Y200, no valor unitário de 8.300 dólares.

Assim, o plano de Simplício Araújo ganhava mais uma etapa. E mais um desafio. O valor arrecadado, cerca de 5 milhões de reais, era maior do que o total que seria gasto com os respiradores. Decidiu-se então que seriam compradas máscaras cirúrgicas. Mais uma vez, a equipe na China agiu rapidamente e descobriu que a empresa Suncare Medical Products tinha 200 mil unidades disponíveis para venda. A Suncare ficava em Foshan, a mais de 1.500 quilômetros de Taizhou, onde estavam sendo fabricados os respiradores. Porém, dessa vez, a localização da fábrica ajudaria o Maranhão. Foshan ficava a uma distância de apenas 60 quilômetros do aeroporto internacional de Guangzhou. Uma rota salvadora e providencial começava a surgir.

Ao mesmo tempo em que o Maranhão agia em segredo para evitar uma catástrofe, o planeta continuava a contagem.

Dois de abril. Um milhão de infectados pelo novo coronavírus em todo o mundo.

A parte final do plano, como os respiradores seriam transportados, continuava sem resposta. A edição de *O Globo* de 3 de abril ajudaria o Maranhão a descartar completamente a tentativa de um contato com o Ministério das Relações Exteriores, apesar de o Itamaraty estar fretando voos internacionais para repatriar brasileiros que não conseguiam voltar para casa. Quando se tocava, porém, na desumana competição mundial por EPIs e respiradores, o ministro Ernesto Araújo não se importava em demonstrar uma inacreditável inocência – ou um soberbo desconhecimento – sobre o que se passara no mundo depois que o presidente Trump aceitou a existência de uma pandemia no planeta. No auge da guerra dos respiradores, Araújo concedeu uma entrevista à jornalista

Eliane Oliveira, que perguntou se ele não estava preocupado com a pequena disponibilidade mundial de máquinas e equipamentos de enfrentamento do novo coronavírus, o que acirrava a disputa comercial e tornava Estados Unidos e Brasil concorrentes.

O ministro, contudo, acreditava na bondade de Trump. A resposta de Ernesto Araújo poderia parar nos álbuns de contos de fada: "Existe certamente uma demanda imensa por certos tipos de material, como se sabe. Existe também, conforme o Ministro Mandetta [...] observou, uma grande concentração da produção na China. Parece que todos os países, de certa forma, estão concorrendo, mas acredito que a relação de cooperação com os EUA, assim como também com outros grandes parceiros, prevalecerá sobre uma eventual situação de concorrência".

A outra resposta comprovou que estar informado sobre as ações contra a Covid-19 também não era sua prioridade:

"Na declaração dos ministérios de comércio do G-20 (bloco que reúne as vinte economias mais ricas do mundo, incluindo o Brasil) foi destacado como princípio a rejeição a lucros e preços abusivos de produtos para combater o coronavírus. Poderia citar algum exemplo?"

– Não teria um exemplo concreto, mas em situação de enorme demanda e escassez de certos itens, é importante estar atento para esse risco de preços abusivos, e quando o G-20 sinaliza que está atento para isso, abre-se a possibilidade de que os países membros cooperem, se identificarem que existe esse tipo de situação.

Sem nada além de relatos de que o plano para trazer respiradores para o Maranhão corria bem, Flávio Dino prosseguia tomando todas as atitudes que podia para enfrentar a pandemia de Covid-19, mesmo sabendo que muitas delas provocariam uma infalível reação de Brasília. Às vésperas do feriado de Páscoa, com a possibilidade de aumento na circulação de pessoas entre a Ilha de São Luís e o continente, o governador editou um decreto que restringia o transporte intermunicipal de passageiros – de qualquer tipo. A decisão valia da manhã do dia 8 até a noite do dia 13 de abril. Como o foco da contaminação estava na ilha, o objetivo era evitar que o vírus se propagasse pelo estado. Dino também alertou os prefeitos para que adotassem medidas preventivas em suas cidades, principalmente durante a Semana Santa.

As discussões e provocações de Bolsonaro pelo Twitter tornavam-se comuns. Mas o debate da moda, o uso da cloroquina, passava longe de qualquer discussão no Maranhão. O medicamento adorado pelos presidentes dos Estados Unidos e do Brasil, que vinha gerando polêmica no tratamento da Covid-19 sem alcançar consenso na comunidade científica, era tratado no Maranhão como deveria ser. Um medicamento, como a Nota Informativa No 6/2020-Daf/Sctie do Ministério da Saúde orientava. Às mesmas perguntas que surgiam de tempos em tempos, o governador dava uma só explicação: que o remédio integrava "os protocolos de cuidado dos pacientes de coronavírus no Maranhão", e que só seria receitado por decisão médica: "Há um falso debate sobre cloroquina. Temos sublinhado que esse não é um debate político, essa é uma questão técnica. O que não se pode e nós não fazemos é estimular a automedicação, a medicação irresponsável. Não é uma autoridade política que define um tratamento, e sim um médico que tem a formação profissional para isso".[57]

Político governava. Médico receitava remédio.

A justificativa de Flávio Dino poderia encontrar paralelo com o que se via com o desequilíbrio das ações entre os Três Poderes. Com a omissão – ou confusão – do Executivo, apelar ao Judiciário tornava-se um caminho quase obrigatório.

No dia 8, o ministro do STF, Alexandre de Moraes, determinava que estados e municípios possuíam autonomia de decisão sobre o isolamento social, garantindo aos governos estaduais, municipais e distrital a competência para a adoção ou a manutenção de medidas restritivas durante a pandemia, tais como a imposição de distanciamento, suspensão de aulas, restrições de comércio, atividades culturais, circulação de pessoas, entre outras. A decisão do ministro foi tomada depois de uma ação proposta pelo Conselho Federal da Ordem dos Advogados do Brasil (OAB) contra atos omissivos e comissivos do Executivo federal, praticados durante a crise da pandemia.

O Governo Federal, segundo Moraes, não teria poder de afastar "unilateralmente" as decisões dos Executivos locais sobre medidas de restrição de circulação. "Em momentos de crise, o fortalecimento da união e a ampliação de cooperação entre os três poderes, no âmbito de todos os entes federativos, são instrumentos essenciais e imprescindíveis a serem utilizados pelas diversas lideranças em defesa do interesse público"[58] – era a lembrança do ministro Moraes a Bolsonaro. Era só um dos primeiros avisos sobre o mesmo tema muito bem amparado pela Constituição. A gestão tripartite da Saúde. O presidente iria receber esse recado várias vezes. Esse entendimento do STF poderia significar uma pequena vitória para os estados. Mas pareceres e ordens, leis e ações seguiriam atropelando-se em um país em que o presidente fazia pronunciamentos ao som de panelas.

Bolsonaro continuava defendendo o uso de cloroquina, garantindo que sempre colocou a vida em primeiro lugar; e prosseguia com os ataques a governadores e prefeitos. Mais uma vez, enquadrou Mandetta, afirmando, em uma reunião, que todos os ministros "devem estar sintonizados" com ele. Os desmandos entre ministério e presidência e a falta de coordenação criavam desencontros administrativos. Multiplicavam-se os casos de medidas judiciais e decisões da Justiça que alteravam drasticamente o planejamento de hospitais, laboratórios e fabricantes de equipamentos médicos; enquanto as secretarias estaduais de saúde corriam desesperadamente para comprar – ou até alugar – respiradores.

Era por esse país que Bolsonaro flanava. Seu histórico de mandos, desmandos, bravatas e recuos poderia funcionar no campo ideológico ou enquanto se falava de queimadas e derrubadas de florestas, quando a morte vinha bem mais devagar. Agora não. Mas parecia não se importar. Questionado, na entrada do Palácio da Alvorada, na tarde de 20 de abril, sobre as 300 mortes nas últimas 24 horas divulgadas naquele dia (mais tarde, o Ministério da Saúde, que divulgara esse número, corrigiria o total para 113), respondeu: "Ô, cara, quem fala de... Eu não sou coveiro, tá certo?". O repórter tentou insistir na pergunta. Bolsonaro repetiu: "Não sou coveiro, tá?".

Entre gritos a favor e contra, o que se via de realidade nas TVs, sites e jornais era assustador. Não seria mais necessário olhar para a Europa para ficar aterrorizado. Em Guayaquil, no Equador, a derrocada dos hospitais e do serviço funerário, somada ao medo da população, levou moradores da segunda cidade do país a largarem corpos de parentes nas ruas. Quem não conseguia tomar essa atitude drástica, tinha de esperar até cinco dias para que o corpo fosse retirado das casas.

Bem mais perto ainda dos governadores brasileiros, o Hospital Delphina Aziz, em Manaus, no dia 10 de abril, atingia a capacidade máxima de atendimento. Um total de 60 pacientes aguardava uma vaga na UTI. No dia 4, o prefeito Arthur Virgílio Neto, do PSDB, avisara em sua conta no Twitter: "O Hospital principal, que é o Delphina Aziz, está absolutamente lotado de pessoas que não estão encontrando solução ali". Era a primeira vez que uma unidade de referência para tratamento de pacientes com Covid-19 entrava em colapso no Brasil. O que restou ao governo amazonense foi providenciar dois contêineres e colocá-los atrás do hospital para conservar os corpos.[59] A medida também foi tomada no Hospital e Pronto Socorro João Lúcio, na Zona Leste de Manaus. Em entrevista à *Folha de S.Paulo* no dia 21, Virgílio emocionou-se e chegou a chorar ao defender os coveiros e criticar a declaração do presidente: "Queria dizer para ele que tenho muitos coveiros adoecidos. Alguns em estado grave. Tenho muito respeito pelos coveiros. Não sei se ele serviria para ser coveiro. Talvez não servisse. Tomara que ele assuma as funções de verdadeiro presidente da República. Uma delas é respeitar os coveiros".[60]

Uma semana depois, no dia 27 de abril, o tétrico recurso se repetiria, dessa vez no Rio de Janeiro. Um contêiner frigorífico seria instalado no Hospital Evandro Freire, na Ilha do Governador, para guardar os corpos das vítimas de Covid-19. No dia seguinte, das trinta UPAs administradas pelo estado ou pela prefeitura do Rio, 25 teriam as salas para pacientes graves lotadas.[61]

O Brasil registrava 6.329 mortes causadas pelo novo coronavírus e 91.589 casos confirmados no primeiro dia de maio. Em entrevista à CNN Brasil, com a situação ainda mais trágica em Manaus, o prefeito Arthur Virgílio Neto voltou a atacar Bolsonaro por suas atitudes e seus passeios por Brasília, que, segundo ele, desmobilizariam e confundiriam a população. Fez apelos ao presidente e voltou a chorar várias vezes: "Presidente Bolsonaro, fique em casa. Se mantenha na sua casa. Faça o que o bom senso manda, salve a vida de muitos compatriotas seus [...] Pense nos seus eleitores. Foram 57 milhões de eleitores que acreditaram no seu comando, que lhe entregaram um leme, que lhe disseram para tocar esse país, que lhe disseram para ser sensato e comandar esse país... comandar esse país levando o país para um porto seguro e não para esse buraco que deixa as pessoas angustiadas, esgotadas. Precisa ser uma pessoa muito cínica, uma pessoa muito insensata para não sentir isso profundamente, no fundo de seu coração".[62]

Os números aumentavam de forma apavorante. A pandemia passava a exigir uma centralização de comando. Ou, ao menos, um comando. A reação aumentava também no campo político. Àquela altura, já eram onze as entidades da área médica que pediram a intervenção do STF e do Conselho Nacional de Justiça (CNJ) para que houvesse regras e delimitação sobre os confiscos.[63]

O Brasil ultrapassava a marca de mil mortos pela Covid-19. A Human Rights Watch, ONG internacional de direitos humanos, divulgava um relatório no qual alertava: "Bolsonaro tem sabotado os esforços dos governadores e do seu próprio Ministério da Saúde para conter a disseminação da Covid-19, colocando em risco a vida e a saúde dos brasileiros". O documento afirmava também que o presidente agia "de forma irresponsável, disseminando informações equivocadas sobre a pandemia".[64]

A boa notícia era a conversão de um arrependido. O primeiro-ministro britânico, Boris Johnson, que chegara a ser internado na UTI, teve alta no dia 12. Ele mudava radicalmente de opinião sobre o novo coronavírus, testemunhando que devia a vida ao sistema público de saúde.

— E como vai trazer?

Simplício Araújo não respondeu a essa pergunta de Flávio Dino. Pouco antes, o secretário revelara que estava com muito medo. Depois de conseguir os respiradores e as máscaras, havia o risco – muito provável – de perder todo o equipamento durante uma parada para reabastecimento em algum aeroporto no trajeto entre a China e o Brasil.

O governador ouvia diariamente os relatórios sobre a operação desde que a fábrica fora encontrada e iniciara a entrega de respiradores, mas não se empolgava. Com a compra acertada e com Sandy e os empresários brasileiros vigiando a produção e escondendo os respiradores, ainda seria necessária a complementação do plano. E solucionar um assustador desafio: como transportar o equipamento. Muito mais que contratar um voo, seria preciso montar uma operação que não permitisse que a carga fosse interceptada.

A primeira ideia que surgiu era tão ousada e tão absurda, que não foi descartada imediatamente e mereceu até uma consulta. Trazer a mercadoria pela Fedex, a empresa norte-americana de transporte e remessa de carga e correspondência. A empresa chegou a ser ouvida, mas a proposta caiu logo em seguida, pois havia o evidente risco de a carga ser desviada em uma parada nos Estados Unidos. Mesmo com a transportadora garantindo a entrega, o que acontecera ao Consórcio Nordeste ainda servia como uma lição que não permitia vacilos.

Partiu do Governador uma surpreendente sugestão:

– Vamos atrás do Governo Federal, para ver se eles podem ajudar com um avião da FAB.

A possibilidade de que o governo maranhense fizesse um pedido de ajuda à União nunca chegara a ser totalmente descartada. Ao determinar que seus secretários procurassem o Governo Federal para sondar sobre um possível transporte aéreo, Flávio Dino imaginava que um avião da Força Aérea Brasileira iria impor respeito, além de que, pensava, não poderia ser possível que houvesse um confisco de uma carga transportada por uma aeronave oficial do Brasil. O voo ganharia respaldo diplomático, reduzindo a chance de que a carga fosse desviada na escala técnica, que – até então – poderia ser realizada em qualquer lugar do globo.

O secretário da representação do governo do Maranhão em Brasília, Ricardo Cappelli, recebeu a arriscada orientação. Uma parte do plano secreto seria exposta. O secretário telefonou para a líder do PCdoB na Câmara, Perpétua Almeida, e solicitou ajuda. Assim que a deputada desligou seu celular, o deputado Eduardo Bolsonaro, presidente da Comissão de Relações Exteriores e Defesa Nacional da Câmara (CREDN), estava a poucos metros dela. Perpétua decidiu explicar a situação para o filho do presidente, porém disse apenas que o Maranhão estava com dificuldade para trazer equipamentos para o Brasil. Ela também comentou sobre os vários confiscos que estavam ocorrendo pelo mundo. Perpétua pediu que Eduardo indicasse quem poderia ajudar. Eduardo fez uns telefonemas na frente dela, falando com pessoas que, ainda naquele dia, entrariam em contato com a deputada, que repassaria os nomes e telefones para Cappelli. A instrução que ele ouviu de todos eles era que procurasse a Casa Civil.

O secretário Cappelli não teve muito sucesso. Na Casa Civil, recebeu a esperada resposta. O Governo Federal não poderia ajudar. Insistiu. Perguntou se havia alguma operação do Governo Federal em andamento na região para que o Maranhão pudesse pegar carona. Novamente ouviu um "não", mas acabou recebendo uma sugestão interessante. Procurar a Emirates, uma companhia aérea que, segundo as informações da Casa Civil, faria o transporte com segurança.

Cappelli chegou a entrar em contato e fazer uma cotação com a Emirates, mas o preço cobrado – por volta de meio milhão de dólares – estourava qualquer orçamento de doações. O valor era alto porque teriam de fretar um Boeing para trazer uma carga que ocuparia menos de um terço do espaço disponível. Os próprios funcionários da Emirates sugeriam que ele procurasse mais estados. O governo maranhense chegou a oferecer o voo para outros governadores, que "rachariam" a conta, mas o problema era que não havia onde e nem o quê comprar.

As negativas da Casa Civil acabaram por aumentar ainda mais o desespero. E um quase arrependimento surgiu. Além de não receber ajuda, o governo maranhense revelara que havia uma possível negociação do estado em andamento. A sugestão de contratar a Emirates, porém, acabou inspirando o surgimento de uma nova opção. Se o acordo com a Emirates fosse fechado, a parada para reabastecimento do avião seria feita em Dubai, onde fica a sede da companhia, nos Emirados Árabes Unidos. Seguiu-se uma longa conversa sobre como poderiam trazer os respiradores. A parada em Dubai, que fazia surgir uma esperança, continuava ecoando na busca por uma rota alternativa que escapasse da Europa. Flávio Dino incentivava a ideia, perguntando:

– Vem cá, não tem como a gente trazer isso sem passar pela Europa ou pelos Estados Unidos? O que a gente pode fazer?

Simplício fez uma nova sugestão, que, sem que ele soubesse, iria juntar ações que corriam com a mesma intenção, mas estavam longe de se encontrar.

– Olha, Governador, pode ser que exista uma rota. Mas nós vamos precisar de um avião cargueiro fretado, que faça um voo especial. E quem faz isso aqui, no Maranhão, é a Vale.

Flávio Dino, então, iria à Vale.

O Maranhão é um ponto estratégico essencial para as operações de mineração no Brasil. Toda a produção de minério realizada no sudeste do Pará passa pelos 892 quilômetros da Estrada de Ferro Carajás, que liga a maior mina de minério de ferro a céu aberto do mundo, em Carajás, ao Porto de Ponta da Madeira, o maior em movimentação de carga do país, situado em São Luís. De lá, um porto com capacidade de carregamento de 16 mil toneladas por hora, que chega a receber cinco navios ao mesmo tempo, o minério é embarcado e segue para os países consumidores de minério de ferro. A China é o maior parceiro comercial da Vale.

O pedido de Flávio Dino foi atendido. A Vale iria fretar um avião para transportar os respiradores. A mineradora já colaborara com outras ações contra a pandemia e pretendia continuar oferecendo apoio aos estados brasileiros que precisassem de ajuda. O próprio Ministério da Saúde recebera da Vale uma doação de EPIs e de 10 milhões de kits de testes rápidos para Covid-19.[65]

Ao obter da Vale a garantia financeira do transporte aéreo dos respiradores, e com uma grande quantidade do equipamento destinado ao Maranhão já fora da fábrica, bem escondida em depósitos, sem correr o risco de entrar no "quem dá mais?", uma parte da equipe do governo maranhense sentiu, pela primeira vez, que haveria uma chance de a operação dar certo.

Porém ainda restava solucionar o encaixe de mais uma peça no trajeto. Como o voo oferecido pela Vale faria o transporte até o aeroporto de Cumbica, faltava contratar a companhia aérea que trouxesse os respiradores de São Paulo para São Luís. Aparentemente, esse era um obstáculo fácil de transpor, que poderia ser solucionado com a contratação de uma companhia aérea nacional. Porém, essa etapa provocava uma forte tensão porque havia a possibilidade de a Receita Federal, em São Paulo, fazer uma vistoria na carga e até apreender ou confiscar a mercadoria, mesmo sem amparo legal.

O governo maranhense continuava buscando qualquer saída que dependesse apenas de seus esforços.

Aderiu a uma segunda tentativa de compra do Consórcio Nordeste.

Aguardava o julgamento da ação no Supremo para desbloquear o equipamento comprado da Intermed/Vyaire em São Paulo.

E sonhava com a chegada dos respiradores fabricados na China.

Não haveria condição de recuar. No cenário nacional, os brasileiros viam uma sucessão de opiniões, números, postagens e informes que mudavam a cada dia, dependendo de quem falasse.

Era uma aposta muita alta. Flávio Dino temia que, se a operação vazasse, e, principalmente, se desse errado, apesar de o Maranhão não ter gasto nenhum recurso público, o barulho gerado seria bem maior do que qualquer explicação. O estrago provocado por um fracasso na operação seria irreversível. A gritaria alcançaria um volume tão alto que nada mais poderia ser dito. Até que a detalhada verdade surgisse, a máquina de gerar teorias delirantes, que partia das redes sociais dos apoiadores do presidente, já teria feito seu arrasamento contumaz.

Mas esse estava longe de ser o temor mais assombroso.

Mais alguns dias e não haveria respiradores para atender aos casos de infectados pelo novo coronavírus no estado. Seria uma tragédia. A rede pública do Maranhão chegaria ao limite. Restaria apenas acompanhar, dia a dia, médicos precisando escolher qual dos pacientes receberia tratamento.

Faltava encontrar uma companhia aérea internacional, vencer mil quilômetros de estrada que separavam Taizhou de Guangzhou, impedir ofertas de última hora em um aeroporto chinês, embarcar a carga, reabastecer em um país à prova de interceptações, ser mais rápido que a Europa, vencer as alfândegas, contratar um voo nacional, passar pela Receita Federal, pela Anvisa, pela Infraero e pelo Ministério da Saúde.

Depois das negociações frustradas pelo Governo Federal, pelos Estados Unidos, pela Alemanha, das promessas do Ministério da Saúde e da compra planejada pelo Consórcio Nordeste que fora sabotada, agora restava esperar que a última parte do plano fosse executada com sucesso.

Não haveria mais onde tentar uma saída. O alívio ou o desespero.

Não existiam mais plano C, nem B, nem A. Era o único plano.

As projeções e os indicadores da UFMA apontavam que o pior momento da pandemia do novo coronavírus no Maranhão aconteceria no início do mês de maio. Aquele era o momento decisivo.

Assim, ou os respiradores viriam para enfrentar a morte, oferecendo uma chance para a esperança, ou a morte chegaria sozinha. E venceria.

# CAPÍTULO 5

CONFISCO, retenção de cargas, acusações pouco diplomáticas, desvio de equipamentos, leilões de vidas, notas de dólares voando sobre os aeroportos chineses, leis de guerra que renasciam nos Estados Unidos e trocas de acusação na Europa, onde era preciso vigiar atentamente as traições de seu vizinho. Para o futuro, além do mercado da morte, das omissões, dos discursos patéticos e das negações, a pandemia de Covid-19 também vai deixar uma memória carregada de vergonha.

Uma nação com uma história milenar, porém, mantinha viva sua tradição de liderança, parceria e comprometimento com as causas de seu continente.

A Etiópia. A exceção.

No país africano que faz questão de exibir com orgulho o conceito de identidade nacional ostentado por seu povo e suas memórias, existe um provérbio forte, quase cruel: "É preferível perder um filho a não honrar a palavra". Esse ditado reflete os valores, a cultura e os sentimentos de uma sociedade que busca acreditar na fraternidade entre países. A Etiópia, uma nação africana que nunca foi colonizada – uma questão histórica que enche de orgulho seu povo extremamente religioso – e uma das maiores colaboradoras da ONU, mantendo forças de paz pelo mundo, com ações como o combate ao terrorismo, a participação no processo de transição na Somália e a mediação para o fim da crise no Sudão do Sul. Reflexo dessa política de solidariedade e integração, a capital Adis Abeba – que significa "nova flor" em amárico, o idioma oficial do país – é a sede da União Africana (UA) e da Comissão Econômica das Nações Unidas para a África (UNECA), o que dava à cidade o título de "capital política da África". Em 2015, Adis Abeba era considerada o quarto *hub* diplomático mundial, atrás de Nova York, Genebra e Viena.[66]

Situada na região chamada de "chifre da África", o país era muito mais que um ponto geográfico estratégico. Uma nação forjada em laços milenares do Judaísmo, do Islamismo e, principalmente, do Cristianismo, religiões que influenciaram também sua cultura e história. Era o reino cristão na África, a Abissínia – ou o Império Etíope –, que fascinou gerações por séculos com seus ritos, lendas, costumes e homens. Um deles foi o rei Haile Selassie, batizado como Tafari Makonnen, o Rás ("cabeça", originalmente, em amárico) Tafari, um dos maiores líderes da África no século XX. Ao assumir a coroa em 1930, depois de 14 anos como regente, Selassie tornou-se o 225º imperador da dinastia, que, segundo a tradição, seria a mesma do Rei Salomão e da Rainha de Sabá. O novo imperador, ao mesmo tempo em que proibiu a escravidão e deu início à modernização do Estado, introduziu uma Constituição que usava seu poder para construir um governo totalmente dependente da monarquia; além disso a nova carta também garantia ao imperador o direito divino de governar.[67] Selassie, porém, nunca se considerou um deus encarnado, apesar de ser cultuado como tal na Jamaica, onde o movimento rastafári – que se tornaria mundialmente conhecido com a popularização do reggae – o reconhecia como uma divindade.

Cinco anos depois da coroação, quando a Etiópia foi invadida pelas forças da Itália de Benito Mussolini, Selassie liderou a resistência de seu povo, mas foi forçado a se exilar na Inglaterra. Em 1936, na Liga das Nações – um embrião da ONU – fez um discurso de forte impacto, denunciando a crueldade dos italianos e o uso de armas químicas contra seu país. No pós-guerra, com a derrota nazifascista, a imagem de líder anticolonialista tornou a Etiópia um símbolo ainda mais forte contra o Fascismo, uma referência que inspiraria outras nações na luta pela independência.

Em 25 de maio de 1963, 32 chefes de Estado se reuniram em Adis Abeba para formar um movimento em que Selassie apareceria como um dos principais líderes. Foi assinada a carta de fundação da Organização da Unidade Africana (OUA), que tinha como finalidade defender a emancipação do continente. Nessa data, passou a ser comemorado o

"Dia da África" ou "Dia da Libertação da África". Em 2002, a OUA seria substituída pela União Africana.

Selassie faria outro discurso histórico em outubro de 1963, na ONU, contra a "filosofia" que permitiu o surgimento do Nazismo e do Apartheid. Também reforçava o Pan-Africanismo, ideologia surgida no Caribe e nos Estados Unidos, que pregava a união dos países africanos, acima de fronteiras e conceitos políticos, para, entre outros motivos e consequências, potencializar a força do continente no cenário internacional.

As palavras proferidas por Selassie tornaram-se eternas. Disse acreditar que a "moralidade internacional" estava em jogo, e que se buscava "a antítese da exploração de um povo pelo outro". Seu discurso estaria bem atual 57 anos à frente e poderia até se aplicar aos golpes e ataques internacionais que se viram durante a pandemia de Covid-19:

> Em 1936, declarei que não era o Pacto da Liga que estava em jogo, mas a moralidade internacional. Empreendimentos, disse então, pouco valem se faltar a vontade de os cumprir. A Carta das Nações Unidas expressa as mais nobres aspirações do homem: abjuração da força na solução de controvérsias entre Estados; a garantia dos direitos humanos e das liberdades fundamentais para todos, sem distinção de raça, sexo, língua ou religião; a salvaguarda da paz e segurança internacionais.
> [...]
> Quando falamos em igualdade do homem, encontramos, também, um desafio e uma oportunidade; um desafio para dar nova vida aos ideais consagrados na Carta, uma oportunidade para aproximar os homens da liberdade e da verdadeira igualdade. E assim, mais perto de um amor pela paz.
> O objetivo da igualdade do homem que buscamos é a antítese da exploração de um povo pelo outro, com que tanto falam as páginas da história e em particular as escritas nos continentes africano e asiático. A exploração, assim vista, tem muitas faces. Mas seja qual for a aparência que assuma, esse mal deve ser evitado onde não existe e esmagado onde existe. É dever sagrado desta Organização assegurar que o sonho da igualdade seja finalmente realizado para todos os homens a quem ainda é negado, garantir que a exploração não se reencarne sob outras formas em lugares onde já foi banida.

Mas essas, também, como eram as frases do Pacto, são apenas palavras; seu valor depende totalmente de nossa vontade de observá-los e honrá-los e dar-lhes conteúdo e significado. A preservação da paz e a garantia das liberdades e direitos fundamentais do homem requerem coragem e vigilância eterna: coragem de falar e agir – e, se necessário, de sofrer e morrer – pela verdade e pela justiça; vigilância eterna, para que a menor transgressão da moralidade internacional não passe despercebida e remediada. Essas lições devem ser aprendidas novamente por cada geração seguinte, e aquela geração realmente tem a sorte de aprender com outras coisas além de sua própria experiência amarga. Esta Organização e cada um dos seus membros têm uma responsabilidade esmagadora e terrível: absorver a sabedoria da história e aplicá-la aos problemas do presente, para que as gerações futuras possam nascer, viver e morrer em paz.

[...]

Enquanto a filosofia que declara uma raça superior e outra inferior não for finalmente e permanentemente desacreditada e abandonada, enquanto não deixarem de existir cidadãos de primeira e segunda categoria de qualquer nação, enquanto a cor da pele de uma pessoa não for mais importante que a cor dos seus olhos, enquanto não forem garantidos a todos por igual os direitos humanos básicos, sem olhar a raça, até esse dia, os sonhos de paz duradoura, cidadania mundial e governo de uma moral internacional irão continuar a ser uma ilusão fugaz, a ser perseguida, mas nunca alcançada. E igualmente, enquanto os regimes infelizes e ignóbeis que suprimem os nossos irmãos, em condições subumanas, em Angola, Moçambique e na África do Sul, não forem superados e destruídos, enquanto o fanatismo, os preconceitos, a malícia e os interesses desumanos não forem substituídos pela compreensão, tolerância e boa-vontade, enquanto todos os africanos não se levantarem e falarem como seres livres, iguais aos olhos de todos os homens como são no Céu, até esse dia, o Continente Africano não conhecerá a paz. Nós africanos iremos lutar, se necessário, e sabemos que iremos vencer, pois somos confiantes na vitória do bem sobre o mal.[68]

Fenômeno diplomático admirado por vários líderes mundiais, Selassie não atacou efetivamente, contudo, os maiores problemas de seu país: a desigualdade social e a pobreza. Em 1974, desgastado após décadas no poder em que ficou longe da democracia, sem conseguir solucionar os conflitos entre as várias sociedades e etnias que compunham seu império, enfrentando rebeliões, crises econômicas e sociais, e conflitos de fronteira, Selassie foi retirado do poder por uma junta militar de esquerda. Preso pelo novo governo, o Rás Tafari morreria no ano seguinte.

Na década de 1980, a história fascinante da Etiópia ficaria manchada por uma época de guerrilhas, seca e miséria. Um dos maiores festivais de música de todos os tempos, o Live Aid, mobilizaria o planeta com o objetivo de arrecadar fundos para acabar com a fome no país. Somente em 1994, com uma nova Constituição que proclamou a República Federal Democrática da Etiópia, o país iniciaria uma nova fase e retomaria sua liderança na África subsaariana.

Nos primeiros meses de 2020, enquanto a Europa e os Estados Unidos assaltavam-se e competiam entre si em busca de EPIs e respiradores, a maioria dos países africanos começava a sentir o impacto da pandemia. O primeiro-ministro da Etiópia, Abiy Ahmed, procurava ajuda para o continente. Ahmed chegou ao cargo em março de 2018, depois que revoltas populares contra o partido que estava no poder, a Frente de Libertação do Povo Tigré (FLPT) – que se concentra na região do norte do país –, forçaram a renúncia do então primeiro-ministro, Hailemariam Desalegn. A FLPT era o partido dominante, o que mudou com a chegada de Abiy Ahmed, que construiu uma nova aliança de governo, afastando-se da FLTP e acusando seus partidários de corrupção e ataques aos direitos humanos. Em menos de um ano, o novo primeiro-ministro transformou o país e alcançou grande popularidade. Assinou a paz com a vizinha Eritreia, libertou dissidentes políticos, recebeu exilados, promoveu a abertura da economia e prometeu eleições para maio de 2020.

No final de 2019, o mundo conheceu as mudanças promovidas por Abiy Ahmed, que foi escolhido para receber o Prêmio Nobel da Paz pelo acordo que encerrou vinte anos do conflito de fronteira com a Eritreia, um grande inimigo da FLPT. O comitê responsável pela escolha destacou "seus esforços em alcançar a paz e a cooperação internacional, e em particular por sua iniciativa decisiva para resolver o conflito com a vizinha Eritreia".[69]

Em plena pandemia, o premiê etíope garantiu um importante apoio ao reforçar uma colaboração com o multimilionário chinês Jack Ma, presidente-executivo do Alibaba Group, um conglomerado de tecnologia multinacional que realizaria milhares de doações para as nações da África com a ajuda da Etiópia, o que facilitaria ainda mais o trânsito de equipamentos médicos entre seu país e a China, a grande fabricante e exportadora dos tão desejados ventiladores pulmonares. No auge da guerra dos respiradores, a Etiópia se transformaria no polo das rotas alternativas para o transporte dessas máquinas e dos EPIs, sem se aproveitar do desespero do momento para faturar uns dólares a mais e inflacionar seus preços e tarifas. Estava cumprindo a sua palavra.

Apesar disso, o governo etíope não passaria por 2020 sem enfrentar uma violenta rebelião promovida, justamente, pela Frente de Libertação do Povo do Tigré, que desafiava a autoridade de Ahmed havia meses, desde que o primeiro-ministro adiara a votação devido à pandemia. A FLPT realizou as próprias eleições na sua região, mas, como se podia esperar, os resultados não foram aceitos pelo governo. A FLPT iniciou então uma revolta armada, espalhando o terror por todo o Tigré. O povo tigré é uma minoria no país, mas, à custa de corrupção e ameaças, conquistou poder para dominar a sociedade local. No dia 4 de novembro, o governo reagiu contra a FLPT com uma ofensiva militar, desencadeando uma crise que deixou mais de 50 mil refugiados na região.

Um mês depois, o governo etíope anunciou que retomara o domínio da área rebelde, com o controle da capital da província do Tigré, Mekele. Segundo os relatos oficiais, os rebeldes haviam fugido, mas o Exército iria continuar a ofensiva para impedir que eles atacassem países vizinhos e sociedades mais fracas.

Evitar e sufocar rebeliões internas era fundamental para o governo de Abiy Ahmed, que desejava a sonhada estabilidade política no país, uma vez que os números da economia eram extremamente favoráveis. Apesar de estar apenas na posição 174 no ranking mundial do Índice de Desenvolvimento Humano (IDH) e de sofrer com uma forte desigualdade social, a Etiópia acreditou no desenvolvimento de sua agricultura e em uma estreita parceria com a China. O resultado foi uma sucessão de crescimentos econômicos anuais que oscilaram entre 8% e 12% desde 2003, enquanto o PIB multiplicou-se por dez entre 2003 e 2017.

De olho nesses promissores índices, o governo apostou em uma obra gigantesca, que trouxe a lembrança da Guerra etíope-egípcia, que durou de 1874 a 1876, quando o Egito pretendia ampliar seu domínio territorial para uma área que abrangesse todo o Rio Nilo, mas saiu derrotado. Em fase final de construção, a monumental aposta etíope, a Grande Barragem do Renascimento no Rio Nilo Azul vai gerar energia suficiente para abastecer todo o país e criar um lago ao longo de 250 quilómetros, o que tem provocado reações do Sudão e do próprio Egito, que temem que a barragem possa prejudicar o vital acesso à água do maior rio africano.[70]

A Etiópia adotara, durante a pandemia de Covid-19, uma política de forte esclarecimento público, priorizando o distanciamento social, e reforçou a campanha para que a população fizesse a higiene das mãos e dos objetos. O continente, com sua população jovem, carregava uma triste vantagem: estava acostumado a enfrentar surtos de doenças, como cólera e ebola, que forçavam seus países a criar e manter planos emergenciais de combate a epidemias.

O governo etíope confiou em um sistema de saúde comunitário, organizado por Meles Zenawi, primeiro-ministro desde a promulgação da Constituição até sua morte em 2012. Seu ministro da Saúde era Tedros Adhanom, que se tornaria diretor-geral da Organização Mundial da Saúde. Adhanom, que também fora ministro das Relações Exteriores, era mais um motivo de orgulho para a população de seu país, principalmente porque a Etiópia seguiu as orientações da OMS,[71] que destacava que as medidas de saúde pública na região foram implantadas com sucesso para "encontrar, testar, isolar e tratar as pessoas com Covid-19, rastrear e colocar em quarentena os seus contatos".[72]

Com uma população de 109 milhões de habitantes, a segunda maior da África, atrás apenas da Nigéria, a Etiópia registrava, até o último dia de 2020, 1.923 mortes provocadas pelo novo coronavírus.[73] O governo etíope seguiu atento à pandemia, com medidas rígidas e polêmicas. Em outubro, anunciou uma nova lei que determinava prisão por até dois anos a quem se recusasse a usar máscara em local público. Também havia restrições a apertos de mão e multas para quem desobedecesse às regras determinadas pelo sistema de saúde.[74]

Mantendo a tradição, outros países do continente tomaram as ações da Etiópia no combate à Covid-19 como uma orientação a ser seguida. Na recente história da pandemia de 2020 ou na sangrenta história do processo de descolonização que marcou o século XX, tamanho foi o exemplo da Etiópia para a África subsaariana que muitas nações do continente adotaram, após a independência, as cores da Etiópia – verde, amarelo e vermelho[75] – como homenagem em suas bandeiras. Definitivamente, era um país em que se podia confiar.

Quando o governador Flávio Dino decidiu ir à Vale para pedir ajuda no transporte aéreo, questões geopolíticas, econômicas e culturais se misturaram a uma sucessão de fatos, atos e contatos – que talvez seu altar improvisado pudesse explicar – para encaminharem-se de uma maneira natural, depois de muito suor e dedicação, e encontrarem um resultado perfeito.

A Vale respondeu afirmativamente ao pedido do governador maranhense e iria custear o transporte aéreo dos respiradores da China para o Brasil. A empresa procurou a LOGIN-Logística & Aduana, sua parceira – especializada em logística de comércio exterior – para que o planejamento do voo fosse realizado. A LOGIN entraria no plano como peça importante e seria fundamental na retirada dos ventiladores pulmonares dos depósitos e no embarque do equipamento no aeroporto de Guanghzou. Acompanhando atentamente o cenário de pandemia que criara um inesperado e novo ritmo nas negociações internacionais, a LOGIN também sabia qual companhia aérea procurar para tornar possível esse arriscado transporte. E acertou. A Ethiopian Airlines, uma das maiores companhias aéreas da África, assumiria a responsabilidade de realizar o voo e garantir, honrando o provérbio de seu país, que os respiradores chegassem ao Brasil.

A Ethiopian Airlines era uma empresa estatal que seguia o conceito, infundido por seu governo, de manter também relações fraternais com outras nações. Eram negócios, claro, mas eram mais do que negócios. Como uma empresa pública com mais de setenta anos de existência, a companhia refletia os valores morais e históricos do seu povo e importava-se com o princípio de coexistência, especialmente em tempos de uma crise como a pandemia de Covid-19. Chegava a ser uma orientação de Estado e – novamente – uma questão de honra que as remessas de equipamentos e EPIs que passassem por Adis Abeba tivessem a garantia de chegar ao destino, com a urgência e o cuidado que mereciam; sem desvios e confiscos. A Ethiopian Airlines havia sido uma das poucas companhias do planeta a rapidamente perceber que a pandemia mudaria – ao menos provisoriamente – a ordem econômica do mundo. Como resultado, foi uma das poucas empresas aéreas a apresentar lucro durante a pandemia.[76] Tanto que seu plano de privatização foi suspenso, com o Ministro das Finanças, Ahmed Shide, explicando que manter a capacidade atual da Ethiopian Airlines seria "mais benéfico" para a economia do país.[77] Como a Ethiopian também era uma das responsáveis por ligar a China ao mundo, com mais de 35 voos por semana, a decisão de ir contra a tendência e manter suas operações revelou-se um enorme acerto financeiro.

No auge da Covid-19 na China, todas as empresas têxteis e de tecnologia do país, por imposição de Pequim, passaram a fabricar somente EPIs e respiradores, buscando suprir as necessidades internas. Quando o ritmo de crescimento da doença começou a diminuir, essas empresas mantiveram o mesmo ritmo, porém não havia como escoar a produção. Por navio, com muitos portos fechados, a produção levaria meses para chegar ao destino. Havia urgência. Outras companhias aéreas erraram feio, recolhendo seus aviões e suspendendo as atividades, sem perceber que a demanda pelo transporte desses equipamentos médicos e demais cargas iria aumentar muito.

Com a pandemia aterrorizando a Europa, surgiu a necessidade iminente de abastecer os outros países com EPIs, luvas, suprimentos médicos e respiradores, porém, naquele momento, boa parte dos voos estava cancelada. As pessoas pararam de voar, mas ironicamente não havia transporte suficiente para levar esses produtos da China para o resto do mundo.

Como a procura por voos de passageiros era inexistente, a Ethiopian Airlines rapidamente percebeu a mudança no mercado e enxergou o novo cenário geopolítico de 2020. Negociou com seus funcionários uma redução salarial, mas garantiu todos os empregos. E foi à luta, mostrando muita agilidade. Removeu os assentos de suas aeronaves, aumentando ainda mais sua frota de aviões de carga para suprir o excesso de demanda – transformando a companhia em uma potência no transporte de cargas – e montar o que a revista *Veja* chamou de "correio humanitário", que tinha a Ethiopian como "ator principal".[78]

Em meados de março, os esforços foram direcionados para a Itália, que passava a ser o epicentro da pandemia, realizando mais voos para Milão e Roma. Quando a Covid-19 chegou ao maior país da América do Sul, a Ethiopian Airlines estava preparada e também passaria a oferecer voos de repatriação de brasileiros – que ficaram isolados durante a pandemia –, alguns gratuitamente e outros financiados pelo Ministério das Relações Exteriores.

As boas relações diplomáticas entre Brasil e Etiópia vinham desde Haile Selassie, que visitara o Brasil durante a presidência de Juscelino Kubitschek. Na ocasião, Selassie não cumpriu toda a agenda programada. Precisou voltar rapidamente a seu país para debelar uma tentativa de golpe ocorrida em dezembro de 1960. Mesmo assim, houve alguns acordos que puderam ser cumpridos. A embaixada brasileira em Adis Abeba foi aberta no início dos anos 1960, mas acabou fechada pelo governo militar no final da mesma década. Em 2005, as relações novamente se estreitaram, e a embaixada voltou a atuar. Em 2011, foi a vez de a Etiópia inaugurar sua embaixada em Brasília.

A equipe da companhia aérea no Brasil recebeu as recomendações sobre o voo e foi informada do histórico das dificuldades que o Maranhão enfrentara para conseguir o carregamento de respiradores. O próprio diretor da Ethiopian Airlines para a América Latina, Girum Abebe, manteria total atenção ao plano e criaria a logística do voo enquanto estava em sua casa em São Paulo, infectado e sofrendo com os sintomas da Covid-19. Era a vez das equipes da LOGIN e da Ethiopian Airlines se dedicarem dia e noite para o sucesso da operação. Seria o primeiro voo que planejariam, durante a pandemia, com tantas orientações específicas e que envolveria muitos funcionários das duas empresas.

No dia 12 de abril, o Boeing 777 cargueiro da Ethiopian Airlines, levando o primeiro lote da compra, 107 respiradores e 200 mil máscaras, deixava o aeroporto de Guangzhou, China, para fazer sua primeira parada técnica em Adis Abeba. Devido à elevada altitude da capital etíope, de 2.355 metros, havia uma norma de segurança que limitava o peso de qualquer aeronave na decolagem. Como o avião estava carregado, não foi possível fazer um reabastecimento completo. Seria necessária uma outra parada técnica. Às 4h30 da tarde, sem qualquer problema com a alfândega, a aeronave decolou rumo a Lomé, onde a Ethiopian Airlines tinha seu *hub* secundário. Lomé é a capital e a maior cidade do Togo, cujo nome oficial é República Togolesa, país banhado pelo Oceano Atlântico, seis mil quilômetros distante da Etiópia. O cargueiro aterrissou às 8 da noite (horário local) no aeroporto do Togo para fazer um novo reabastecimento. Às 9h30 da noite, o Boeing seguiu em direção a São Paulo, onde chegou à 1 da manhã (horário local) do dia 13 de abril.

Os respiradores estavam no Brasil, mas a três mil quilômetros de São Luís.

Assim que o voo da Ethiopian Airlines decolou da China, a companhia aérea Azul foi contratada pelo governo maranhense para realizar o voo entre São Paulo e São Luís. Sua equipe já estava informada sobre o carregamento que seria transportado, mas ainda havia uma última mudança decisiva a ser aplicada no plano.

Os respiradores foram retirados do Boeing da Ethiopian Airlines e depositados no terminal de Carga Aérea, o TECA de Guarulhos, na alvorada da segunda-feira. Aumentava ainda mais a preocupação em São Luís. Temia-se que a Receita Federal de São Paulo pudesse examinar e confiscar o equipamento. Dos grupos que estavam reunidos desde a madrugada para acompanhar o voo, fazia parte o diretor-executivo da Intrading, Wanderson Mendes. Foi dele que partiu uma orientação certeira.

Mendes explicou aos secretários Galdino, Simplício Araújo e Carlos Lula que seria possível solicitar a declaração de trânsito aduaneiro (DTA), um documento oficial com registro no sistema da Receita Federal. Se a DTA fosse aprovada, o desembaraço aduaneiro – a recepção e a liberação da mercadoria, bem como a análise dos documentos, por parte da Receita Federal – seria feito em São Luís, e não em São Paulo, como indicado inicialmente e, assim, a mercadoria não entraria no canal de conferência no aeroporto de Cumbica.

Com a DTA, a carga poderia sair de uma "zona primária" – o recinto alfandegado controlado por autoridades aduaneiras de Guarulhos – para outra "zona primária" – o recinto no aeroporto de São Luís. Porém, para que essa alteração pudesse ser feita, a DTA precisaria ser amparada e deferida pela Receita Federal, o que eliminaria, assim, o último risco de desvio dos respiradores. Depois da essencial sugestão de Mendes, a DTA foi pedida, o que poderia ser considerado um procedimento absolutamente normal, uma vez que o Grupo Mateus, que assinava a negociação, estava autorizado a fazer a importação, tinha sede em São Luís e poderia, como a legislação e todo o trâmite burocrático permitiam, solicitar que o desembaraço aduaneiro fosse feito na "origem" do adquirente.

Horas depois, a Receita Federal liberou a DTA. O desembaraço dos respiradores seria feito no local indicado, São Luís. Um alívio. Porém, a essa altura, todo o processo de busca por alternativas para evitar o desembaraço em São Paulo, somado ao hiato da Anvisa na emissão do documento "licença de importação", acabaram atrasando e impedindo a partida do voo da Azul, que estava planejado para a tarde da segunda-feira.

A carga teria de esperar mais 24 horas.

A ansiedade de um grupo de trinta pessoas em São Luís, também.

O paranaense Edson Moura Freitas de Souza, conhecido na companhia aérea Azul como comandante Moura, e seu copiloto, o uruguaio

Joaquín Pérez Zunino, haviam se apresentado naquela segunda-feira, dia 13, no horário determinado, 1h30 da tarde, ao escritório da companhia aérea Azul, no aeroporto de Viracopos, em Campinas. Eles decolariam com um turboélice ATR 72-600 para o aeroporto de Cumbica, em Guarulhos, onde a aeronave seria carregada para um voo que teria como destino São Luís. Porém, foram informados de que a documentação – a DTA e a "licença de importação" – da carga que seria transportada ainda estava sendo processada. A equipe da Azul pediu que eles aguardassem uma nova posição. Logo em seguida, veio o comunicado de que o voo passaria para o dia seguinte.

Na manhã do dia 14, com o ATR 72-600 ainda parado em Campinas e o aguardado equipamento no TECA de Guarulhos, a notícia da chegada dos respiradores já estava nos sites e jornais do Maranhão. Nas bancas, o tradicional *Jornal Pequeno* anunciava na manchete: "Maranhão recebe 107 respiradores doados por empresas para combater o coronavírus".[79]

Moura e Zunino só decolaram de Campinas pouco depois das 2 da tarde. Assim que chegaram ao TECA do aeroporto de Cumbica, o reboque com a carga já estava aguardando. Os funcionários da Azul apresentaram a eles o "manifesto de carga" ou "ficha de peso e balanceamento", um documento usado para se localizar o centro de gravidade do avião e realizar uma correta distribuição da carga. Também os avisaram que levariam equipamentos muito valiosos. Foi essa a palavra que a equipe da companhia aérea usou: "valiosos". O carregamento foi feito rapidamente e a carga ocupou pouco mais de oitenta por cento do espaço a ela destinado.

Às 4h10 da tarde, finalmente, tinha início o voo AD 9004 rumo a São Luís. Ainda seria preciso esperar um bom tempo. O ATR 72-600 alcançava a velocidade máxima de cerca de 500 km/h. O tempo estimado de voo era de cinco horas e 45 minutos, com chegada prevista para as 9h55 da noite. Como havia um baixo tráfego aéreo, o comandante Moura pediu autorização para voar em "proa direta", fugindo das aerovias e seguindo em "linha reta", o que diminuiria o tempo de viagem.

Em São Luís, durante todo o dia, chuva forte e garoa se alternaram. Assim que o avião decolou de Guarulhos, iniciou-se uma série de movimentações. Carlos Lula ligou para Rodrigo Araújo avisando: "Não saia da cidade. Fique esperando! Os respiradores podem chegar hoje". O "Ligeirinho" ficaria responsável por aplicar, ao lado de uma equipe de médicos e engenheiros, os primeiros testes nos respiradores assim que a carga chegasse.

O secretário de estado e chefe do gabinete militar, coronel Silvio Leite, recebeu um telefonema de Diego Galdino, que estava trabalhando em casa. Sua esposa contraíra Covid-19 e ele aguardava o resultado de seu teste, que daria negativo. Galdino explicou ao coronel Leite que ele deveria acompanhar a chegada dos respiradores e garantir a vigilância dos equipamentos que seriam levados para o galpão da Secretaria da Saúde.

O coronel Leite ligou para Simplício Araújo em seguida para solicitar o horário de chegada do voo e logo montou três equipes: a primeira deveria se deslocar imediatamente para fazer o levantamento e verificar a segurança do galpão. O segundo grupo, formado por doze policiais do gabinete militar do governo do Estado, iria para o aeroporto aguardar a chegada do avião. A terceira equipe permaneceria ao lado do coronel Leite, que acompanharia os secretários Simplício Araújo e Carlos Lula, que, juntamente com o governador, acompanhavam o voo pelo aplicativo Flightradar24.

Pouco depois das 6 da tarde, Flávio Dino postou em suas redes sociais: "Conseguimos concluir a compra de 107 respiradores na China. Mercadoria chegou a São Paulo ontem e agora está sendo transportada para São Luís. Equipamentos vão ampliar leitos para tratamento de coronavírus. Temos crescimento de casos e por isso a compra é de grande importância".

A chuva forte se transformara em garoa quando o ATR da Azul pousou no aeroporto Marechal Cunha Machado, em São Luís. Eram quase 8h30 da noite. A "proa direta" dera resultado, diminuindo o tempo de voo em mais de uma hora. Simplício Araújo, Carlos Lula, o empresário Ilson Mateus, coronel Leite e o efetivo militar estavam ao lado da pista acompanhando a chegada do voo. Wanderson Mendes, da Intrading, também aguardava. Ele providenciara um caminhão para o transporte dos equipamentos. Um dos mais aflitos era Rodrigo "Ligeirinho", ansioso para levar alguns ventiladores pulmonares para o Hospital Genésio Rego o mais rápido possível. Ele já sabia que teria muito trabalho pela frente. Seria preciso realizar algumas adaptações nos respiradores, como a troca da tomada chinesa – plana de três pinos – pela brasileira.

Assim que a aeronave pousou, era possível ver, apesar das máscaras, que muitos ali choravam. Uma comparação muito ouvida naquele momento era como se a Copa do Mundo estivesse chegando ao Maranhão. Quando o avião deixou a pista para ingressar no pátio, a movimentação impressionou o comandante Moura, que pilotava desde 1984, mas nunca havia visto tanta gente, tantos flashes e tamanha euforia pela chegada de uma carga.

Chegou a brincar com seu copiloto:

– Zunino, o que você aprontou que está todo mundo te esperando?

Os 107 respiradores e as 200 mil máscaras cirúrgicas começaram a ser descarregados e levados para o recinto da Receita Federal, que fora avisada com antecedência sobre a chegada da carga.

Comovido, Carlos Lula pensou nos seus filhos, que não via havia muito tempo. Quase toda a sua equipe tivera Covid-19, e ele decidira mudar provisoriamente de casa para evitar que sua família fosse contagiada. O secretário pegou a bandeira do Maranhão que trouxera de seu gabinete e chamou Simplício Araújo e Ilson Mateus para registrar aquele momento. Não sabiam, mas essa foto iria estampar as páginas dos principais jornais e sites do país nos dias seguintes, ilustrando uma reportagem que iria dar o que falar em São Luís, no Maranhão, em Brasília e no mundo. O coronel Leite, que considerava estar vivendo um momento histórico, juntou-se ao trio, dizendo que iria mostrar essa foto para os filhos. Rodrigo festejava e não via a hora de pegar as caixas para testar os equipamentos o mais rápido possível.

Carlos Lula ainda chegou a comentar sobre as dificuldades que outros secretários de Saúde estavam enfrentando. Nos últimos dias, passara a chamar a operação – que não recebera nome – de "voo da esperança". Aquela noite resgatava o ânimo e trazia a certeza de que as cenas chocantes que viam na TV e pela internet não iriam se repetir no Maranhão. Uma das pessoas mais emocionadas era Simplício Araújo. Enquanto segurava a bandeira para a foto, comemorou muito aquela vitória na qual ninguém acreditava. Agora era só esperar a Receita fazer o seu trabalho. A chuva que caíra forte e virara garoa para desaparecer em seguida voltou com mais força. Parecia um aviso.

No registro de entrada da carga anotou-se o horário de 8h59 da noite. E, pela calma movimentação que se via no galpão da Receita Federal, essa seria a única atitude oficial tomada naquela noite. Simplício foi ao desespero. Para sua surpresa, não havia nenhum funcionário do Fisco no local, somente os da Infraero, que recebiam os respiradores para deixá-los muito bem guardados em um canto do depósito.

Após a carga ser armazenada no galpão, uma área alfandegada da Receita Federal, o fiel depositário deveria gerar o procedimento, "presenciar a carga", detalhando o volume, peso, quantidade, procedência e possíveis avarias; após atestar que a carga fora recebida, o fiel então informaria à Receita que o equipamento estava disponibilizado para declaração, e – o mais importante – se tornaria o responsável pela guarda da mercadoria. Em seguida, caberia ao agente alfandegário, a Intrading, informar ao cliente – nos documentos, o Grupo Mateus – que a carga estava no terminal aguardando o Registro da declaração de importação. Aguardando.

Na verdade, não era a carga que estava aguardando. Cliente e despachante estavam presentes. O fiel e os funcionários da Infraero também. O que não havia era um representante da Receita Federal, apesar dos avisos feitos pelo secretário Simplício Araújo; apesar da resolução da Câmara de Comércio Exterior (CAMEX) nº 17/2020, que reduziu a zero a alíquota do imposto de importação para produtos considerados essenciais para o enfrentamento da pandemia; apesar da lei nº 13.979, cujo artigo 54 autorizava a entrega antecipada de mercadoria importada em caso de calamidade pública e determinava a liberação prioritária desse tipo de equipamento. A mesma Lei dispensara até o certificado da Anvisa para importação de medicamentos e equipamentos médicos, desde que o produto comprado emergencialmente fosse aprovado pela FDA, dos Estados Unidos; ou European Medicine Agency, da União Europeia; Pharmaceuticals and Medical Devices Agency, do Japão; ou National Medical Products Administration, da China, o certificado que vinha acompanhando os respiradores.

Segundo as orientações que os secretários receberam dos funcionários, eles deveriam voltar na manhã seguinte e deixar a carga esperando no depósito. Essa opção não seria aceita de modo algum. Simplício Araújo passou a fazer vários telefonemas para o governador e para funcionários da Receita. Iria cobrar a presença deles, mas não conseguiu falar com ninguém. Quase três horas de ansiedade e medo.

Simplício ligou novamente para Flávio Dino:

— Governador, continua aqui! Mas não tem ninguém da Receita. E parece que não vai vir ninguém. O pessoal da Infraero tá dizendo que não vai liberar. O que eu faço?

Chovia.

Era quase meia-noite.

Flávio Dino deu a ordem:

— Simplício, tira daí! Fala pro coronel Leite tirar tudo daí! Eu assumo a responsabilidade. E registre isso!

Flávio Dino apoiava-se no que juridicamente era chamado de "estado de necessidade".[80] Entre esperar os carimbos e instalar os respiradores nos hospitais, ele fez a escolha. O governador estava convicto de que se tivesse qualquer chance, a Receita Federal do Maranhão iria comunicar a União e colocaria a compra em risco. Ou então poderia fazer o desembaraço durar dias. Sua experiência como juiz federal ajudou. Chegara a julgar muitos casos de contrabando e de descaminho[81] na Justiça Federal. E, no caso dos respiradores, sabia haver um fator fundamental. A compra de respiradores estava completamente isenta de impostos. O governador tinha conhecimento de que, ao dar a ordem de retirada dos respiradores para os secretários, eles não estariam praticando nem contrabando e nem descaminho.

Com os funcionários da Infraero esboçando um protesto, Simplício escreveria à mão uma declaração em que se responsabilizava pela retirada do equipamento, ressaltando que obedecia a uma determinação do governador do estado do Maranhão e que estava tomando essa atitude em nome dele. Também se comprometia a voltar no dia seguinte para realizar o desembaraço. Simplício assinou o documento. Os funcionários da Infraero pediram então que o documento também fosse firmado por Wanderson Mendes e pelo coronel Leite, que tentava explicar-lhes:

– O nome disso aqui é "estado de necessidade" e há "excludente de ilicitude" no que estamos fazendo. A Receita foi comunicada bem antes. Por que não há ninguém aqui? Nós vamos levar os respiradores daqui. Se a gente vai responder processo administrativo ou criminal, não interessa. Aliás, esse é um processo que eu faço questão de responder.

Em seguida, o coronel Leite ordenou que seu efetivo colocasse os equipamentos no caminhão da Intrading Global. E insistia:

– Não tem problema nenhum. A gente responde ao processo. Se há um processo que eu vou ficar feliz em responder vai ser esse em que posso dizer: "Olha, eu fiz e faria novamente, porque eu estava salvando vidas".

Seguindo as ordens do coronel Leite, o efetivo militar trabalhou rapidamente. Quando Rodrigo Araújo percebeu, funcionários do aeroporto, com uma empilhadeira, já colocavam três caixas dos respiradores em sua caminhonete, enquanto os policiais carregavam o caminhão. Simplício Araújo e Carlos Lula, preocupados, gritavam:

– Vai, Rodrigo! Vai, vai!

Voltava a chover forte. Rodrigo iria seguir ao volante, sozinho, transportando três respiradores na caçamba de sua caminhonete. O Hospital Genésio Rego ficava a seis quilômetros do aeroporto. Um trajeto de dez minutos que iria demorar mais que o dobro do tempo. Para que as caixas coubessem no carro, não foi possível colocar a capota de proteção. Rodrigo parou em um posto de gasolina, desceu do carro e verificou que a água da chuva não penetrara na grossa e pesada caixa de madeira que embalava o equipamento. Mesmo assim, ainda esperou a intensidade diminuir. À 1 da manhã do dia 15, Rodrigo entrou na área das ambulâncias do Hospital Genésio Rego. Os equipamentos foram recebidos com aplausos pelos técnicos, médicos e pelo engenheiro-clínico Guilherme Correa, que estava com todas as ferramentas não só para montar o respirador, como também para abrir as caixas, inclusive um pé-de-cabra.

Assim que Rodrigo estacionou, as caixas foram retiradas e levadas para a ala da UTI, que ainda não estava em atividade. Como não havia paciente, seria um bom lugar para manter o equipamento em segurança e fazer a montagem e os testes com tranquilidade. Nervoso, só o celular de Rodrigo, que não parava de tocar.

À essa altura, o comandante Moura e o copiloto Zunino já haviam chegado ao hotel Soft Win, no bairro da Ponta D'areia, para pernoitar. Eram os únicos hóspedes naquela noite. A operação secreta já se tornava mais popular que o bumba-meu-boi em São Luís. Lá, enquanto eles faziam check-in, as atendentes perguntaram:
– Os senhores que trouxeram os respiradores?
– Sim, sim.
– Muito obrigado! Esse equipamento vai salvar muita gente aqui no Maranhão!
Só então o comandante Moura começou a entender a recepção que vira no aeroporto.

Com exceção dos três respiradores que seriam testados, todo o carregamento foi levado, com escolta, conforme planejado, para o depósito da Secretaria da Saúde, no bairro da Liberdade, o maior de São Luís, onde outra equipe do gabinete militar aguardava. O coronel Leite determinou que uma viatura com policiais permanecesse na entrada do prédio e que outra ficasse fazendo a ronda. Além disso, havia uma vigilância particular contratada, responsável pela segurança do galpão. Às 4 da manhã, o coronel Leite deixou o lugar.
No hospital Genésio Rego, a equipe médica passaria a madrugada abrindo caixas e montando os respiradores. Além da esperada necessidade de troca da tomada, seria preciso substituir o plugue da canalização porque a saída de oxigênio – no padrão chinês – era um pouco maior que a do Brasil. Depois de algumas adaptações provisórias, os três respiradores foram testados.
E funcionaram perfeitamente.
Foi uma festa.
Todos se abraçaram. Rodrigo chegou a beijar a careca do engenheiro Guilherme Correa. Os gritos de comemoração foram tão altos que os seguranças correram ao local para verificar o que estava acontecendo.
Imediatamente, Rodrigo fez um vídeo e enviou para os secretários, dando sua opinião a uma velocidade ainda mais rápida do que costumava falar:

— O ventilador é muito bom! É uma cópia exata dos fabricados pela Dräger, da Alemanha. O sistema dele é idêntico ao do modelo de emergência Oxylog, que, na minha opinião, é o melhor que existe. Vai resolver, sim! A manutenção é muito fácil e a troca de peças também! Vai passar a pandemia, em nome de Jesus, e a gente vai usar durante muitos anos esse equipamento! Pode ter certeza!

Simplício Araújo, Carlos Lula, Diego Galdino e o governador Flávio Dino podiam agora celebrar. Pelo menos, a primeira vitória.

Algumas horas depois, já na manhã do dia 15, Simplício voltava, conforme havia garantido, ao galpão da Receita Federal apenas para assinar o Termo. Os funcionários da Receita ainda não tinham o documento pronto. E muitos deles pareciam não saber o que havia ocorrido na noite anterior. Simplício esperou alguns minutos, percebeu a indecisão no ar e retornou para a Secretaria.

O dia 15 foi marcante também em Brasília. O STF referendou a decisão do ministro Marco Aurélio Mello, que entendia que as autorizações concedidas à Anvisa — pela Medida Provisória 926/2020 — para decidir sobre ações de combate à pandemia não impediam que estados e municípios também atuassem na Saúde Pública.

Foi a primeira vez na história que uma sessão plenária ocorria por videoconferência. A posição do STF sobre a ação — que dessa vez fora ajuizada pelo PDT — foi, a rigor, novamente, apenas uma leitura da Constituição, mas a unanimidade da decisão tinha o efeito de mandar um forte recado — mais um, uma semana depois da decisão do ministro Alexandre de Moraes sobre a autonomia dos estados e municípios quanto às regras do isolamento social — de que as ações dos governos estaduais e municipais em relação à Saúde Pública teriam respaldo do STF. O ministro Gilmar Mendes chegou a afirmar que o presidente Jair Bolsonaro poderia até demitir o ministro da Saúde, Luiz Henrique Mandetta, mas não teria "poder para eventualmente exercer uma política pública de caráter genocida".[82]

O STF então, mais uma vez, relembrava que, constitucionalmente, as autorizações dadas à Anvisa pela Medida Provisória 926/2020 e as ações do Governo Federal sobre a pandemia não afastavam a "competência concorrente" dos outros "entes". Como qualquer membro da Comissão Intergestores Tripartite sabia, mas as atitudes do presidente pareciam negar, a Constituição determinava que a administração da Saúde no Brasil era responsabilidade da União, dos estados e municípios. Mas todos faziam questão de recordar isso a todo momento à presidência.

Ao menos, após a decisão do STF, os conflitos sobre as decisões dos governadores iriam diminuir. As atitudes dos estados, diante da omissão do Governo Federal, ganhavam mais poder. Restava saber se Bolsonaro se preocuparia em anotar tantos recados.

Na manhã seguinte à chegada dos respiradores, Rodrigo e Guilherme, sem terem dormido, já estavam na Casa das Mangueiras, onde havia um equipamento para prensar, com extrema precisão, o plugue de conexão que era padrão nos hospitais brasileiros. No Centro Elétrico, outro tradicional estabelecimento comercial de São Luís, seria feita a troca das tomadas dos respiradores. Era um processo que iria levar tempo. Mesmo depois de as adaptações serem feitas, os respiradores ainda não estariam prontos para uso. Deveriam passar, em seguida, por um minucioso – e demorado – teste definitivo efetuado pelo certificador, um aparelho que calibra o ventilador pulmonar, averiguando se a pressão e o fluxo de ar estavam corretos.

Mas a repercussão da chegada dos respiradores, que ia desde um orgulho e um alívio na população – como o comandante Moura percebera – até reclamações de leigos que já cobravam – sem saber – o motivo da demora para o equipamento começar a funcionar nos hospitais aumentava demais a pressão sobre a equipe de testes, os secretários e o governador. Já seria uma semana difícil se a notícia permanecesse restrita à imprensa local e ao meio político do Maranhão. Mas seria difícil prever o que aconteceria se a notícia se espalhasse pelo Brasil.

No dia seguinte, 16 de abril, a coluna "Painel", editada por Camila Mattoso, com Mariana Carneiro e Guilherme Seto, da *Folha de S.Paulo*, trazia uma informação exclusiva: "Para transportar 107 respiradores e 200 mil máscaras da China, o governo do Maranhão precisou montar uma operação de guerra [...] A logística foi traçada depois de terem reservado respiradores e serem atravessados por Alemanha, EUA e pelo próprio Governo Federal [...] A liberação na alfândega não foi feita em São Paulo para evitar que o Governo Federal retivesse os respiradores, como tem acontecido".

Nas redes sociais, o jornal compartilhava a notícia com mais destaque ainda: "Maranhão comprou da China, mandou para Etiópia e driblou governo federal para ter respiradores – Depois de ter sido atravessado por Alemanha, EUA e governo federal, estado montou operação de guerra". Foi somente neste momento, com a reportagem publicada, que Brasília e o Governo Federal, assim como o ministro Luiz Henrique Mandetta e seus assessores, em seus últimos movimentos à frente da pasta, tomaram conhecimento da operação.

O "efeito *Folha de S.Paulo*", jornal que o presidente Bolsonaro considerava um de seus maiores inimigos, colocava o Brasil de olho no Maranhão. A notícia exclusiva do "drible" na Receita – um órgão subordinado ao Ministério da Economia – mexeria com muita gente na capital federal. Os ecos dos comentários chegariam a ser ouvidos em São Luís. Afinal, um drible, para quem era afeito ao futebol, sempre vinha carregado da imagem da humilhação.

Rodrigo Araújo e Guilherme Correa não paravam. Só iriam liberar os equipamentos depois que tivessem absoluta confiança no perfeito desempenho do respirador. Buscavam mais opiniões. Foram ao laboratório da maior assistência técnica do Maranhão, a Suporte Hospitalar, debater sobre como proceder para realizar a certificação do ventilador pulmonar. Uma enorme responsabilidade. Rodrigo também chamou a equipe de outro laboratório, a Ludomed Equipamentos. Contou com a dedicada ajuda das duas empresas. Eles ainda fariam uma terceira consulta a um dos maiores hospitais particulares do Maranhão, o São Domingos. Era necessário ter certeza de que os respiradores, depois das adaptações, funcionariam em total segurança. Os ventiladores pulmonares chineses foram então submetidos às três certificadoras, que verificaram a pressão, o volume, o fluxo e todas as variáveis, e foram finalmente aprovados nas certificadoras da Ludomed, da Suporte Hospitalar e do laboratório de engenharia clínica do Hospital

São Domingos. A festa repetiu-se. Os resultados apontaram que os respiradores eram totalmente confiáveis.

Porém, as trocas da tomada e do plugue e os testes levavam muito tempo para serem feitos. Com a equipe trabalhando até a madrugada, só conseguiriam entregar vinte respiradores por dia, sem contar que precisariam ainda fazer o transporte para alguns hospitais do interior do estado. A chegada do equipamento reanimou as equipes da Secretaria de Saúde, que seguiam realizando reuniões em qualquer dia e em qualquer horário com os médicos Gustavo Arouche, do Hospital de Câncer do Maranhão; Alessandra Gomes Mesquita, do Hospital Carlos Macieira; Josane Soares, do Hospital de Traumatologia e Ortopedia (HTO) e Henrique Lott Carvalho Novaes, do HCI, além de Fernando Couto Correa, do Genésio Rego, e de Rodrigo Lopes. Eles produziram vídeos com vários tutoriais explicando o funcionamento dos ventiladores pulmonares. Também aproveitaram para estudar sobre os respiradores. As reuniões serviam ainda para uma troca de informações e experiências sobre o tratamento dos doentes com Covid-19, um procedimento que podia ser considerado ainda incerto no campo da Medicina em todo o mundo, com poucos estudos conclusivos.

No dia 16, no Maranhão, só se falava dos respiradores chineses. No Brasil, a resposta do Governo Federal à Operação Etiópia-Maranhão viria forte, mas demoraria um tempo.

O presidente dava uma mãozinha e levava a manchete do dia para bem longe de São Luís.

As bicadas tornaram-se insuportáveis.

Depois de um mês se estranhando com o presidente, Mandetta anunciava na sua conta no Twitter que não era mais ministro da Saúde:

> Acabo de ouvir do presidente Jair Bolsonaro o aviso da minha demissão do Ministério da Saúde. Quero agradecer a oportunidade que me foi dada, de ser gerente do nosso SUS, de pôr de pé o projeto de melhoria da saúde dos brasileiros e de planejar o enfrentamento da pandemia do coronavírus, o grande desafio que o nosso sistema de saúde está por enfrentar. Agradeço a toda equipe que esteve comigo e desejo êxito ao meu sucessor no cargo de ministro da Saúde. Rogo a Deus e a Nossa Senhora Aparecida que abençoem muito o nosso país.

No mesmo dia, Bolsonaro nomeou o oncologista Nelson Teich, de 62 anos, para o cargo. No discurso em que comunicava a substituição, Bolsonaro não perdeu a chance de, mais uma vez, criticar governadores e prefeitos: "Devemos tomar medidas, sim, para evitar a proliferação ou a expansão do vírus, mas pelo convencimento e com medidas que não atinjam a liberdade e a garantia individual de qualquer cidadão. Jamais cercearemos qualquer direito fundamental de um cidadão. Quem tem poder de decretar estado de Defesa ou de Sítio, depois de uma decisão, obviamente, do Parlamento brasileiro, é o presidente da República, e não prefeito ou governador".

O som das panelas ecoava pelo país, enquanto Teich afirmava que não haveria mudanças bruscas e que tinha um "alinhamento completo" com o presidente.

Além das adaptações nos respiradores e da lenta verificação nas três certificadoras, havia mais um motivo que retardaria a distribuição dos ventiladores pulmonares. Por prevenção, e com a Receita tirando o sossego do secretário Simplício Araújo, o transporte dos respiradores para os hospitais só seria feito no sábado à noite e no domingo pela manhã, dois horários em que uma possível apreensão dificilmente seria realizada.

Com a inevitável demora, a oposição tentou, de alguma maneira, desmerecer a operação. Primeiramente, pelo caminho fácil da recorrente e demagoga alegação de "gastar dinheiro do povo". Quando as novas informações apontaram que o governo do Maranhão montara uma parceria com empresas privadas – ou uma "parceria comuna-público-privada-capitalista" – e gastara, do próprio bolso, apenas o valor do voo do cargueiro da companhia aérea Azul de R$ 164.757,00, que, dividido entre os 107 respiradores, dava a cada um deles o custo de R$ 1.539,78, sem contar que, seguindo essa conta, as 200 mil máscaras saíram de graça para o estado; o governo maranhense ficava com o mérito de ter comprado o ventilador pulmonar de emergência mais barato do mundo.

Os deputados estaduais da oposição rapidamente fugiram desse caminho e passaram a atacar a qualidade dos respiradores, apelando de maneira sórdida. Chegaram a invadir a UTI do Genésio Rego, colocando em risco a vida dos pacientes, e encontraram os procurados respiradores chineses. Instalados e em funcionamento. O doutor Fernando Couto Correa, que era o diretor-clínico do Genésio Rego, considerou aquele o momento mais triste e revoltante de sua carreira. A mesma invasão não autorizada se repetiu no HCI, onde um deputado bateu boca com Rodrigo Araújo.

Causou também muita decepção a postagem da foto do ventilador estacionário – um dos sete, que fora produzido para casos de extrema emergência –, feita de maneira afobada por um fisioterapeuta, com a pergunta "quer saber como ventilar usando essa máquina 'moderna'?".

A pergunta tirou do sério o discreto secretário de governo do estado, Diego Galdino, que respondeu com outra postagem – algo raro – em sua conta no Instagram:

> Não sou político, sou técnico. Não tenho costume de responder comentários de redes sociais, mas dessa vez é necessário! Infelizmente muita gente ainda não entendeu, mas estamos vivendo um cenário de guerra. Passamos as últimas noites em claro em virtude da operação bem-sucedida para trazer 107 respiradores da China para o Maranhão. Fuso horário diferente, preocupação que a carga fosse parada na Europa, nos EUA ou em qualquer outro lugar do mundo. CONSEGUIMOS! Temos muito o que comemorar SIM! São 107 pessoas, no mínimo, que poderão utilizar esses respiradores, que terão mais uma chance. Do total, 100 são bem modernos, 7 são de guerra construídos pela China para, repito: CENÁRIO DE GUERRA! São equipamentos de saúde, testados, funcionando, feitos para salvar vidas. Salvaram muitas na China e salvarão muitas no Maranhão! Técnicos competentes e sérios concordam com o uso dos respiradores. Inclusive dos 7 que estão sendo criticados.
> Lamento que haja pessoas que parecem ignorar que há uma pandemia mundial e muita escassez de produtos em escala mundial. Para os que estão criticando, faço um convite: AJUDEM! Não gerem pânico, não criem alarde sem necessidade e *#fiquememcasa*. Na guerra, procure ajudar.

No dia 17, Carlos Lula também respondeu. Uma postagem no Twitter e no Instagram, que começava como esclarecimento e terminava como desabafo:

Depois da polêmica sobre os 107 respiradores para o combate ao coronavírus no estado, é preciso que façamos alguns esclarecimentos. Dos respiradores trazidos com urgência da China, 100 são bastante modernos e outros 7 foram criados especialmente para hospitais de campanha. São aparelhos que dispensam canalização, já possuem concentrador e gerador de ar comprimido. Ou seja: funcionam e salvam vidas onde estiverem! Reafirmo que todos os aparelhos já foram testados, certificados e calibrados. Não seríamos irresponsáveis de utilizar equipamentos que poderiam causar perigo aos pacientes e risco aos nossos profissionais. A falta de respiradores durante a pandemia é uma realidade no mundo todo! É uma demanda geral sem precedentes. Fizemos um esforço sobre-humano para garantir a chegada destes equipamentos em solo maranhense e todos serão utilizados pelos pacientes graves com *#COVID19*. Estamos com hospitais da rede privada no limite da capacidade e abrindo novos leitos para que a rede pública também não entre em colapso. Fiquem em casa, respeitem as orientações dos profissionais de saúde e vamos vencer. Ah! E se não puder ajudar, não atrapalhar já auxilia bastante.

O fisioterapeuta apagou sua postagem logo depois, mas o barulho já havia sido feito. Assustados com o que leram, médicos do interior ficaram com receio de trabalhar com os respiradores chineses. Mais trabalho para Rodrigo Araújo, que precisaria percorrer o estado, conversar com os técnicos e médicos e instalar pessoalmente os ventiladores pulmonares.

Somente em 18 de abril – um sábado – o documento da Receita Federal foi enviado a Simplício Araújo. Por volta das 11 da manhã do dia em que completava 51 anos, o secretário precisou ir até seu gabinete. Tinha de imprimir o Termo de Apreensão de Mercadorias e de nomeação de fiel depositário nº 200417.01, emitido pela 3ª Região Fiscal do Ministério da Economia às 19h20 da sexta-feira, dia 17. Até aquele momento, não houvera muita pressa por parte dos órgãos federais.

Mas assim que o documento saiu, o auditor-fiscal da Receita Federal Elmar Fernandes Nascimento começou a procurar por Simplício Araújo para que ele assinasse, agora com urgência, o documento que o nomeava oficialmente "fiel depositário", incumbido da guarda da mercadoria "até que outra decisão seja tomada pelo Fisco Federal [...] sob pena de incorrer no art. 330 do Código Penal (desobediência)". Simplício avisou o auditor que iria até a Secretaria para imprimir e assinar o documento. Em minutos, Elmar, que garantiu que aquele era um procedimento normal, já estava na portaria para pegar o Termo.

A pressão se estenderia até a quem não pertencia ao governo estadual. Wanderson Mendes, da Intrading, que assinara como representante do importador, recebeu um documento oficial da Receita Federal. Teve de esclarecer por escrito por que motivo estava no aeroporto na noite da chegada dos respiradores e por que houve a necessidade de retirada dos equipamentos. Também foi exigido que ele provasse que tinha procuração e que sua presença no momento e no lugar era legal. Ainda explicou que assinara como representante do importador obedecendo a uma condição imposta pelo próprio fiel depositário.

O coronel Leite, que também assinou a declaração, não foi procurado pela Receita Federal.

O Fisco, que no dia seguinte à chegada não demonstrava ter informações sobre o que ocorrera, agora tinha pressa. Muita pressa. Menos de uma hora depois de Simplício Araújo ter assinado o Termo, a Receita Federal publicava em seu site a "Nota de esclarecimento sobre a importação irregular de produtos médico-hospitalares no Aeroporto Marechal Cunha Machado no estado do Maranhão":

> Em relação às informações amplamente veiculadas na imprensa [...], a Receita Federal apresenta os seguintes esclarecimentos:
> 1. A retirada dos equipamentos do recinto aeroportuário não observou os requisitos legais para o regular desembaraço aduaneiro, tendo sido sua remoção realizada sem o prévio licenciamento da Anvisa e sem autorização da Inspetoria da Receita Federal em São Luís, órgão legalmente responsável por fiscalizar a importação das mercadorias.
> 2. A gravidade dos fatos levou a Infraero a registrar o Boletim de Ocorrência Policial Nº 7798/2020, registrado em 15/04/2020, às 12h06min.
> 3. Nas últimas semanas, com base na Instrução Normativa RFB nº 1.927, de 17 de março de 2020, editada especialmente para agilizar

o desembaraço de produtos utilizados no combate à emergência sanitária da Covid 19, inúmeras importações de produtos dessa natureza foram liberadas pela Receita Federal em tempos mínimos, conforme noticiado em diversos meios de comunicação, sem que tenha havido intercorrências que pudessem significar atraso em sua utilização efetiva no tratamento de saúde da população atingida.
4. Diante da situação de flagrante descumprimento à legislação aduaneira (art. 23 e art. 27 do DL 1455/76), aplicável no âmbito do comércio internacional, a Receita Federal tomará as providências legais cabíveis contra as pessoas físicas e jurídicas envolvidas, promovendo os competentes procedimentos fiscais, além de representação aos órgãos de persecução penal.
5. Os equipamentos continuarão sendo utilizados pelas unidades de saúde em que se encontram, de modo a evitar que qualquer paciente possa ser prejudicado, sendo designado representante do Estado como fiel depositário dessas mercadorias durante o procedimento fiscal.

Até boletim de ocorrência havia sido feito. Sobre a ausência de funcionários da Receita para receber os respiradores, nenhuma palavra.[83]

Na segunda-feira, dia 20, Simplício Araújo ganhou um presente atrasado. A Receita cumpria o que escrevera. Ele seria acionado na Justiça e processado.

À coluna Painel, da *Folha de S.Paulo*, Flávio Dino protestava: "A operação nada teve de ilegal. As mercadorias existem, foram compradas legalmente, pagas e transportadas em voos legais. Os respiradores estão sendo usados em um serviço inadiável, salvando vidas. Se a Receita deseja rever alguma formalidade burocrática, estamos à disposição. E não temos preocupação com ameaças de nenhum tipo, pois proteger vidas é a nossa missão [...] Vamos continuar a fazer o que for necessário para cuidar a vida dos maranhenses. Lamento que a lógica bolsonarista, de criar confusão a todo momento, mais uma vez se manifeste".[84]

O governador, nesse mesmo dia, editou um decreto tornando obrigatório, em todo o estado, o uso de máscara em locais públicos, privados e de livre acesso. Aproveitou e liberou a abertura de lojas que vendiam tecidos para, assim, incentivar a fabricação por parte da população, garantindo o abastecimento. Em breve, lançaria um edital para os profissionais locais. Também determinou a prorrogação da suspensão das atividades do comércio não essencial. Flávio Dino ainda participaria de uma reunião por teleconferência com os governadores do Nordeste e com o novo ministro da Saúde, Nelson Teich, na qual cobrou os leitos e os respiradores prometidos desde o início de abril. Porém, como já se tornava lamentavelmente rotineiro, o assunto da segunda-feira no Brasil da pandemia era a aglomeração do domingo.

Mais uma vez, o presidente Bolsonaro participou de uma manifestação, dessa vez realizada em frente ao quartel-general do Exército em Brasília, que pedia "intervenção militar" e o fechamento do Congresso e do Supremo Tribunal Federal (STF). Mais uma vez, a sua participação provocava reações e comentários dos políticos, da imprensa, e virava assunto nas redes sociais. Mais uma vez, ele mudaria de tom. O vai e vem da política zigue-zague. Um dia depois, à saída do Palácio, chegaria à conclusão de que era contra o fim da democracia. "No que depender do presidente Jair Bolsonaro, democracia e liberdade acima de tudo", afirmou, falando de si na terceira pessoa. E ainda advertiu um apoiador que pedia, aos gritos, o fechamento do Supremo: "Sem essa conversa de fechar. Aqui não tem que fechar nada, dá licença aí. Aqui é democracia, aqui é respeito à Constituição brasileira. E aqui é minha casa, é a tua casa. Então, peço por favor que não se fale isso aqui. Supremo aberto, transparente. Congresso aberto, transparente".[85]

À noite, graças à entrega secreta feita durante o fim de semana, os pacientes com Covid-19 começaram a usar os primeiros respiradores chineses. Flávio Dino postou no Twitter: "Recebi de um profissional de saúde esse vídeo: um dos respiradores que o Governo Federal alega que foram comprados ilegalmente e diz que serei processado por eles. Para os arautos da morte, informo que ali há uma VIDA sendo salva. Ameaças não vão me afastar desse compromisso".

Horas antes, voltara a criticar a atitude da Receita: "O Maranhão não praticou nenhuma ilegalidade na compra de respiradores. Mercadorias são legais, existem, estão salvando vidas. A Receita pode abrir o procedimento que quiser e atenderemos às suas exigências. Só não aceitamos ameaças nem perseguições sem sentido".

No dia seguinte, a Vale divulgou uma nota informando que seu apoio estava restrito ao transporte, oferecido a diversas empresas e autoridades, para trazer os insumos da China, e que não havia participação da empresa no processo de aquisição e desembaraço alfandegário dos equipamentos importados do Maranhão.

O sucesso da operação, contudo, não diminuiu a preocupação que os estudos e projeções demonstravam. A situação permanecia crítica. O Comitê Científico do Maranhão e o Comitê Científico do Nordeste apontavam que o Maranhão atingiria o auge da pandemia no mês de maio.

Na última semana de abril, o governo estadual também assumiria o controle do Hospital Real, recorrendo ao recurso constitucional da "requisição administrativa" – o já famoso artigo 5º, inciso XXV, que possibilitava a uma autoridade a utilização de uma propriedade particular em caso de "iminente perigo público" –, assegurando uma indenização posterior ao proprietário. Em quarenta horas, o Hospital Real seria colocado em funcionamento com uma equipe contratada emergencialmente. O Hospital São José, também situado na capital, seria reformado pelo governo maranhense. No estado, cidades como Imperatriz, Lago da Pedra, Santa Luzia do Paruá, Açailândia, Balsas, Coroatá e Caxias teriam seus hospitais ampliados.

O grande assunto no estado, contudo, continuava sendo a operação que trouxera os respiradores. Oito dias depois da chegada do voo pilotado pelo comandante Moura, a manchete de primeira página do jornal maranhense *O Imparcial* do dia 22 era "A guerra dos respiradores". Entrevistado pelo repórter Samartony Martins, o secretário Simplício Araújo prosseguia na mesma linha do Governador e declarava: "Não temos nada a temer, mesmo que o custo a pagar seja o de ser processado".[86]

Simplício Araújo ainda não sabia, mas aquele seria mais um dia para o Maranhão festejar.

O "drible" estava dando o que falar. Porém, com todas as notícias da imprensa brasileira sobre o Maranhão voltadas para a compra dos respiradores da China, uma outra decisão muito importante, que poderia mudar a orientação dos governadores no cenário nacional, ficara esquecida. O caso do ofício do Ministério da Saúde que tirara do Maranhão a posse dos respiradores Intermed/Vyaire. Chegava o momento de o STF decidir sobre a ação que pedia que a União se abstivesse "de se apossar dos ventiladores pulmonares adquiridos pela requerente, a fim de cessar a grave ameaça ocasionada à saúde dos pacientes maranhenses".

A sequência de malogros do mês de março dava lugar a uma série de vitórias em abril.

No dia 20, era divulgada a decisão do Ministro Celso de Mello, do STF, sobre a Ação Ordinária com Pedido de Tutela de Urgência do Estado do Maranhão. "[...] defiro o pedido de tutela de urgência ora requerido, em ordem a determinar à sociedade empresária Intermed Equipamento Médico Hospitalar Ltda. que efetue a entrega ao Estado do Maranhão, no prazo de 48 horas, dos 68 ventiladores pulmonares adquiridos por meio do Contrato nº 67/2020-SES/MA, de 19 de março de 2020, e constantes da Nota de Empenho nº 2020NE002101".

O governador e o procurador-geral haviam acertado na interpretação. Mello também apontou que a requisição de bens ou serviços, prevista pela Constituição da República (novamente o artigo 5º, inciso XXV), somente poderia incidir sobre propriedade particular.

Mais uma vez, valeria a pena fazer as contas.

O governo maranhense receberia 68 respiradores modelo IX5 da Intermed/Vyaire – uma Ferrari, como classificaria Rodrigo Araújo – pelo preço de R$ 49.500,00 a unidade. Em maio, o Ministério da Saúde iria anunciar a assinatura de um contrato com quatro empresas brasileiras – ainda o projeto sonhado por Mandetta no início de abril –, uma delas a própria Intermed/Vyaire, que produziria 4.300 ventiladores a um custo total de R$ 258 milhões. O Ministério da Saúde pagaria pelo mesmo modelo, da mesma empresa, R$ 60.000,00 por respirador; R$ 10.500,00 a mais do que o valor pago pelo Maranhão, que, "apenas" percebera, ainda em janeiro, que a pandemia poderia chegar ao Brasil e que seria necessário adquirir equipamentos para o enfrentamento da pandemia o quanto antes.

A implacável lei da oferta e procura não permitia atrasos e não se emocionava com discursos de negação. Na primeira semana de abril, os ventiladores pulmonares teriam um aumento de 211%, chegando a custar 53 mil dólares no dia 7.[87] O preço não pararia de subir. Em 26 de maio, a Secretaria Estadual de Saúde de São Paulo receberia 133 equipamentos modelo SH300 da China, comprados pela bagatela de 40 mil dólares[88] a unidade, valor considerado muito acima do mercado, o que resultaria na abertura de investigações por parte do Ministério Público e do TCE (Tribunal de Contas do Estado), que questionaram ainda a falta de garantias no contrato.

A coluna Painel, no site da *Folha de S.Paulo* no dia 22 de abril, também destacaria a sentença sobre o confisco: "STF atende pedido do Maranhão contra governo federal e determina entrega de 68 respiradores ao estado – Ministro Celso de Mello, do Supremo Tribunal Federal, deu prazo de 48 horas". No texto, o nome da operação aparecia em uma nova ordem, deixando de ser "Maranhão-Etiópia": "Após a transação ser interrompida, o Maranhão deu início a mais duas tentativas, comprando da China, mas foi atravessado pela Alemanha e pelos Estados Unidos. Diante disso, deu origem à 'operação Etiópia-Maranhão', revelada pelo Painel, que agora virou alvo da Receita Federal".[89]

A decisão favorável ao Maranhão do ministro Celso de Mello ocorreu apenas oito dias depois da "Operação Etiópia-Maranhão", o que provocaria alguns erros de interpretação. Publicadas ao mesmo tempo, as muitas reportagens sobre dois acontecimentos distintos – a compra da China e a decisão do STF – provocariam uma certa confusão entre os leitores e até em certa parte da imprensa. Muitos brasileiros acabaram pensando que os casos tinham ligação entre si; ou que a decisão do ministro Celso de Mello era sobre a posse dos respiradores que haviam chegado da China, principalmente porque não era muito comum ver o Maranhão se tornar assunto nacional, ainda mais com duas manchetes diferentes.

A União também parecia não acreditar e nem aceitar o que acontecera, e criaria uma fixação por esses casos.

Duas vitórias do estado do Maranhão.

Um drible seguido de outro, para um admirador de futebol como Bolsonaro, significava que seu time entrara na roda.

O Governo Federal não desistia. Depois da derrota no STF com a ação referente aos respiradores Intermed/Vyaire, haveria um empenho muito forte para encontrar alguma irregularidade na compra e importação dos respiradores da China. Três dias depois de a Receita Federal, que não comentava casos específicos, publicar a "Nota de esclarecimento sobre a importação", foi lavrado o "Termo de sujeição passiva solidária contra o estado do Maranhão", que poderia resultar no perdimento (o confisco) dos respiradores. Apesar de ter divulgado o passo a passo da investigação e de alardear que houvera ilegalidade na operação, a Receita, curiosamente, não aplicara pena contra o Maranhão. Uma inexplicável contradição.

Surgia na cúpula do governo maranhense, contudo, uma forte desconfiança quanto ao real cumprimento do item cinco da Nota da Receita Federal, que garantia que "os equipamentos continuarão sendo utilizados pelas unidades de saúde em que se encontram, de modo a evitar que qualquer paciente possa ser prejudicado...". A Procuradoria-Geral do Estado reagiu. Sem fazer barulho, comunicou oficialmente à Receita Federal que iria tomar providências na Justiça para responsabilizar quem dera causa às "providências legais cabíveis contra as pessoas físicas e jurídicas envolvidas". Em conversas reservadas, o procurador Rodrigo Maia Rocha considerava que o comportamento dos órgãos federais beirava o abuso.

Muito – e sempre – preocupado com as ações da União, o governo do Maranhão trouxe para si a questão e apresentou ação ordinária contra a Fazenda e a Anvisa – processo 1026364-81.2020.4.01.3700 – para que fosse suspenso qualquer tipo de sanção ou multa, apreensão ou pena de perdimento dos respiradores doados ao estado e que se garantisse a permanência dos equipamentos no Maranhão. A ação correria em segredo de Justiça.

Mesmo com tantas reviravoltas jurídicas, e realizando uma forte atuação contra a Covid-19, ainda assim o Maranhão não era a mais importante notícia do dia.

Outro ministro. Mais barulho. A concorrência em Brasília era imbatível.

Ao ser informado pelo próprio presidente que a diretoria-geral da Polícia Federal seria trocada, o ministro da Justiça e Segurança Pública, Sergio Moro, pediu demissão. Disse estar preocupado em "preservar"[90] a biografia. Bolsonaro pretendia tirar Maurício Valeixo, homem de confiança de Moro, do comando da Polícia Federal. O sai-não-sai arrastou-se da quinta-feira, 23 de abril, até o dia seguinte. O Brasil batia o seu recorde de mortes por Covid-19. Foram 407 óbitos em 24 horas. Um total de 3.313 vidas perdidas para a Covid-19. A pandemia assustava, e seus números continuavam subindo, mas o assunto no país era sempre outro.

Moro ainda acusou Bolsonaro de querer ter acesso a informações, relatórios confidenciais e operações da PF. Em um ambiente de bate e rebate, cercado por seus ministros, Bolsonaro retrucou dizendo que Moro queria negociar a Polícia Federal em troca de uma indicação para o Supremo.

Cinco dias depois, o número de mortes por Covid-19 no Brasil passaria de cinco mil. Questionado por repórteres, o presidente Bolsonaro lançaria uma lamúria muito particular: "E daí? Lamento. Quer que eu faça o quê? Eu sou Messias, mas não faço milagres".

Essa declaração provocou revolta não só no Brasil. A revista britânica *The Lancet*, a maior referência em saúde na imprensa mundial, criticou a declaração e atacou a maneira como Bolsonaro semeava confusão e desencorajava as medidas de distanciamento social e bloqueio implantadas por governadores e prefeitos. A publicação também diagnosticou a saída dos ministros Sergio Moro e Luiz Henrique Mandetta: "Essa desordem no coração do governo é uma distração mortal no meio de uma emergência de saúde pública e também é um sinal claro de que a liderança no Brasil perdeu sua bússola moral, se é que já teve alguma".[91]

Para o segundo carregamento, todo o processo realizado durante a primeira operação se repetiu em Taizhou, onde ficava a sede da Jiujiuxin

Medical Technology, que produziria o lote final de 80 máquinas em três semanas, com o armazenamento do equipamento em depósitos, a participação vital do Grupo Mateus, da Intrading Global e da LOGIN. Mais uma vez, a Ethiopian Airlines e a Etiópia cumpriram a palavra. O segundo voo da companhia africana transportando os respiradores usou a mesma configuração. Saindo de Guanghzou, com paradas na Etiópia e no Togo, e destino final em São Paulo. Terminava assim a atuação decisiva e fundamental da Ethiopian Airlines na bem-sucedida Operação Etiópia-Maranhão, mas a companhia seguiria repatriando centenas de brasileiros e transportando respiradores e EPIs para outros estados e países da América do Sul. Em novembro, o esforço da empresa aérea seria reconhecido pela Força Aérea Brasileira (FAB), que condecorou o diretor da Ethiopian, Girum Abebe, com o título de "Membro Honorário", concedido como homenagem "aos esforços e apoio para repatriamento de milhares de brasileiros durante a pandemia e pela notável atuação na facilitação logística dos suprimentos médicos da Covid-19".

O clima no aeroporto de São Luís durante a chegada do segundo lote de respiradores da China aparentava ser um pouco mais tranquilo. Os rostos não estavam mais tão tensos, a emoção era menor, mas não houve relaxamento. Todos continuavam conscientes de que, novamente, só deixariam o aeroporto com os respiradores. Estavam presentes Simplício Araújo, Carlos Lula, Wanderson Mendes e o coronel Leite, que repetia o mesmo procedimento de segurança, com seu efetivo na pista do aeroporto no dia 29 de abril. A equipe de técnicos, engenheiros e médicos, a postos no Hospital Genésio Rego, aguardava a chegada de Rodrigo Araújo para realizar novos testes.

Dessa vez, os funcionários da Receita estavam no recinto alfandegado aguardando a carga. Assim que o avião pousou, a equipe da Infraero retirou os respiradores e levou-os para o TECA. Os fiscais da Receita – três, no máximo – não permitiram que os secretários e o coronel Leite ficassem por lá, avisando que "era proibido" e que "o ambiente estava sendo filmado". Um tratamento seco e vagaroso. A pesagem demorou a acontecer. A cada vez que Carlos Lula e Simplício Araújo tentavam entrar no galpão para perguntar se havia algum problema devido à lentidão para a entrega dos respiradores, ouviam que estavam cumprindo o procedimento e que eles não poderiam permanecer no local. Todos os documentos foram preenchidos e assinados. Todos os carimbos foram batidos. Todos os números foram conferidos. Mais de cinco horas depois, apesar da determinação da "liberação prioritária", os respiradores vindos da China eram colocados no caminhão da Intrading, enquanto Rodrigo Araújo seguia com alguns em seu carro para o Hospital Genésio Rego.

O espanto com que a operação foi recebida, a maneira eufórica como foi elogiada e se tornou notícia escancaravam a evidente falta de coordenação que existia entre a União e os estados. Em vez de um plano único contra a pandemia, o que havia era uma concorrência entre os governos e o Ministério da Saúde.

O presidente Bolsonaro, contudo, prosseguia insistindo em jogar a culpa do fracasso brasileiro do combate à Covid-19 no colo dos governadores, deturpando a decisão do STF com um repetido muxoxo: "A minha opinião não vale, o que vale são os decretos de governadores e prefeitos. Não adianta a imprensa colocar na minha conta essas questões, não adianta 'botar' a culpa em mim".[92]

Entrevistado pelo jornalista Carlos Madeiro, do UOL, no mesmo dia em que o Maranhão recebia o segundo lote de respiradores, Flávio Dino tinha outra opinião: "É preciso que o presidente da República entenda já hoje, como maior autoridade do país, que ele tem de fazer, que deve fazer um pronunciamento à nação apelando para as pessoas cumprirem as medidas preventivas".

Alertava sobre a enorme oportunidade – com a queda de casos na Europa e na Ásia – de o Brasil reforçar suas defesas contra o novo coronavírus e desafiava: "Mas quem tem de fazer esse apelo? Eu, governador do Maranhão que vou falar com o presidente da China? Pegar o telefone e ligar para a Angela Merkel? Isso é papel do presidente da República! Ele tem de mandar o avião dele, que não está servindo para nada, até a China para buscar equipamento".[93]

Provavelmente na esteira da Operação Etiópia-Maranhão, a Anvisa aprovaria uma regra que autorizava a importação, venda e doação de respiradores e equipamentos usados, já utilizados em UTIs, o que não era permitido. Apesar disso, os sinais do Governo Federal demonstravam que não havia possibilidade de um entendimento. E nem que uma mínima coordenação poderia ser criada. A persistente investigação da Receita Federal, subordinada ao Ministério da Economia, sobre a Operação Etiópia-Maranhão ganharia reforço da Agência Brasileira de Inteligência (Abin), por sua vez subordinada ao Gabinete de Segurança Institucional (GSI), do general Augusto Heleno, que comunicara que havia se curado da Covid-19 postando em redes sociais o resultado negativo do exame junto com seu nome completo, RG, data de nascimento e CPF.

Era melhor se preparar.

A Abin entrava em ação.

Uma semana após a chegada do primeiro lote de respiradores, Simplício Araújo recebeu um telefonema de um número de celular de São Luís. A pessoa que ligou identificou-se como Mauro. Afirmando ser um agente da Abin, ele pediu:

— Olá, queria mais informações sobre essa situação dos respiradores. Sou da Agência Brasileira.

Surpreso, Simplício Araújo contestou:

— Olha, Mauro, já estamos com esse problema da Receita. Desculpe, não sei nem se você é mesmo da Abin. Assim, se você quiser mesmo falar comigo, peço que me procure na Secretaria.

— Eu sou mesmo da Abin.

— Mas eu não vou dar informação pelo telefone. Peço que vá à Secretaria de Indústria, estou à disposição.

Simplício Araújo desligou. Minutos depois, por coincidência, recebia outro telefonema. Era Guilherme Seto, jornalista da *Folha de S.Paulo*, que estava fazendo, no jargão das redações, a "suíte", um desdobramento ou atualização de uma reportagem principal. Simplício Araújo, pensando até em se proteger e — ao mesmo tempo

– mostrar que não seria intimidado, contou tudo sobre a ligação do agente da Abin.

Seto ganhou mais que uma suíte. A coluna Painel tinha outra reportagem exclusiva nas mãos. No dia 21 de abril, a *Folha de S.Paulo* iria dar mais um furo sobre a operação Etiópia-Maranhão: "Governo do Maranhão recebe ligações de suposto agente da Abin para tratar de importação de respiradores – Suposto funcionário da agência queria ter mais informações sobre operação que trouxe equipamentos da China".

A *Folha de S.Paulo* ainda ligou para Mauro, que confirmou que era agente da Abin, "mas pediu que mais detalhes fossem pedidos à própria agência. Procurada, ela respondeu em nota que não tem 'qualquer informação sobre essas supostas ligações'".[94]

O fim do mistério sobre esse telefonema poderia estar no site da Agência Brasil, da Empresa Brasil de Comunicação,[95] que costumava dar uma explicação padrão, mas que revelava muito sobre a Abin nas notícias que divulgava: "A Abin é uma agência da Presidência da República, vinculada diretamente ao Gabinete de Segurança Institucional, comandado por Heleno (general Augusto Heleno). O órgão é responsável por fornecer ao presidente da República e ministros informações e análises estratégicas sobre diversas áreas, incluindo questões relativas à segurança do Estado, relações exteriores e defesa externa".

Simplício Araújo foi procurar o governador em seguida:

– Olha, a Abin está atrás de mim.

Flávio Dino riu, pensando que era brincadeira.

Simplício reagiu:

– Não! É sério, um cara ligou pedindo informações.

– A Abin não tem coisa mais importante para tratar? Se ligarem de novo, diga que é para vir aqui no Gabinete do Governador, que eu dou os esclarecimentos que eles quiserem.

Mauro nunca mais ligou.[96] Nem procurou o secretário. Mas seu número ficou gravado na agenda do celular de Simplício Araújo.

Era surpreendente o esforço e a determinação da Receita Federal para procurar, de qualquer maneira, culpados em uma operação cujo imposto a recolher era zero.

A repercussão cada vez maior, com processos na Justiça, espiões e agentes secretos, fazia surgir, porém, uma boa oportunidade que poderia provocar novas operações de ajuda a outros estados brasileiros e até a países da América do Sul. Conforme os dias passavam, mais se falava sobre os respiradores do Maranhão. Aumentava a quantidade de pedidos de informação sobre o plano e seus detalhes, com ligações vindas dos estados do Ceará, Piauí, Amapá, Pará e Amazonas.

Era o reflexo da surpreendente história que se multiplicou pelos jornais e sites brasileiros para romper fronteiras.

O drible se transformou em uma goleada mundial.

A Operação Etiópia-Maranhão deu no *New York Times*.[97]

E no *Financial Times*.[98] Na Bloomberg.[99] No *ABC Color*,[100] do Paraguai. No *U.S.News*.[101] Na *Time*.[102] No *Dagens Næringsliv*,[103] da Noruega. No *Morning Star*,[104] da Inglaterra. No *Público*,[105] de Portugal. *El Espectador*,[106] da Colômbia. Na ABC News,[107] da Austrália. Na Agência EFE,[108] da França. No *Svenska Dagbladet*,[109] da Suécia. *The Star*,[110] do Canadá.

No jornal espanhol *El Mundo*, a operação era classificada como "rocambolesca". A manchete transmitia com exatidão o método que o Governo Federal adotava para enfrentar a pandemia do novo coronavírus: "Salve-se quem puder no Brasil".[111]

Ao contrário do que as estimativas apontavam, o Maranhão passou a ser visto pelo país como um estado que escaparia da tragédia e passaria a viver uma fase de estabilidade na luta contra a pandemia. Mas a cúpula do governo maranhense sabia que abril iria terminar sem dar trégua.

No final do mês, a Fundação Oswaldo Cruz (Fiocruz) divulgaria o relatório "Ritmo do crescimento de mortes por Covid-19 aumenta em estados como MA, RS e SE", no qual a equipe do Instituto de Comunicação e Informação em Saúde (ICICT) da Fiocruz constatava que "o estado que apresenta o maior ritmo de crescimento do total de óbitos é o Maranhão, onde a duplicação de casos vem ocorrendo em média a cada cinco dias".

Como se esperava, a chegada em etapas dos respiradores somente traria bons resultados e teria reflexo no fim do mês de maio. Assim, seria necessário seguir no enfrentamento ao novo coronavírus tomando atitudes que desafiariam frontalmente as ideias do Governo Federal.

Em 30 de abril, os novos leitos entregues já não faziam efeito. Estavam perto da ocupação completa. O número de infectados no Maranhão chegava a 3.190, com 184 mortes. Em poucos dias, alarmado com as projeções e estimativas para o estado, o governo maranhense despertaria dois tabus que fariam Brasília estremecer.

O programa "Mais Médicos" e a decretação de lockdown.

## CAPÍTULO 6

NA COLETIVA VIRTUAL do dia 27 de abril, Flávio Dino ressaltou: "Nós mantemos o alinhamento do Comitê Científico do Maranhão, do Comitê Científico do Nordeste. Todos eles apontando, de modo uníssono, que o mês de maio deve ser aquele em que atingiremos o auge da pandemia e, se Deus quiser, a expectativa geral é que aí nós experimentemos o chamado platô". Uma semana antes, ainda afirmara: "Tenho um decreto pronto de lockdown se a ocupação de leitos de UTI chegar a 80%".

Não havia fila para atendimento de pacientes contaminados, mas a margem diminuía a cada dia, apesar dos respiradores que começavam a entrar na rede pública – naquele momento, apenas o primeiro lote de respiradores da China havia chegado. Em 29 de abril, a ocupação das UTIs chegou a cem por cento, mas a instalação dos novos ventiladores pulmonares chineses deixava a equação perigosamente empatada. No mesmo dia, o estado já registrava o afastamento de duzentos profissionais da área médica, com suspeita ou confirmação de contaminação pelo novo coronavírus.[112] Uma tensa contagem era realizada diariamente. As decisões sobre as transferências de leitos somente eram tomadas por volta das 11 da noite, após o último boletim do dia, que era passado pela subsecretária Karla Trindade ao governador.

As projeções apontavam para um panorama aterrorizante. Nas reuniões dos comitês, havia a concordância de que o lockdown, além de provocar um "achatamento da curva", faria o sistema de Saúde ganhar o que todos mais queriam. Tempo. Tempo para a adaptação, certificação e a instalação dos respiradores comprados na China. A expectativa para o fim do mês de maio era de que a quantidade de ventiladores pulmonares na rede pública aumentaria. Assim, em busca desse tempo, a possibilidade de que o governador decretasse lockdown crescia muito. Para ter efeito, porém, seria preciso acertar o momento exato. No interior do estado havia poucos casos, mas a capital estava flertando com o colapso. A UTI do Hospital particular São Domingos, que emprestara o laboratório para realizar a certificação dos respiradores chineses, estava lotada e em breve receberia emprestado do governo maranhense seis dos aparelhos que testara.

Todos os outros números também mostravam São Luís como a grande preocupação, conforme as projeções indicavam. O primeiro pico da Covid-19 no estado seria na capital, em virtude da grande rotatividade e da quantidade de pessoas que chegavam do exterior pelo porto e pelo aeroporto. Essa certeza, por outro lado, acabaria acelerando o início do trabalho de distribuição dos leitos e ventiladores pulmonares por São Luís. Também seria mais rápido e fácil, como as estimativas para os próximos meses também indicavam, preparar-se para, após a queda do número de casos na capital e com a chegada de mais equipamentos, deslocar leitos pelas cidades do interior conforme fossem surgindo os novos picos. Nesse ponto, o grande lote de respiradores de emergência que o Maranhão estava recebendo se tornava uma enorme vantagem. O transporte, a montagem e desmontagem de UTIs seriam realizados de forma bem mais ágil.

Enquanto os comitês científicos e a UFMA elaboravam seus estudos, o poder Judiciário do Maranhão também se movimentava. Promotores, em seus grupos de WhatsApp e fóruns de discussão, debatiam sobre a necessidade de lockdown. Organizaram-se e pediram os indicadores de saúde do estado e o boletim epidemiológico da Secretaria, que juntaram às informações da Fiocruz e da OMS, e a um ofício assinado pelo Sindicato dos Hospitais, Clínicas e Casa de Saúde de São Luís e pelo Hospital São Domingos que pedia o bloqueio total da circulação de pessoas na Grande Ilha.

No dia 30, o Ministério Público do Maranhão ajuizou uma Ação Civil Pública com pedido de tutela de urgência, solicitando ao Judiciário que obrigasse o estado do Maranhão a realizar o lockdown na Ilha de São Luís. A iniciativa ganhou uma inquestionável legitimidade porque a Ação fora assinada pelos titulares das Promotorias de Justiça de Defesa da Saúde dos quatro municípios da Ilha: Maria da Glória Mafra Silva, de São Luís; Márcio José Bezerra Cruz, de São José de Ribamar; Reinaldo Campos Castro Júnior, de Raposa; e Gabriela Brandão da Costa Tavernard, de Paço do Lumiar.

A decisão caberia ao juiz Douglas de Melo Martins, da Vara de Interesses Difusos e Coletivos da Comarca da Ilha de São Luís. No mesmo dia, ele decretou o lockdown, com prazo estabelecido inicialmente em dez dias, e início marcado para terça-feira, 5 de maio. Essa foi mais uma decisão que gerou interpretações erradas. Para grande parte da população – e até, o que não chegou a ser uma surpresa, em Brasília –, a impressão que ficou era que o governador decretara o lockdown.

O decreto suspendia as atividades não essenciais e todas as obras públicas e privadas, com exceção daquelas relacionadas às áreas da Saúde, Segurança, Sistema Penitenciário e Saneamento. A entrada e a saída da ilha passavam a ser permitidas apenas a ambulâncias, viaturas policiais, veículos de profissionais da saúde ou que transportassem pacientes em tratamento, e caminhões a serviço de atividades essenciais. O mesmo valia para o trânsito nas rodovias estaduais MA 201, MA 202, MA 203 e MA 204. O transporte de ferry-boat ficava limitado a quatro viagens diárias. Outras regras específicas para impedir a circulação de pessoas deveriam ser estabelecidas pelas quatro prefeituras.

Nesse dia, o Maranhão tinha 4.530 casos de Covid-19, com 271 óbitos e 1.115 pessoas recuperadas.

Era o primeiro lockdown decretado em razão da pandemia de Covid-19 no Brasil.

No Maranhão.

Na ilha de Upaon-Açu.

Está na Constituição do Maranhão, no seu artigo oitavo: "A cidade de São Luís, na ilha de Upaon-Açu, é a capital do estado". Em Upaon-Açu (que significa Grande Ilha) ficavam as quatro cidades que teriam de cumprir o lockdown: Paço do Lumiar, Raposa, São José de Ribamar e a capital, São Luís, que recebera esse nome em homenagem ao rei francês

Luís XIII, que estava no trono quando a cidade foi fundada pelos franceses Daniel de la Touche, senhor de La Ravardière, e pelo almirante François de Rasilly, em 8 de setembro de 1612, como parte do projeto da França Equinocial,[113] que perderia o apoio real logo em seguida.[114] São Luís seria, então, a única cidade brasileira fundada por franceses.[115]

Em 1614, na Batalha de Guaxenduba, após a "jornada do Maranhão", expressão usada à época pelos cronistas portugueses, os luso-espanhóis[116] – já sob a União Ibérica, realizada a partir da coroação em 1580 do rei espanhol Felipe II como rei de Portugal – expulsariam os franceses. Em 1641, a capitania do Maranhão também seria invadida pelos holandeses, que foram expulsos em fevereiro de 1644, depois de várias batalhas contra os colonos.[117] São Luís se tornaria um importante ponto de comércio, principalmente pelo seu porto. O forte desenvolvimento econômico na época colonial seria refletido na opulência das casas do rico centro histórico da cidade.

Foi novamente um desafio para as equipes do governo maranhense estabelecer, em pouquíssimo tempo, as regras de fiscalização, as barreiras em pontos estratégicos e o mecanismo da declaração do empregador – que permitira a circulação – em casos de serviços essenciais, bem como o processo de checagem das informações. Em cinco dias, a operação foi montada, com muita desconfiança do resto do país, a começar pela dúvida se a população local conseguiria entender o significado de "lockdown", o que gerou inevitáveis piadas que beiravam certo preconceito intelectual, chegando a lembrar a classificação de "Paraíba" para toda a região Nordeste. As equipes do governo contaram, indiretamente, com a ajuda de uma popular estrela maranhense, a personagem "Clarisse Milhomem Duallibe Ayoub Lago Palácio Castelo Murad Regadas Diniz Lobão Sarney", criada pelo Grupo Pão com Ovo, da companhia teatral "Santa Ignorância Cia de Artes".

Logo após o decreto, a socialite Clarisse faria o "lançamento mundial" de seu primeiro videoclipe, como o título de... "Lockdown", com referências ao Maranhão e a São Luís e uma letra que viajava por vários lugares do mundo, brincando inclusive com as cidades maranhenses Tuntum e Nova Iorque:

*I am lock*
*Are you down*
*Everybody's lockdow*
*Lockdown yeah! Lockdown*

*Everybody's lockdow*
*Tumtum lockdown*
*Nova Iorque lockdown*
*Saint Louis lockdown*

*Praia Grande lockdown*
*Cohatrac lockdown*
*São Paulo lockdown*
*Parrí lockdown*

*Everybody lockdown*
*Lockdown yeah! Lockdown*
*Lockdown yeah!*
*Everybody's lockdown!*[118]

Naquele fim de abril, esse foi um raro momento de humor. O videoclipe da socialite Clarisse tornou-se popular na cidade e chegou a ajudar na divulgação do lockdown.

A ideia inicial dos comitês era realizar um lockdown rigoroso nos moldes da Europa, mas foi preciso ceder em alguns pontos. Não haveria condições de se igualar as várias regiões da ilha. As ações que beneficiavam as periferias das cidades – nas quais os moradores não cantavam ópera na sacada – foram privilegiadas. As feiras-livres continuaram permitidas porque a população dessas áreas não fazia estoque de comida em casa. E seu consumo era semanal. As atividades não essenciais, porém, foram absolutamente proibidas. O principal ponto de comércio de São Luís, a Rua Grande, no Centro Histórico, amanheceu no dia 7 de maio bloqueada por cones de trânsito e com a vigilância de oitenta policiais militares. A ação valia também para as áreas turísticas, praias e bairros de classe média. Um vídeo de um morador que foi impedido pela polícia de continuar correndo e teve de voltar para sua casa chegou a viralizar na internet.

Com o primeiro lockdown do Brasil em vigor, a atenção do país – para elogiar, vigiar, criticar e defender a iniciativa – voltou-se novamente para São Luís. Um fato raro. Havia reportagens diárias nos principais telejornais nacionais sobre as ações de bloqueio e a resposta da população. Avenidas e praias desertas eram destaques, como também muitas imagens das feiras nas periferias com movimento normal.

Além de se tornar um outro marco no combate à Covid-19 no Maranhão, assim como os respiradores da China, o lockdown provocou ainda um amplo efeito pedagógico e psicológico, reforçando a ideia no estado de que a pandemia era, realmente, um problema grave. A população maranhense entendeu e abraçou a mensagem e os sinais do governo estadual. Uma pesquisa realizada pelo instituto Big Data, encomendada pela TV Difusora – afiliada ao SBT –, revelava que 84% dos moradores de São Luís aprovavam a implantação do lockdown.[119]

As poucas manifestações contrárias, porém, foram bem fortes.

Em 4 de maio, dia em que o escritor e compositor de clássicos da música brasileira, Aldir Blanc, morreu no Rio de Janeiro, vítima de Covid-19, o juiz Douglas de Melo Martins revelava que estava sofrendo ameaças de morte por ter decretado o lockdown. Ele registrou a ocorrência e enviou um comunicado ao setor de segurança do Tribunal de Justiça e ao Ministério Público. Também classificou o grupo que o atacava de "intolerante".

Brasília também dava palpite sobre o lockdown.

Nas redes sociais, no dia 10 de maio, o presidente Bolsonaro publicou o vídeo de uma abordagem policial que verificava a autorização de circulação dos passageiros de um ônibus. O comentário do presidente: "'Documento e declaração de que vai trabalhar... Se não tem desce'. Assim o povo está sendo tratado e governado pelo PCdoB-MA e situações semelhantes em mais estados. O chefe de família deve ficar em casa passando fome com sua família. Milhões já sentem como é viver na Venezuela".

Um dia antes, enquanto o Brasil ultrapassava o total de 10 mil mortes por Covid-19, ele passeara de jet-ski no Lago Paranoá. O governador Flávio Dino, também pelas redes sociais, comentou a postagem: "Bolsonaro inicia o domingo me agredindo e tentando sabotar medidas sanitárias determinadas pelo Judiciário e executadas pelo Governo. E finge estar preocupado com o desemprego. Deveria então fazer algo de útil e não ficar passeando de jet ski para 'comemorar' 10.000 mortos".

O filho do presidente, Eduardo Bolsonaro, também criticaria o lockdown, retuitando no dia 8 uma confusa e equivocada postagem de um seguidor que afirmava que o Maranhão era "primeiro estado a decretar lockdown".

No dia 12, a Polícia Civil do Paraná prendeu o suspeito – um maranhense que morava naquele estado – de realizar as ameaças de morte ao juiz Douglas de Melo Martins, que não se intimidou. Depois de receber relatórios sobre a pandemia em audiências de conciliação com o Ministério Público, com as quatro prefeituras e com o governo maranhense, Melo Martins prorrogou o lockdown até dia 17 de maio, para que o tempo de bloqueio se aproximasse ao do ciclo do vírus.

Após 13 dias de ruas fechadas, proibição de circulação e praias vazias, a perspectiva de colapso iria mudar definitivamente. Os estudos, projeções e estimativas indicavam que o lockdown fora um sucesso. Os números que a Secretaria da Saúde receberia nas próximas semanas comprovariam o êxito da iniciativa, além da eliminação da possibilidade de que, se não houvesse o bloqueio total, os moradores da Grande Ilha não conseguiriam nem entrar nos hospitais.

O êxito foi tão grande que a queda de contágio em São Luís acabaria se refletindo no restante do estado. Um resultado que fora previsto por Allan Kardec Barros, Ph.D pela Nagoya University, do Japão, e professor titular da UFMA. Com base em complexos cálculos matemáticos, Barros projetou que, sem o lockdown, os casos de Covid-19 poderiam passar dos 30.000 ainda no início de junho, apenas na região metropolitana. O número real de contaminados em primeiro de junho foi 10.400, um terço do valor.[120]

Com 95% de confiabilidade, os gráficos do professor indicavam uma tendência de achatamento na curva de casos e de óbitos na Grande Ilha, graças ao lockdown. Barros acertaria. Doze dias após o término do lockdown, o Maranhão alcançava o maior registro diário de casos em toda a pandemia, 1.979, em 29 de maio.[121] A partir do ciclo do vírus, estimado em 14 dias, o gráfico de óbitos e de casos alcançaria o platô, para começar a diminuir lentamente.

O lockdown foi decisivo para impedir o colapso. Em uma semana, de 29 de maio a 8 de junho, a ocupação de leitos clínicos da rede estadual caiu pela metade em São Luís. Mas o perigo mudava de lugar. A cidade de Imperatriz, que chegara a ensaiar um bloqueio mais rígido para voltar atrás e abandonar a ideia em seguida, continuava registrando um acelerado número de casos e chegaria a cem por cento de ocupação de leitos de UTI. Como os casos de novo coronavírus na capital começavam a ceder, lá foi Rodrigo Araújo levar mais respiradores para a região, aumentando os leitos disponíveis.

Outra providência impediria que a região entrasse em colapso. A partir do dia 21 de maio, o governo maranhense, com ambulâncias e um avião com UTI, passaria a trazer pacientes para a capital.[122] Seriam mais de setenta remoções realizadas até o fim do mês. As doações de empresas também serviam decisivamente para o enfrentamento da pandemia. A curva de casos e óbitos em Imperatriz entraria no platô para iniciar uma lenta queda. Em Açailândia, distante setenta quilômetros de Imperatriz, a Vale entregou, no dia 16 de maio, um hospital de campanha com 60 leitos ao governo do estado. O Maranhão também receberia mais quatro respiradores da Equatorial Energia, dez da Suzano Papel e Celulose e 25 da Fundação Todos pela Saúde, do Itaú.

No dia 5 de maio, em São Luís, começara o que Bolsonaro não queria. Lockdown na Grande Ilha. O primeiro no Brasil, criticado publicamente pelo presidente.

No dia 25 do mesmo mês, em São Luís, acontecia o que Bolsonaro tanto queria. A reabertura. O governo maranhense tornava-se o primeiro do país a permitir a volta do comércio de rua. Estranhamente, o presidente não festejou a decisão pelas redes sociais.

Pequenas lojas e empresas – exclusivamente familiares – da região metropolitana de São Luís foram autorizadas a retomar suas atividades.

A população estava com saudade das compras. Ocorreu uma movimentação intensa nos principais pontos da cidade, como a Rua Grande, a Rua da Paz e a Rua de Santana. Filas se formaram na entrada das lojas para respeitar o limite de consumidores no interior dos estabelecimentos. O governo precisou ressaltar que as regras sanitárias estavam mantidas e deveriam ser cumpridas. A população entendeu e aderiu maciçamente ao uso de máscara nas ruas. Ao mesmo tempo, o Maranhão promovia a ampliação da realização e do acesso aos testes de detecção da Covid-19, aumentando a capacidade e a oferta do Laboratório Central de Saúde Pública do Maranhão (LACEN).

Os resultados imediatos e seguros do Maranhão, que se confirmariam nos meses seguintes, poderiam até servir de referência para outros estados e até para o Governo Federal, se houvesse interesse. A equipe da saúde, os comitês formados para estudar e enfrentar a pandemia, e todas as decisões do estado seguiram as orientações de seus cientistas, professores e profissionais de saúde.

Depois de adotar métodos orientados pela Ciência, a atenção voltava-se para a retomada da Economia. Um plano de incentivo econômico entrava em sua fase final de elaboração. Em agosto, seria anunciado o Plano Emergencial de Empregos Celso Furtado, cujo nome homenageava o economista nordestino, defensor do papel do Estado na ação contra as desigualdades sociais e econômicas, e que estaria completando 100 anos em 2020.

No mesmo período em que o lockdown ocorria na Grande Ilha, fracassava a segunda tentativa de compra de respiradores feita pelo Consórcio Nordeste. A Bahia havia fechado a negociação de seiscentos respiradores fabricados por empresas chinesas. A maior parte do equipamento iria ficar com a Bahia, mas o restante seria repassado aos estados formadores do Consórcio. Temendo um novo confisco em um aeroporto norte-americano, o governo baiano decidiu usar uma "rota alternativa" – expressão cada vez mais usada por governos e pela imprensa. Dessa vez, o Consórcio contratou uma empresa sediada na Califórnia, Estados Unidos, que – na esteira dos pagamentos antecipados que as fábricas chinesas impunham – exigiu e recebeu 80 por cento do valor total do lote, uma prática que, até o surgimento da guerra dos respiradores, era raríssima, mas que se tornara dolorosamente comum.

Quase um mês após a assinatura do contrato, a empresa informou que só poderia entregar cem respiradores e pedia mais prazo para a entrega. O secretário de Saúde da Bahia, Fábio Villas-Boas, notificou a empresa, solicitando o cancelamento do contrato e a devolução do adiantamento. Depois de muitas ameaças e um longo processo de negociação, o dinheiro seria devolvido apenas no início de junho.[123]

Em outros estados, além de investigações, a compra de respiradores provocou até prisões. Em São Paulo, o "respirador de 40 mil dólares" estava sob investigação do Ministério Público e do Tribunal de Contas do Estado.

No Rio de Janeiro, no dia 7 de maio, o Ministério Público do estado iniciou a Operação Mercadores do Caos, com foco na compra de respiradores sem licitação. O ex-subsecretário-executivo da Saúde, Gabriell Neves, que estava afastado, foi preso. Esse escândalo se tornaria um dos inúmeros motivos que deflagrariam o processo de impeachment contra o governador Wilson Witzel. Em Santa Catarina, a compra, decidida em apenas cinco horas,[124] de duzentos respiradores por 33 milhões de reais feita pelo governo estadual provocou a exoneração do secretário de Saúde Helton Zeferino.

No mesmo dia em que foi deflagrada, no Rio, a Operação Mercadores do Caos, o Brazil que não conhecia o Brasil estava em Brasília. Um grupo de empresários, que se reunira com ministros e com o presidente em seu gabinete, foi levado, de forma inesperada, por Bolsonaro ao STF. A comitiva seguiu o presidente e o ministro Paulo Guedes a pé pelos quinhentos metros que separam o Palácio do Planalto do prédio do Supremo, onde foram recebidos pelo então presidente da casa, o ministro Dias Toffoli, que ouviu pedidos para que as medidas de isolamento fossem relaxadas, e relatos sobre os efeitos danosos da quarentena na indústria e no comércio.

Era importante manter "visitas de cortesia"[125] ao STF. O país continuava movido a ações judiciais, mas a onda, definitivamente, havia virado no Maranhão. No dia 12, houve a liminar da Justiça Federal que suspendeu a expulsão dos quilombolas de Alcântara. Porém o Governo Federal mostrava uma ferrenha intenção de igualar o tratamento entre as minorias e exibia o mesmo carinho também pelos povos indígenas, que habitavam o noroeste do Maranhão, nas terras – sob responsabilidade da União – de Caru, Awá, Alto Turiaçu e Arariboia. O MPF precisou ajuizar uma ação civil pública contra a União e a Fundação Nacional do Índio (Funai) para que fosse cumprido o Plano de Contingência Nacional para Infecção Humana pelo Novo Coronavírus em Povos Indígenas, do Distrito Sanitário Especial Indígena do Maranhão (Dsei/MA). A ação pedia ainda uma maior fiscalização sobre o fluxo de entrada e saída nas terras indígenas para conter a pandemia.

De acordo com a ação, o MPF expedira em maio uma recomendação para que essas entidades providenciassem a entrega de EPIs, alimentos, álcool gel e testes de Covid-19 que garantissem a proteção dos direitos fundamentais dos povos indígenas no Maranhão. A Secretaria Especial de Saúde Indígena (Sesai) pediria ajuda e acabaria repassando – por ofício – um pedido para que o governo do estado distribuísse insumos e EPIs na região. A solicitação foi atendida, mas o governo maranhense pediu que a Sesai acompanhasse a distribuição.

A investigação do MPF, pouco depois, chegou a uma conclusão que não provocou uma grande surpresa. No estado do Maranhão, a União e a Funai não estavam adotando medidas e planos adequados para preservar os direitos à vida, à segurança, à saúde e à alimentação dos povos indígenas, expondo-os a um alto risco de contágio por Covid-19.[126]

Vinte e nove dias. O tempo que o substituto de Mandetta ficou no cargo. Depois de receber informações pela imprensa – em plena entrevista coletiva – sobre mudanças na classificação de serviços essenciais, de discordar do presidente sobre a aplicação do isolamento social, e de desafinar no coro da cloroquina, Nelson Teich pediu demissão – apesar de o Planalto alegar que ele fora demitido. No dia 15 de maio, Teich saiu explicando o que todos sabiam, mas não perdiam a chance de repetir e repetir. E chegavam até a entrar na Justiça para que então os ministros do STF também repetissem e repetissem.

Na entrevista de despedida, Teich fazia o brasileiro ouvir mais uma vez a mesma explicação: "A missão da Saúde é tripartite. Envolve o Ministério da Saúde, as secretarias estaduais e municipais. Isso é muito importante deixar claro. O Ministério da Saúde vê isso como algo absolutamente verdadeiro e essencial para conduzir a saúde deste país, tanto na parte estratégica, quanto na parte de execução".

O general de divisão Eduardo Pazuello, cuja experiência em Saúde se limitava aos 29 dias em que liderara a secretaria-executiva do ministério na gestão de Teich, assumiria, interinamente, a pasta. Antes estava no comando da 12ª Região Militar, em Manaus. Sem entrar para a reserva, Pazuello aumentaria a presença de militares no ministério e faria mudanças estratégicas. As coletivas de imprensa, antes diárias, passaram a ser sumárias. Com mais de 35 mil mortes por Covid-19 no país, ensaiou-se, o quanto foi possível, a criação de um novo método na divulgação dos números.

Na noite do dia 5 de junho, uma sexta-feira, o portal do Ministério da Saúde, com os números consolidados sobre a evolução da Covid-19, saiu do ar. Retornou na tarde de sábado, mostrando somente os números registrados no dia anterior. Questionado por repórteres sobre o novo sistema, o presidente deu mais uma daquelas respostas que não explicavam, mas provocavam reflexão e efeito: "Acabou matéria para o Jornal Nacional". Dessa vez, porém, entregava uma possível motivação para a mudança.

Várias associações de imprensa emitiram notas contra a nova decisão do Governo Federal, que apenas trazia mais repercussões negativas para o país. A Universidade Johns Hopkins excluiu imediatamente o Brasil do balanço global sobre coronavírus após a mudança da divulgação do boletim diário. O levantamento da instituição americana era referência mundial no acompanhamento da pandemia da Covid-19.

Dois dias depois do apagão de dados, os veículos *O Estado de S. Paulo*, *Extra*, *Folha de S.Paulo*, *O Globo*, G1 e UOL formaram um Consórcio de veículos e passariam a trabalhar em parceria na coleta e na divulgação de dados sobre a Covid-19. Como se tornava simbolicamente tradicional, foi preciso uma decisão do STF para que a divulgação do ministério voltasse a ser feita normalmente. Como a mudança não deu certo, o Ministério da Saúde voltou atrás e passou a divulgar o balanço completo do avanço da Covid-19 no país. A Universidade Johns Hopkins voltou a incluir o país em seus apontamentos. E o Brasil continuava girando em círculo.

No curto período em que o Ministério da Saúde tentava dificultar o acesso aos números da pandemia, o quase novo secretário de Ciência, Tecnologia e Insumos Estratégicos do Ministério da Saúde, Carlos Wizard, lançava a informação de que o ministério ia recontar o número de mortos no Brasil pela Covid-19. Ele considerava que os dados atuais eram "fantasiosos ou manipulados".[127] Dois dias após essa declaração, Wizard comunicaria em suas redes sociais que não mais aceitaria o cargo para o qual deveria ser convidado. Um possível convite, uma declaração, uma manchete, um recuo. Meia-volta, volver. Mais um giro para deixar o país no mesmo lugar.

Logo após a saída de Teich, o uso da cloroquina, tema que era discutido por brasileiros com a mesma racionalidade que se via em uma conversa de torcedores sobre o time do coração, voltava a ser debatido tecnicamente e com mais rodopios. No Brasil, decisão médica virava questão política. No dia 18 de maio, entrevistado pela CNN Brasil, Flávio Dino voltou a fazer seu esclarecimento:

> Vamos manter a mesma atitude: o critério é de cada profissional de saúde. Se o profissional de saúde achar que deve dar cloroquina ou azitromicina e assim sucessivamente, as nossas farmácias hospitalares estão há muitas semanas (oferecendo cloroquina), há muitas, mesmo! De modo que eu sequer compreendo porque isso virou um tema ideológico ou político. Nós sempre garantimos o direito ao acesso ao medicamento. Se o médico no hospital estadual A ou B prescreve, esse medicamento é administrado [...] Não é governador, nem general, nem presidente da República que deve determinar a conduta médica, porque ela deve ser adequada a cada paciente, ao grau de gravidade, aos riscos de qualquer remédio, cloroquina ou outro [...] Na rede estadual do Maranhão, vamos continuar a seguir isso, que é óbvio, do ponto de vista legal. Inclusive não é o governador que receita, é o médico que receita.

No dia 20, o Ministério da Saúde liberou o protocolo do remédio mais famoso do Brasil. A autorização indicava que os pacientes poderiam tomar, entre o primeiro e 14º dia, cloroquina ou sulfato de hidroxicloroquina associado à azitromicina durante cinco dias. A orientação valia para todos os casos leves, moderados e graves.[128] O presidente também deu seu parecer técnico sobre o tema: "Quem é de direita toma cloroquina, quem é de esquerda, Tubaína".[129]

Desse debate, o Maranhão não participava. Mas outras decisões do governo estadual voltariam a reacender discussões – muitas delas contagiadas pela paixão política. Às vésperas do decreto de lockdown, ainda no fim de abril, o governador Flávio Dino assinou o decreto 35.762/2020 que fazia uma requisição administrativa dos serviços de 40 profissionais de Medicina para enfrentar a pandemia, abrindo uma convocação para reforçar a equipe de saúde do estado, desde que o profissional possuísse formação em Medicina em uma instituição de educação superior brasileira ou estrangeira com diploma revalidado; ou fosse brasileiro ou estrangeiro com atuação em edição anterior do Programa Mais Médicos. Era uma necessidade urgente. O Maranhão estava com mais de duzentos médicos afastados por fazerem parte do grupo de risco ou estarem contaminados. O governador também pediu que as universidades públicas e particulares antecipassem as formaturas dos alunos de Medicina que estavam cursando os últimos anos.

O Conselho Federal de Medicina (CFM) reagiu e tentou, em maio, a imediata suspensão do decreto com uma liminar na Justiça Federal contra o governo do Maranhão na qual exigia que o Exame Nacional de Revalidação de Diplomas Médicos (Revalida) fizesse parte do processo obrigatório para inscrição de médicos que foram diplomados no exterior. A Justiça federal negou o pedido do CFM e o Governo do Maranhão contratou médicos formados no exterior, inclusive cubanos, desde que tivessem participado do Programa Mais Médicos, que originalmente fora criado durante a presidência de Dilma Rousseff para ser sepultado por Jair Bolsonaro. A decisão de encerrar o programa se revelaria ainda mais desastrosa com a pandemia.

Ao mesmo tempo, a Universidade Estadual do Maranhão (UEMA), seguindo a Declaração de Emergência em Saúde Pública de Importância Nacional e o Decreto estadual, passou a adotar processos simplificados para revalidar os diplomas de médicos brasileiros formados no exterior. O CFM novamente entrou na Justiça Federal pedindo a suspensão do edital da UEMA. E perdeu.

Na decisão, o juiz José Valterson de Lima, citaria a edição da revista *Veja* de 17 de junho, que relatava que os países europeus "correram para contratar a toque de caixa médicos e enfermeiros que aguardavam permissão de trabalho no limbo da imigração [...] Até a província alemã da Saxônia lançou uma campanha de recrutamento de refugiados com experiência médica – sendo a região o berço do partido de extrema-direita Alternativa para a Alemanha (AfD)."

Após uma manobra do Conselho Regional de Medicina do Maranhão (CRM-MA), que publicou uma resolução proibindo os profissionais registrados na entidade de participar da banca examinadora do "Revalida", o processo se tornou inviável. Porém, a disputa jurídica ainda prosseguiria no aguardo de uma decisão final da Justiça Federal. A perspectiva não era boa. No Acre, em dezembro, profissionais formados no exterior tiveram o pedido para atuar – sem o Exame Nacional de Revalidação – nas unidades do estado negado. As decisões foram proferidas pela 1ª e pela 2ª Vara Federal Cível e Criminal da Justiça Federal do Acre.[130]

Realizar ações que visassem combater a Covid-19 era a obrigação óbvia, indiscutível e básica de qualquer governante, mas o Brazil não conhecia o Brasil. A pandemia não conseguia se tornar o assunto principal do país. A notícia que agora tomava conta do país era a divulgação da gravação da reunião ministerial.

Em 22 de maio, após mais uma decisão do STF, era divulgado o vídeo, até então mantido em sigilo, da reunião ministerial realizada em 22 de abril. A peça fazia parte do inquérito que investigava supostas tentativas de interferência da presidência no comando da Polícia Federal.

No vídeo, Bolsonaro dava motivos para uma possível investigação:

> Eu não vou esperar foder alguém da minha família ou um amigo meu para trocar a segurança do Rio de Janeiro [...] não dá pra trabalhar assim. Fica difícil. Por isso, vou interferir! E ponto final, pô! Não é ameaça, não é uma extrapolação da minha parte. É uma verdade. Como eu falei, né? Dei os ministérios para os senhores... O poder de

veto. Mudou agora. Tem que mudar, pô! E eu quero, é realmente, é governar o Brasil. Não, é o problema de todos aqui, como disse o Marinho, né? É o mesmo barquinho, é o mesmo barco. Se alguém cavar o fu... cavar no porão aqui, vai, vai todo mundo pro saco aqui, vai todo mundo morrer afogado.

Seguiam-se mais palavrões, ameaças institucionais, palavrões, bajulações, delírios econômicos, palavrões, delírios ecológicos, ataques a governadores, delírios de baciada e palavrões.

Para o presidente, as ações dos governadores na pandemia foram exageradas. Reclamava. Reclamava muito, mas não apontava uma solução:

O que os caras querem é a nossa hemorroida! É a nossa liberdade! Isso é uma verdade. O que esses caras fizeram com o vírus, esse bosta desse governador de São Paulo, esse estrume do Rio de Janeiro, entre outros, é exatamente isso. Aproveitaram o vírus, tá um bosta de um prefeito lá de Manaus agora, abrindo covas coletivas. Um bosta. Que quem não conhece a história dele, procura conhecer, que eu conheci dentro da Câmara, com ele do meu lado!

Opinião que ganhava apoio e era seguida pelo presidente da Caixa Econômica Federal, Pedro Guimarães, que citava um vídeo de uma abordagem policial em cumprimento às regras de isolamento social. Para Guimarães, se acontecesse com ele, poderia "matar ou morrer": "Que porra é essa? O cara vai pro camburão com a filha. Se fosse eu, ia pegar minhas quinze armas e... ia dar uma... eu ia se... eu ia morrer. Porque se a minha filha fosse pro camburão, eu ia matar ou morrer".

E outros ministros seguiam a onda, como Damares Alves – da Família e Direitos Humanos – que afirmou que iria "pegar pesado" e pedir a prisão de governadores e prefeitos pelas ações que realizaram contra a pandemia.

Se bem que houvesse quem percebeu uma oportunidade – sempre existia – para o governo. Ricardo Salles, do Meio Ambiente, deu aula. Segundo ele, os ministros deveriam aproveitar o momento em que a imprensa dava destaque à pandemia para "ir passando a boiada e mudando todo o regramento e simplificando normas".[131]

Uma semana depois da divulgação do vídeo, o Brasil superava a Espanha e se tornava o quinto país com mais mortes por Covid-19.

No último dia de maio, os Estados Unidos anunciaram o envio de dois milhões de doses de hidroxicloroquina para o Brasil. O mesmo Trump que havia declarado que não queria "outros conseguindo" máscaras, agora abria mão de um enorme estoque de cloroquina. Mudou Trump ou mudou a cloroquina?

A resposta viria em outubro. Depois de contrair o novo coronavírus, Trump foi hospitalizado e tratado com Remdesivir, Dexametasona, um coquetel sintético de anticorpos produzidos pela farmacêutica Regeneron, e doses de zinco, vitamina D, famotidina, melatonina e aspirina.[132] Nada de hidroxicloroquina. Nada de cloroquina.

O que não mudava era o aglomerado protesto de domingo, que, em 31 de maio, começou ainda na madrugada, quando o chamado grupo "300 do Brasil", que, com sérias dificuldades aritméticas – era formado por poucas dezenas de pessoas[133] –, postou-se em frente ao prédio do STF. Os integrantes usavam roupas pretas e máscaras. Carregando tochas, bradavam gritos de ordem rimados contra a instituição e contra o ministro Alexandre de Moraes.

Depois que o sol nasceu, era hora de brilhar no céu de Brasília. Como fizera no domingo anterior, o presidente usou um helicóptero para chegar ao Palácio do Planalto. Iria prestigiar mais um ato em que se viam faixas e cartazes com as mensagens vistas em outras manifestações: "Supremo é o povo" e "Abaixo a ditadura do STF".[134] Cumprimentou apoiadores, passeou entre eles sem máscara e até andou a cavalo. No mesmo dia, na Avenida Paulista, em São Paulo, houve também um ato contra Bolsonaro realizado por torcidas organizadas. No mesmo local foi feita uma manifestação em apoio ao presidente, com os grupos se hostilizando.

Quase cinquenta dias depois do anúncio do então ministro Mandetta, a promessa tornou-se – em parte – realidade. No dia 18 de maio, o Ministério da Saúde começava a entregar respiradores para os estados. O Maranhão recebeu 25. Sozinho, o estado havia conseguido 255 (187 vindos da China e 68, comprados antecipadamente da empresa Intermed/Vyaire).

Em 4 de junho, 34 mil óbitos no país. O Brasil ultrapassava o número de mortes da Itália. A mesma Itália que despertara a piedade do mundo com imagens desesperadoras e que motivaram muitas ações preventivas. A Itália que comoveu o Brasil ficava para trás.

Naquela semana, o Maranhão divulgava que a taxa de ocupação hospitalar continuava diminuindo diariamente na Grande Ilha. Na segunda-feira, 8 de junho, era de 92,5 por cento, e na noite de quinta, a porcentagem caíra para 81,6 por cento. Nesse mesmo dia, havia 55.680 casos confirmados e 1.360 óbitos no estado.

Na conversa que mantinha com seus apoiadores em frente ao Palácio da Alvorada, Bolsonaro pediu a uma mulher que o questionara sobre o número de mortes para "cobrar de seu governador". Tentava fazer sua versão começar a pegar. Pelo Twitter, mandava a constitucional gestão tripartite às favas e detonava: "Lembro à Nação que, por decisão do STF, as ações de combate à pandemia (fechamento do comércio e quarentena, p.ex.) ficaram sob total responsabilidade dos Governadores e dos Prefeitos".

Ainda pediria, na mesma semana, que seus apoiadores registrassem imagens dos hospitais de campanha. Em transmissão ao vivo pelo Facebook, usando o seu manjadíssimo recurso do "pode ser que eu esteja equivocado", salpicou a sugestão:

> As informações que nós temos, pode ser que eu esteja equivocado, mas, na totalidade, ou grande parte, ninguém perdeu a vida por falta de respirador ou leito de UTI, pode ser que tenha acontecido um caso ou outro, inclusive as informações que chega (sic) pra nós... Seria bom você fazer na ponta da linha. Se tem hospital de campanha perto de você, hospital público, arranja uma maneira de entrar e filmar. Muita gente está fazendo isso, mas mais gente tem que fazer para mostrar se os leitos estão ocupados ou não, se os gastos são compatíveis ou não.

A entrada em unidades de saúde, além de perigosa para os cineastas amadores, era proibida e representava um risco muito grande para os doentes, os profissionais de saúde e até para os que atenderiam ao convite do presidente, que iriam expor pacientes a situações nada confortáveis. No mesmo dia, 11 de junho, o Brasil chegava à marca de 40 mil mortes, mas o presidente não fez referência ao número. Um dia depois, os dados consolidados da Universidade Johns Hopkins, mostravam que havia mais de 7 milhões de casos do novo coronavírus em todo o mundo e 423 mil mortes. Com 2,7% da população mundial, o Brasil tinha quase 10% das mortes por Covid-19.

Com o presidente achando que poderia estar "equivocado" e no vácuo deixado pelo Ministério da Saúde, prosseguia também a guerra do discurso dos números no Brasil. Bolsonaro, vendo o crescimento incontrolável da pandemia, agora acusava o ex-ministro Mandetta de ter adulterado os índices da doença durante sua gestão. Para o presidente, os números de Mandetta eram "fictícios" e ele teria dado uma "inflada" nos dados. O ex-ministro devolveu a acusação com um argumento conhecidíssimo pelos seguidores de Bolsonaro. Em seu Twitter, no dia 12 de junho, Mandetta foi no ponto, colocando em dúvida a atitude do presidente e citando um versículo da Bíblia a que Bolsonaro costumeiramente recorria: João 8:32 – "E conhecereis a verdade, e a verdade vos libertará": "Quantos dos 800.000 casos confirmados e das 41.000 vidas perdidas a atitude tola foi a responsável? Realidade inflada? Ainda querendo maquiar? Cuidado. A morte está na espreita e na conta dos incautos. Reflita e reze. Fique com João 8:32. Não cite. Pratique".

Apenas oito dias depois, mais nove mil mortes.

A edição do Jornal Nacional daquele sábado, 20 de junho, fez sua abertura destacando as informações que atualizavam a tragédia brasileira: 50.058 óbitos e mais de um milhão de casos confirmados. Em seguida, os apresentadores William Bonner e Renata Vasconcellos leram o editorial:

> É um marco trágico na pandemia. Mais de 50 mil mortes. 50 mil. Uma nação se define como a reunião de pessoas que compartilham sentimentos, afetos, laços, cultura, valores, uma história comum. Empatia é a capacidade que o ser humano tem de se colocar no lugar do outro, de entender o que o outro sente. Uma nação chora os seus mortos, se solidariza com aqueles que perderam pessoas queridas. 50 mil. Diante de uma tragédia como essa, uma nação para, ao menos um instante, em respeito a tantas vidas perdidas. É o que o Jornal Nacional está fazendo agora diante desses rostos que nós temos perdido desde março.

E é um sinal muito triste dos tempos que vivemos que a gente tenha que explicar essa atitude. Não para a imensa maioria do povo brasileiro, de jeito nenhum, mas para uma minoria muito pequena, mas muito barulhenta, para quem o que nós fazemos, o jornalismo profissional deveria, senão fechar completamente os olhos para essa tragédia, pelo menos, não falar dela com essa dor. O JN já pediu, você lembra, que a gente parasse para respirar porque tudo vai passar. O JN já lembrou que as vidas perdidas não podem ser vistas só como números, e a gente repete mais uma vez: respira. Vai passar. A gente repete também: 50 mil não são um número. São pessoas que morreram numa pandemia. Elas tinham família: mães pais, filhos, irmãos, avós, famílias. Tinham amigos. Tinham conhecidos, vizinhos, colegas de trabalho, como nós aqui somos. E nós como nação devemos um momento de conforto pra todos eles.
E para nós mesmos, porque nós somos uma nação. Como Bonner disse: Tudo isso vai passar. Quando passar, é a História com H maiúsculo que vai contar para as gerações futuras o que, de fato, aconteceu. A História vai registrar o trabalho valoroso de todos aqueles que fizeram de tudo para combater a pandemia, os profissionais de saúde em primeiro lugar.
Mas a História vai registrar aqueles que se omitiram, os que foram negligentes, os que foram desrespeitosos. A História atribui glória e atribui desonra. E História fica para sempre.[135]

No dia 7 de julho, o presidente Bolsonaro comunicaria, em uma entrevista para a CNN Brasil, Record TV e TV Brasil que teria contraído o novo coronavírus, mas que estava bem, apresentando apenas sintomas leves, como tosse e febre baixa.

Talvez preocupado com o que ficará para sempre, sobre o que a História vai atribuir ao seu governo, o presidente, no dia 16 de julho, durante sua *live* semanal, fez mais um ataque contundente ao isolamento social e às medidas que combatiam a pandemia. No que o colunista do UOL, Leonardo Sakamoto, classificou como "rajada de mentiras e distorções", Bolsonaro, ainda com Covid-19, falava sobre economia, STF, cloroquina e até sobre o vermífugo Annita.

O primeiro tema do emaranhado de pensamentos foi a economia: "Não podemos continuar sufocando a economia! Dá para entender que a falta de salário, a falta de emprego mata, e mata mais que o próprio vírus? Será que tá difícil? Será que tô errando ao falar isso daí? Eu tenho que ter mais responsabilidade?".

Em seguida, mais uma vez, tentava fazer colar a ideia de que estava proibido de atuar na pandemia porque o STF determinara que só os estados e os municípios poderiam realizar ações em relação ao isolamento. Não era nem uma decisão do Supremo. O que o STF fazia, a rigor, era seguir o que a Constituição determinava. A União tinha o dever irrenunciável de promover as políticas nacionais de saúde, as regras gerais e os planos. Era o contrário do que Bolsonaro pregava.

Seria muito difícil imaginar que nenhum assessor jurídico, ou ministro, ou secretário, ou advogado não o tivesse alertado quanto ao papel da União na gestão tripartite da Saúde, mas o presidente insistia: "Eu podia ficar quieto, afinal de contas o Supremo Tribunal Federal disse que quem decide tudo nessa área são estados e municípios. E ponto final".

Sobre a cloroquina e a hidroxicloroquina, tratava as duas substâncias como se fossem uma só. E confundia-se no raciocínio a ponto de tornar difícil entender o restante de sua mensagem: "Ainda tem estado, eu pedi pra Saúde levantar, que tá proibindo a tal da cloroquina, a hidroxicloroquina. Se não tem alternativa, por que proibir? Ah, não tem comprovação científica que seja eficaz. Mas também não tem comprovação científica que não tem comprovação eficaz. Nem que não tem, nem que tem".

E apresentava uma novidade, o vermífugo Annita: "Também agora está aí, estão apresentando o Annita. Não sou médico, não recomendo nada para ninguém. O que recomendo é que procure o médico... Você que está com parente, um amigo, um idoso que tá com sintomas, procure um médico. Doutor, ministra ou não hidroxicloroquina? Ministra Annita ou não? O que o senhor recomenda? O médico vai falar alguma coisa. Pode falar 'vai para casa e deite'. Aí você decide e procura outro médico se quiser".

Uma semana depois, enquanto cumpria o isolamento, o presidente passeou de moto pelo Palácio da Alvorada. Parou, tirou o capacete e, sem máscara, conversou com alguns profissionais que faziam trabalho de jardinagem e limpeza. No dia 25 de julho, Bolsonaro anunciaria com uma caixa de hidroxicloroquina nas mãos, em um vídeo no Twitter, que seu exame teria dado negativo.

A História também registraria uma outra decisão do juiz José Valterson de Lima.

Em 29 de julho, a Justiça Federal da 1ª Região atenderia a ação ordinária do estado do Maranhão e suspenderia a pena de perdimento dos ventiladores pulmonares comprados na China que a Receita Federal se esforçava para impor ao estado.

A frágil tentativa da Anvisa e da União de se escorar em regras que foram flexibilizadas durante a pandemia não foi muito longe. Porém, em meio àquele monte de frases que não encontravam respaldo, uma palavra chamou muito a atenção na alegação da União. A observação feita sobre o efetivo militar do coronel Leite: "O secretário da Indústria, Comércio e Energia e o secretário chefe do gabinete militar [...] estavam acompanhados de vários 'capangas'".

No "mérito", porém, a Anvisa não tinha como se sustentar e reconhecia que as normas às quais o autor (o estado do Maranhão) estava submetido para a importação dos equipamentos já não eram "aquelas ordinárias e previamente existentes, mas novas regras, flexibilizadas e simplificadas [...] especificamente editadas para a importação de dispositivos médicos identificados como prioritários" e que equipamentos e EPIs "que ainda não foram por ela (Anvisa) regularizados podem ser importados e comercializados [...] desde que estejam regularizados e comercializados em jurisdição de um membro do International Medical Device Regulators Forum (IMDRF)" – (ao qual a China pertencia). A Anvisa reconhecia também que a importação de produtos como respiradores tinha "deferimento automático do licenciamento de importação no Sistema Integrado de Comércio Exterior (SISCOMEX)". Colocações que poderiam ser lidas como um reconhecimento de que o jogo de cena, a busca da assinatura do secretário Simplício Araújo, as notas de esclarecimento, o telefonema da Abin e as ameaças de perdimento não passavam de uma tentativa de provocar desgaste, ganhar tempo e pressionar a gestão do estado nordestino.

O Juiz Valterson de Lima também concordou com o que o estado do Maranhão alegava. O mais estarrecedor em toda a gincana federal era que não seria necessária nem recorrer às leis criadas em virtude da pandemia de Covid-19. O artigo 54 da Lei 13.043/2014 – que fora criada no mesmo ano do 7 a 1 para a Alemanha e estava vigente – autorizava o controle aduaneiro *a posteriori*, em situação de calamidade pública:

> Art. 54. Na situação de calamidade pública, assim reconhecida por ato da autoridade competente, em que haja risco de desabastecimento para atendimento das necessidades básicas da população, poderá ser autorizada a entrega antecipada da mercadoria ao importador, previamente à formalização dos registros associados aos controles administrativos e aduaneiros, em conformidade com o estabelecido em ato do Poder Executivo.
> § 1º Na hipótese do caput, o importador terá prazo de 30 (trinta) dias para formalizar os registros exigidos e apresentar os documentos comprobatórios da regular importação e da destinação das mercadorias importadas.

Como o estado de calamidade pública já estava decretado, uma situação admitida antes mesmo da Lei da Pandemia, a liberação de mercadorias importadas poderia ser feita imediatamente; e o seu desembaraço, mais tarde. E ainda, no parágrafo primeiro, encontrava-se mais uma colocação inquestionável que permitia ao importador ter um "prazo de 30 dias para formalizar os registros exigidos e apresentar os documentos comprobatórios".

Assim, o Juiz José Valterson de Lima deferiu o pedido do estado do Maranhão e determinou que a União suspendesse a pena de perdimento dos 107 respiradores. Na mesma decisão, União e Anvisa já ficavam avisadas que, nas novas importações, deveriam liberar antecipadamente as mercadorias, "admitindo, *a posteriori*, os registros associados aos controles administrativos e aduaneiros".

A decisão ainda permitia recurso.

Após vários tipos de ameaças, de documentos, assinaturas urgentes, espiões da Abin, postagens agressivas e de ameaças de confisco; algumas dúvidas surgiam de modo inevitável. Nem a União nem a Anvisa teriam conhecimento da Lei 13.043/2014? Deixando de lado leis e juízes, qual seria a motivação de se tentar impor uma pena de perdimento a respiradores que, durante uma pandemia mortal, estavam instalados em hospitais públicos? Todo esse esforço seria feito porque o papel não levou seu carimbo ou a linha indicada ficou sem assinatura?

Frente ao que dizia a Lei, muito antes da pandemia, até a famosa nota divulgada pela Receita perdia sua razão de ser ao afirmar que a operação havia sido "realizada sem o prévio licenciamento da Anvisa e sem autorização da Inspetoria da Receita Federal em São Luís, órgão legalmente responsável por fiscalizar a importação das mercadorias".

Era como se houvesse uma obrigação incontrolável de marcar posição, de conseguir míseras manchetes, de protestar contra o que a imprensa chamou de "drible". Mesmo sem nenhum argumento jurídico minimamente razoável, o protesto pelo protesto. Perder na Justiça, sim. Perder na guerra de discurso das redes sociais, nunca. Quem gritava mais, levava mais. Na mesma linha do presidente, que, em seus pronunciamentos, lives e postagens, tentava mostrar que fora impedido de tomar decisões quanto à pandemia, quando a Constituição pregava justamente o contrário.

O Juiz Valterson de Lima, ao aceitar o pedido do Maranhão e suspender a pena de perdimento dos respiradores, deixava claro que não existira abuso das pessoas físicas e jurídicas e que, naquelas circunstâncias, não poderia haver comportamento diferente.

Foi uma questão de vida e morte.

Não era uma hipérbole. Era a História sendo feita.

História feita no dia a dia, nas ruas e nas urnas, nas escolhas dos eleitores que mudam o destino de pessoas comuns, como uma gaúcha que recebeu uma oferta de um emprego melhor e mudou para o interior do Maranhão, onde vivia desde 2013, em busca de seu sonho.

E que seria a primeira pessoa na sua cidade a ser infectada pelo novo coronavírus.

## CAPÍTULO 7

ASSIM COMO HOUVE fracassos e novas tentativas, uniões improváveis e sabotagens explicáveis que prejudicaram a Operação Etiópia-Maranhão, também existiu um momento em que o projeto saiu do controle de seus criadores para dar lugar a uma sequência de acontecimentos muito mais entregues ao fado e ao destino do que aos detalhes de um cuidadoso planejamento.

Uma sucessão de atos e ações que começou em São Luís passou por Londres, Taizhou, Guanghzou, Adis Abeba, Lomé, São Paulo e voltou a São Luís para chegar a Imperatriz exatamente quando deveria chegar. Mais uma vez, talvez os altares improvisados, do Maranhão ao Rio Grande do Sul, pudessem explicar o que Ângela Maria Schiefelbein viveu e ao que sobreviveu.

Natural da cidade de Agudo – a sessenta quilômetros de Santa Maria, no centro do Rio Grande do Sul –, Ângela tornou-se uma jornalista conhecida em toda a região depois de trabalhar na Rádio Integração, no município vizinho de Restinga Seca; e na Rádio Agudo, por quatro anos.

Em 2013, mudou de estado e de profissão. Aceitou uma oferta melhor de trabalho na cidade maranhense de Estreito. A esse primeiro convite seguiu-se uma outra proposta, vinda de amigos que ela conhecera no município gaúcho de Candelária, para gerenciar uma loja também situada em Estreito. Ângela topou. Foi ficando e se adaptando. Repetia a aventura de muitos brasileiros que deixaram o Brasil para conhecer uma terra totalmente diferente da sua. O Brasil. Descobriu uma cultura, culinária, povo, tradições e um modo de vida totalmente novos. Um lugar em que a temperatura raramente era menor do que 20 ºC, um forte contraste para quem estava acostumada ao inverno gaúcho e seus costumes.

Estreito está localizado no sul do Maranhão, a cento e vinte quilômetros de Imperatriz e a setecentos de São Luís, e sintetiza a mistura natural que o Maranhão carrega, com um pouco de três biomas diferentes; amazônico, cerrado e caatinga. Também faz parte do Parque Nacional da Chapada das Mesas, onde, além de belas formações rochosas, há buritizais, cavernas, cachoeiras e sertão, como a própria população se refere à localização da cidade.

O município é ligado pela ponte Juscelino Kubitschek de Oliveira, sobre o Rio Tocantins, à cidade de Aguiarnópolis, no estado do Tocantins. Com uma população estimada em 43 mil habitantes, Estreito tem, entre outros, o título de "capital maranhense da energia elétrica", em razão da Usina Hidrelétrica de Estreito, inaugurada em 2012 e construída no Rio Tocantins. A ponte e a usina provocam uma alta e constante rotatividade de pessoas e um permanente trânsito de caminhões, que resultavam em bons números para o comércio. Porém, em época de pandemia, essa movimentação poderia transformar a cidade em um polo de disseminação do novo coronavírus.

Aos 46 anos, como gerente de uma grande empresa local de acessórios para caminhão chamada Xiru-Ar, Ângela atendia e tinha contato com motoristas e profissionais de todo o país, além de se dedicar também a uma ONG da cidade que cuidava de animais abandonados. No fim de março, ainda sem nenhum caso relatado, Estreito passou a adotar os protocolos de segurança e prevenção à Covid-19, mas permaneceu com o comércio aberto.

No dia 19 de abril, Ângela sentiu uma leve indisposição. Aproveitou o domingo para descansar. Na segunda-feira, sentia-se melhor. Atribuíra o mal-estar ao forte ritmo de trabalho na empresa, que estava realizando uma troca de sistema de informática. Ficou em casa no feriado de Tiradentes e chegou até a cuidar do jardim. Porém, no fim da tarde do dia 23, não teve forças para descer as escadas do escritório. Suas pernas não a obedeciam e ela não conseguia mais encher o pulmão de ar. Precisava fazer um grande esforço para completar a respiração.

Pediu a seu companheiro, Valdemir Rodrigues, que a levasse ao Hospital Municipal da cidade. Ângela não tinha febre, e a pressão estava normal, porém sua saturação – a quantidade de oxigênio no sangue – estava muito baixa. Foi colocada em isolamento. A partir daquele momento, não teria mais contato com Valdemir nem com seus amigos. Falaria apenas com médicos e enfermeiros, que usavam avental, máscara, luvas e viseira. Não poderia nem mais usar o celular.

No dia seguinte, sexta-feira, a UPA de Estreito, readequada para atender a casos exclusivos de Covid-19, recebia sua primeira paciente. Ângela, a essa altura, não se sentia bem, com um forte cansaço. A dificuldade para respirar persistia. Os exames de detecção da doença haviam acabado de chegar. Ela fora a primeira pessoa da cidade a realizar o teste. E também o primeiro caso confirmado de Covid-19 na região. Valdemir também foi testado. Seu resultado deu negativo, porém recebeu a orientação de repetir o exame na semana seguinte.

No sábado, dia 25, Ângela foi transferida para o Hospital Macrorregional Dra. Ruth Noleto, de Imperatriz, onde, havia apenas dez dias, fora criado um ambulatório especializado em Covid-19, com novos leitos de UTI. Quando chegou a Imperatriz, seu estado era muito grave. No mesmo dia, passou por uma série de exames, do pulmão, de sangue e uma tomografia. O vírus agira silenciosamente em Ângela. Foi detectado que ela havia desenvolvido uma pneumonia, que, em pacientes com Covid-19, seria uma consequência da lesão gerada pelo novo coronavírus nos pulmões ou então da resposta exagerada do sistema imune do organismo, um fenômeno que recebeu o nome de "tempestade imunológica [...], um monte de substâncias são produzidas e causam uma inflamação que ocorre nos brônquios, nos pulmões e nos alvéolos pulmonares".[136]

Mesmo sentindo-se muito cansada, Ângela procurava manter-se atenta e impressionou-se com a constante movimentação de profissionais de saúde ao redor de seu leito. Recebeu a visita de vários médicos, da psicóloga e das assistentes sociais. Seu pulmão estava extremamente comprometido. A equipe do Macrorregional então revelou que seria preciso transferi-la para a UTI.

Seria intubada. Ângela usaria o respirador chinês que, há duas semanas, nem estava no Brasil; e que, há uma semana, nem estava em Imperatriz. Foi Rodrigo Araújo quem levou o equipamento para a cidade, conversou com os técnicos e médicos, explicou seu funcionamento e fez a instalação.

O aviso de que iria para a UTI e seria intubada chocou Ângela. Ela não esperava que seu quadro pudesse piorar tanto. Só tomou noção da gravidade de sua situação naquele momento. Antes, acreditava que, em quatro ou cinco dias, apenas com remédios, ficaria curada. Como não houvera nenhum caso confirmado em Estreito, pensava que o novo coronavírus fosse algo bem distante, ainda mais porque estava tomando os cuidados recomendados.

Foi tudo muito rápido. Avisos e mudanças que aconteceram em uma velocidade que ela não conseguiu acompanhar. A informação de que estava com Covid-19 e que a doença agora ameaçava sua vida a abalou muito. Estava ainda mais triste porque já eram quatro dias sem contato com os amigos e com Valdemir. Uma solidão com acompanhamento. Os médicos do Macrorregional explicaram detalhadamente o processo de intubação a que seria submetida, alertando que precisariam fazer uma sedação com anestésicos, um processo difícil e desgastante. Ângela tornava-se, assim, a primeira paciente internada na ala nova do Macrorregional. E a primeira a usar o respirador chinês.

Para ela, pouco importava.

Na semana anterior, chegara a ouvir a notícia sobre a chegada dos respiradores, o que considerou um fato distante, que jamais mudaria a sua vida. Mas estava se sentindo tão mal que nem queria saber como seria o seu tratamento. Não questionou, nem perguntou. Apenas ouvia. Queria somente que a ajudassem. Decidiu confiar na equipe.

Ao mesmo tempo, ela também se transformava em uma paciente símbolo para aquela equipe médica. Era o primeiro caso de Covid-19 para todos eles, um desafio que nunca haviam enfrentado e sobre o qual iriam estudar e debater formas de tratamento, testes, exames e novas possibilidades.

Naquele longo sábado, dia 25 de abril, Ângela seguiu para a UTI, onde foi intubada. Não conseguiria lembrar muito bem dos dias que se seguiram.

O primeiro caso de Estreito provocou um aumento nos cuidados da cidade em relação à pandemia de Covid-19. A empresa em que ela trabalhava suspendeu as atividades e solicitou que o Corpo de Bombeiros realizasse uma desinfecção no local. O prefeito Cícero Neco, do MDB, determinou que, a partir de 13 de maio, o comércio não essencial de Estreito permanecesse fechado durante dez dias para conter o avanço do novo coronavírus nos bairros.[137] O trânsito de vans, táxis e mototáxis de outros municípios foi proibido; e os estabelecimentos de alimentação só poderiam funcionar com sistema de entrega em domicílio.

As notícias sobre ela foram mais longe. Percorreram mais de três mil quilômetros, chegaram a Agudo e assustaram sua família e seus amigos. Além de representar o brasileiro que deixou sua cidade para viver em um estado distante, Ângela também era um símbolo da mistura religiosa que ainda marcava o país. Enquanto permanecia sedada na UTI, estaria no pensamento de muitas pessoas. No Maranhão, seus amigos luteranos formaram correntes de oração para pedir sua melhora. Em Agudo, o mesmo foi feito pelo seu grupo do Templo de Umbanda Cavaleiros da Cabocla Jurema. Outro slogan de Estreito era "cidade da fé", impulsionado pelo Padre católico Luzimar Moura, que celebrava a Santa Missa de Cura e Libertação, que reunia centenas de fiéis. Os amigos católicos de Ângela passaram a rezar o terço por sua recuperação.

Uma semana depois da internação de Ângela, Valdemir repetiu o teste. O resultado deu positivo. Sentia fraqueza e tinha tosse, mas apresentava sintomas bem mais leves que a sua companheira. Mesmo assim foi transferido em seguida para o mesmo Hospital Macrorregional. Ele ficaria internado em um leito clínico de uma ala ambulatorial, mas sua maior preocupação era com Ângela. No fim da tarde, Valdemir recebia notícias das assistentes sociais sobre a evolução do quadro clínico de Ângela e sobre a expectativa da equipe. Cinco dias depois de ser internado, apenas tomando remédios, Valdemir fez um novo teste, que deu negativo. Recebeu alta. Deveria retornar para sua casa, continuar tomando os remédios receitados e guardar isolamento completo por duas semanas. Nesse período, teve contato apenas com os médicos de Estreito que lhe telefonavam diariamente para acompanhar seu caso. Ele aproveitava para perguntar sobre a companheira. Depois de duas semanas, Valdemir voltou à UPA para fazer novos testes. Estava livre do vírus e poderia retornar ao trabalho.

Quando Valdemir deixou o Macrorregional, Ângela enfrentava o seu 14º dia intubada e internada na UTI. Tinha raros momentos de consciência, nos quais, atordoada com os medicamentos que estava tomando, já não sabia o que era realidade e o que era imaginação. Seu estado foi se agravando, e ela passou a ter a percepção de que a equipe médica já não acreditava na sua recuperação. Houve constantes trocas de medicação. Chegou a tomar hidroxicloroquina, o que lhe provocou diarreia, uma reação considerada comum ao remédio, que foi retirado de seu tratamento logo em seguida.

Ângela estava física e psicologicamente arrasada. Para ela, os piores momentos eram quando sua sedação baixava e ela voltava a ter um pouco do controle do seu pensamento. Encarava como real a possibilidade de não se recuperar e sabia que, por causa de sua doença, não haveria traslado. Ficava desesperada ao pensar que sua mãe, Ledi; sua filha, Gisele; e seus irmãos, Flávio, Darlan e Volmir, que não tinham como vê-la, não poderiam se despedir dela. Sentia muita saudade de sua família e de sua cidade, que estava a mais de três mil quilômetros.

O caminho da recuperação também foi muito doloroso. O arriscado processo de remoção do tubo, o chamado "desmame", foi longo e difícil. A sedação foi retirada lentamente para que ela não corresse riscos de ter sequelas neurológicas; a equipe médica, de posse de um estudo sobre a vida de Ângela, fazia-lhe constantemente uma série de perguntas sobre sua família e seu trabalho para manter sua mente ativa. Durante a primeira tentativa, Ângela teve uma convulsão. Precisou voltar ao respirador.

Foram 24 dias intubada, respirando com ajuda do ventilador pulmonar. Quando os dutos, sondas e drenos foram finalmente retirados, ela ficou quatro horas em observação e foi levada para um leito comum.

No dia seguinte, recebeu alta. Os médicos temiam que o ambiente hospitalar pudesse prejudicar sua recuperação.

A saída de Ângela comoveu o Hospital, que dividiu com ela a vitória. A vitória de Ângela, uma vitória de toda a equipe médica. A cena vista em hospitais do mundo todo repetiu-se em Imperatriz para uma de suas pacientes mais especiais. Um corredor de quase vinte profissionais formou-se. Eles a aplaudiam, desejando-lhe "parabéns" e "boa sorte". Conduzida em uma cadeira de rodas por uma enfermeira, Ângela chorava e agradecia.

A sua luta iria prosseguir. Levaria muito tempo para superar os dias na UTI e, além de ser acompanhada por médicos durante a recuperação em sua casa, teria apoio de psicólogos. Confusas lembranças continuariam em suas memórias. Evitava se comparar, mas tinha certeza de que superara muito mais do que pensava suportar; e que outras pessoas não conseguiriam passar pelo seu sofrimento. Depois da alta, além de um cuidadoso resguardo por conta do risco de uma segunda contaminação, ainda precisaria usar um exercitador respiratório e se submeter a um longo tratamento com fisioterapeutas e fonoaudiólogos.

Um corte. Um corte em sua vida. Assim ela definiria o tempo que passou na UTI. Chegou a pensar que nunca mais veria as pessoas que amava e que elas nem mesmo teriam a oportunidade de lhe dizer adeus, mas teve uma nova chance de mostrar o quanto essas pessoas eram importantes para ela.

De 25 de abril a 18 de maio. Dias de silêncio e de uma resignada tristeza. Quando deixou o hospital, ainda não sabia de sua história. Aos poucos, em pedaços, foi descobrindo sua saga.

Ângela, a primeira a ser atendida na UPA de Estreito.

A primeira a fazer o teste de Covid-19 em sua cidade.

O primeiro resultado positivo.

A primeira a usar uma ala de hospital construída para enfrentar a sua doença.

A primeira a respirar com a ajuda de um respirador que viera de um lugar distante, de uma maneira improvável.

A que recebeu orações de luteranos, católicos e umbandistas.
A gaúcha do Maranhão.
A síntese do Brasil.

O risco determinado pelo espaço de dias e até horas a que Ângela fora exposta se tornaria cada vez menor no Maranhão, que entrava no mês de junho, finalmente, sem a sombra de uma tragédia. A máxima da eterna desconfiança em relação ao Governo Federal tornara-se uma regra no estado. Sem esperar nenhum tipo de ajuda, o Maranhão sabia que precisaria agir sozinho.

No dia do primeiro caso confirmado de Covid-19 no estado, 20 de março, havia 232 leitos clínicos e de UTI dedicados ao tratamento da doença. Dois meses depois, já seriam cerca de 1.300, quase seis vezes mais, obtidos com reformas e ampliações de hospitais, ou com o apoio do recurso constitucional da "requisição administrativa". Em junho, haveria mais de 1.700 leitos para tratamento exclusivo de Covid-19. Somente nesse mês, o Ministério da Saúde começaria a entregar os prometidos respiradores para o estado. Em agosto, o total de ventiladores pulmonares enviados para a administração estadual chegaria a 110, quase o mesmo número que o Maranhão conseguiria, sozinho, apenas no primeiro carregamento vindo da China, ainda em abril.

Eram as vantagens de não acreditar.

O Ministério da Saúde continuava tendo problemas de aquisição de equipamentos e EPIs por conta da desastrosa tentativa de confisco que arriscara fazer ainda em março. Naquele momento, o ainda ministro Mandetta e seus assessores travavam uma batalha que não teria lugar se o país estivesse preocupado apenas com a Covid-19. Em seu livro *Guerra à Saúde*, o ex-diretor de comunicação social do Ministério da Saúde, Ugo Braga, revelou que, no dia 28 de março, um sábado, havia apenas uma certeza entre os membros da equipe do ministro. Depois de se reunir com o presidente, Mandetta seria demitido. Não foi. Mas não houve comemoração. Braga contou que a equipe entendeu que "o chuvisco era somente o precursor de tempestade".[138] O Ministério da Saúde seguiria em frente na luta contra a Covid-19, apesar de seu descrédito explícito, provocado pelo bate-boca público. Além disso, outros estados e cidades, atentos também à disputa jurídica – que foi parar no STF – dos respiradores da fábrica da Intermed/Vyaire – um caso que chamou a atenção de outros governadores e se tornou um exemplo da desencontrada gestão federal –, entraram com liminares garantindo a compra direta.

Já em abril, enquanto o Reino Unido, no dia 23, iniciava os testes clínicos de uma vacina desenvolvida pela Universidade de Oxford,[139] a preocupação no Brasil era com uma crise de ciúmes que provocara a demissão de um ministro que exibia vontade de encarar a pandemia. Não seria mais apenas o Maranhão que passaria a não acreditar na capacidade de administração do torpedeado Ministério da Saúde. O "cada um por si" tornava-se institucional.

As empresas nacionais até que fizeram sua parte. Aumentaram substancialmente a produção e superaram-se. A própria Intermed/Vyaire, que costumava entregar em média 125 respiradores por mês, ampliou esse total para 300 em abril. Ao mesmo tempo em que, atestando a desconfiança nacional sobre o combate à Covid-19, o escritório de advocacia de outra fabricante brasileira de respiradores de primeira linha, a Magnamed, recebia 13 liminares requisitando a entrega de 1.288 aparelhos.[140]

Havia uma boa notícia – era preciso manter o otimismo. O interino Pazuello já superara o tempo de seu antecessor, Nelson Teich, no cargo, mas ninguém se atreveria a sair festejando esse fato. No dia 5 de junho, a coluna de Mônica Bergamo, na *Folha de S.Paulo*, confirmava a falta de rumo no enfrentamento da pandemia: "Ministério da Saúde só desembolsou 10% do total para ações contra a Covid-19 – De R$ 10,3 bilhões no caixa, só R$ 1 bi foi pago; outros R$ 1,8 bilhão já foram contratados, mas ainda não pagos".

No dia 23, era a vez de a parceria da Associação Brasileira de Jornalismo Investigativo, Abraji, com a Transparência Brasil apontar, graças ao levantamento do projeto Achados e Pedidos,[141] que, de cada cinco reais contratados pela Fundação Nacional do Índio (Funai) em serviços e materiais para enfrentar a pandemia entre 7 de abril e 17 de junho, mais de três reais não foram liquidados. Como bem sabia o Maranhão sobre o tratamento federal dado aos povos indígenas, o auxílio ainda não havia chegado.

O "cada um por si" também orientava o próximo capítulo da luta contra a pandemia: a guerra da vacina. Ainda no dia 11 de junho, João Doria anunciara uma parceria do Instituto Butantan com o laboratório chinês Sinovac Biotech para testar e produzir uma vacina contra o coronavírus. O grande trunfo do governador paulista era o Butantan, o maior produtor de vacinas da América Latina, uma instituição centenária ligada ao governo do estado de São Paulo, mas que recebia uma parte dos seus recursos da União. A apenas surpreendente, mas nada espantosa, novidade era que o acordo fora feito diretamente entre a empresa chinesa e o governo do estado de São Paulo, sem participação do Governo Federal. Naquele mesmo dia, enquanto um governador brasileiro se preocupava com a vacina, Bolsonaro convocava seus seguidores a "entrar e filmar" hospitais de campanha. O discurso das mortes infladas não resistia à verdade que se via no sinistro dia a dia dos registros dos cemitérios. Era preciso deixar essas acusações para trás e atualizar seus ataques.

No dia 20 de julho começaram a ser realizados os primeiros testes clínicos com a vacina CoronaVac. Em 8 de outubro, oitenta dias depois do início dos testes, em uma entrevista coletiva comandada pelo secretário-executivo do Ministério da Saúde, coronel Elcio Franco, foi confirmado o pagamento da primeira parcela da iniciativa Covax Facility – um consórcio que envolvia mais de cem países, coordenado pela OMS – no valor de 830 milhões de reais, de um total de 2,5 bilhões. O Brasil optava pela menor opção de cobertura permitida, o que equivalia a 10% da população brasileira. O colunista do UOL, Jamil Chade, questionou o Ministério da Saúde sobre a escolha mínima. O Ministério da Saúde argumentou que a pasta poderia "adquirir mais vacinas junto aos laboratórios que integram a aliança". Na sede da OMS em Genebra, na Suíça, Chade apurou que não havia "nem uma previsão e nem uma avaliação sobre qual poderia ser a demanda extra do governo" e que a aliança teria de "primeiro, atender aos demais contratos já assinados, antes de eventualmente abastecer um novo e eventual pedido do Brasil".[142]

Além da cota mínima da Covax Facility, o Ministério da Saúde também anunciou a sua maior aposta: a previsão de receber 100 milhões de doses da vacina que estava sendo produzida em conjunto pelo laboratório anglo-sueco AstraZeneca e pela Universidade de Oxford. Segundo o acordo, a Fiocruz receberia o ingrediente farmacêutico ativo e desenvolveria o imunizante. Tanto na Covax quanto na AstraZeneca, a previsão era de um esquema vacinal em duas doses.[143] Era pouco para um país com mais de 200 milhões de habitantes. O secretário de Ciência, Tecnologia, Inovação e Insumos Estratégicos em Saúde (SCTIE), Hélio Angotti Neto, declarou ainda que outros "desenvolvedores de vacinas" estavam em "acompanhamento" – a palavra usada foi essa. Enquanto outras nações já preparavam suas campanhas de imunização, o Ministério da Saúde brasileiro "acompanhava" as vacinas da Pfizer (Estados Unidos e Alemanha), Sinopharm (China), Sputnik V (Rússia), Moderna, Covaxx e Novavax (Estados Unidos), Janssen (Bélgica) e Merck (Estados Unidos, França e Áustria).

O Ministério da Saúde não falava em acordo de compra. Insistia em tropeçar a longo e a curto prazos. Não se planejava para a vacina que poderia surgir nos próximos meses e ignorava as recomendações prioritárias deixadas pelo gabinete de Mandetta.

Tragédia anunciada, com causas e efeitos bem avisados e documentados, uma nova ameaça, ainda mais terrível e urgente, estava se tornando real. Em março, abril e maio, houve correria e preocupação para obter respiradores e leitos de UTI, mas todo esse equipamento não teria utilidade sem o "kit intubação",[144] que incluía cerca de 20 sedativos, anestésicos, analgésicos e bloqueadores neuromusculares, fundamentais para a realização do procedimento, por atuarem no relaxamento da musculatura, das cordas vocais, do abdômen e do diafragma, facilitando assim a introdução do duto do respirador. Como houvera um enorme aumento de pacientes em UTI necessitando de ventiladores pulmonares, a procura pelo kit cresceu proporcionalmente.

Desprezando os estudos e indicativos da gestão Mandetta, que recomendara a aquisição de kit intubação, e com um interino no comando, o Ministério da Saúde, no seu ritmo particular, só despertou para essa necessidade quando o kit começou a faltar. Naquele momento de alta procura, porém, não haveria qualquer chance de compra imediata dos medicamentos no exterior. A melhor opção seria o ministério direcionar a produção interna – e a sua própria – para o fornecimento do kit, mas a prioridade do Governo Federal era outro remédio. A hidroxicloroquina.

Com o kit intubação faltando nos hospitais, os alertas e as denúncias feitos por Comitês e Conselhos de Medicina se tornavam tragicamente rotineiros. A morte agora não viria por falta de respiradores, e sim por falta do kit intubação, provocada por um desabastecimento que não deveria pegar de surpresa o Ministério da Saúde.

Em 29 de maio, o Centro de Operações de Emergência em Saúde Pública (COE), criado em janeiro ainda na administração Mandetta, advertiu o comando do Ministério da Saúde. Após a troca de ministros, o COE fora esvaziado e perdera muito das suas atribuições iniciais, mas continuava à frente justamente da coordenação logística na distribuição de insumos pelo país. Seguia cumprindo o que era agora a sua única função e alertava em uma reunião – com registro em ata – que estava buscando soluções junto à Anvisa. E anunciava: haveria um risco de desabastecimento de 267 insumos para o enfrentamento da Covid-19. Entre esses insumos estavam os medicamentos que faziam parte do kit.

Publicadas no dia 23 de julho, duas reportagens tiveram acesso à ata e detalharam a reunião. A revelação, que poderia se tornar um escândalo administrativo, pouco repercutiu. Anestesiada por uma infinita sequência de declarações mirabolantes, a população parecia somente se importar com as discussões sobre as aglomeraçõezinhas de domingo. Em *O Globo*, a manchete da matéria assinada por Paula Ferreira e Leandro Prazeres era: "Documento de comitê do Ministério da Saúde traz orientação para omitir dados sobre escassez de medicamentos contra Covid-19 – Reunião discutiu falta de insumos para combate à pandemia".[145] Em *O Estado de S. Paulo*, a reportagem do jornalista Mateus Vargas destacava: "Governo foi alertado desde maio sobre falta de medicamentos para UTI, mas priorizou cloroquina

– Registros de avisos de desabastecimento de medicamentos para pacientes graves da Covid-19 foram feitos por membros do Centro de Operações de Emergência". O texto de Mateus Vargas trazia a informação de que o Ministério da Saúde recebera os alertas desde maio, mas que só reagiu mais de um mês depois. Estava ocupado com outra produção:

> A pasta só aceitou participar da compra desses fármacos, com estados e municípios, mais de um mês depois dos alertas, mas o cenário ainda é de desabastecimento. Em paralelo, o Governo Federal priorizou a distribuição de cloroquina, droga sem eficácia comprovada contra a Covid-19, ao ponto de não saber o que fazer com milhões de comprimidos estocados.
> Os registros de avisos ao ministério sobre desabastecimento de medicamentos para pacientes graves e sobras de cloroquina foram feitos à Saúde por membros do Centro de Operações de Emergência (COE), de maio a julho, conforme atas de reuniões obtidas pelo Estadão. Mais de 4 milhões de comprimidos de cloroquina e hidroxicloroquina estavam estocados no ministério e outros 4,37 milhões haviam sido distribuídos até 3 de julho, segundo documento do comitê. A ata ainda informa que todos os municípios tinham cloroquina e a pasta estava "aguardando maiores definições" para recolher ou não cerca de 1,45 milhão de doses que governadores queriam devolver. Procurado, o Ministério da Saúde não informou à reportagem que estados eventualmente recusaram a cloroquina enviada. O órgão também não confirmou o estoque atual da droga.[146]

As duas reportagens transcreviam uma observação da ata: "IMPRTANTE: [em maiúsculas e sem a letra "o"] Não fazer divulgação dos dados".

Naquele momento, enquanto o Brasil vivia sua guerra particular debatendo o uso messiânico da cloroquina e da hidroxicloroquina, o mundo bania a substância do tratamento à Covid-19; na França, em 26 de maio; na Itália, em 29 de maio; em Portugal, no dia 4 de junho. Em 15 de junho, a FDA, a agência de saúde dos Estados Unidos, proibiu o uso em pacientes com Covid-19; no dia seguinte, foi a vez do Reino Unido.[147]

Depois da ata da reunião vir a público provando que o Ministério da Saúde sabia do perigo de desabastecimento do kit, surgiu um novo alarme sobre o mesmo risco.

Em audiência pública, realizada no dia 3 de junho na Câmara dos Deputados, o assessor técnico do Conass, Heber Dobis Bernarde, explicou que a responsabilidade pelo financiamento e aquisição do kit, em casos de hospitais públicos, era das secretarias de Saúde, que estavam encontrando dificuldade na compra. Também registrava que o Conass estava prestando apoio a um "abastecimento emergencial". O Conass era mais uma entidade a alertar o interino Pazuello: "Levamos este assunto inclusive, para o gabinete de crise do Ministério da Saúde. É um tema que causa extrema preocupação para secretários estaduais de saúde".[148] Em seguida, Bernarde apresentou um levantamento feito pelo Conass com todas as 27 secretarias estaduais de Saúde. "Vinte e cinco secretarias nos responderam. Se considerarmos estas 25 como 100% da nossa amostra, por exemplo, só o primeiro medicamento, que é um bloqueador muscular, está em falta em 24 delas. É muito grave a falta de medicamento para a indução da sedação, a anestesia, e para o relaxamento muscular, o que pode inviabilizar o processo de instituição da ventilação mecânica". Bernarde reforçou que era necessário e urgente que houvesse uma atitude coletiva, para que as estratégias fossem pensadas para diminuir o impacto da falta do kit intubação.[149] O assessor informou ainda que o Conass também enviou um ofício ao Ministério da Saúde solicitando apoio. Bernarde ao menos teve a chance de falar sobre o desabastecimento do kit intubação.

A mesma sorte não teve a conselheira do Conselho Nacional de Saúde e representante da Federação Nacional dos Farmacêuticos (Fenafar), Débora Melecchi, que solicitava desde junho uma reunião com o Departamento de Assistência Farmacêutica e Insumos Estratégicos (DAF) do Ministério sobre a falta dos medicamentos que compõem o kit intubação, mas a gestão alegava que estava fazendo levantamento de informação e não poderia atendê-la. A reunião nunca seria marcada. Débora havia recebido relatos e comentários sobre pacientes intubados sem a aplicação ideal e completa do kit. Queria comunicar ao Ministério da Saúde sobre o perigo que isso poderia representar aos doentes internados com Covid-19.

Não foi por falta de aviso.

Em 22 de junho, o uso de máscara pelo presidente Bolsonaro foi parar na justiça. No dia 5 daquele mês, a OMS ampliou a recomendação e aconselhou que todas as pessoas deveriam utilizar máscaras de tecido em lugares públicos. A 9ª Vara Federal Cível de Brasília determinou que Bolsonaro também estava obrigado a usar máscara facial de proteção no Distrito Federal, onde o uso tornara-se obrigatório, conforme decreto do governador Ibaneis Rocha (MDB).

Em 10 de julho, mais um alerta. Mais uma ata. Mais remédios faltando. E não apenas para os contaminados pelo novo coronavírus.

Na 64ª reunião extraordinária do Conselho Nacional de Saúde (CNS), o conselheiro Artur Custódio, coordenador nacional do Movimento de Reintegração das Pessoas Atingidas pela Hanseníase (Morhan), informou que havia também um desabastecimento de medicamentos para tratamento da Hanseníase, provocado por uma falha de produção no laboratório da Novartis na Índia. A fábrica doava os remédios para a OMS, que, por causa do atraso, não conseguiu fazer a distribuição. Durante quase um mês, 37 mil brasileiros ficaram sem os remédios para tratar a doença. A Morhan comunicou ao governo, que não tomou providência imediata. O Movimento, então, documentou seu pedido de prioridade.

Artur Custódio também coordenava a Comissão Intersetorial de Vigilância em Saúde (Civs) do CNS. Registrou em ata que recebera relatórios que apontavam ser "de extrema gravidade a situação de desabastecimento de sedativos e relaxantes musculares necessários para intubação de pacientes com Covid-19, preocupação constante das diversas esferas da saúde". A ata da reunião extraordinária apontava também que várias secretarias estaduais estavam "com processos abertos, licitados, recursos empenhados, mas ainda sem o recebimento dos produtos. Há relatos de secretarias estaduais de saúde com estoques para apenas os próximos quinze dias".

As falhas do Ministério da Saúde prolongavam-se e variavam em ações e declarações. No dia 23 de julho, o interino Pazuello, em plena entrevista coletiva que tratava das ações contra a pandemia no Paraná, errava feio. Disse que os pacientes assintomáticos – infectados que não apresentam sintomas – não transmitiam Covid-19. Uma declaração que ia totalmente contra a orientação da OMS.

Quanto à falta de sedativos e remédios, nem comentários equivocados eram ouvidos.

Em maio, com a segunda troca de ministro, criou-se uma forte desconfiança de que não haveria uma efetiva participação do Ministério da Saúde na linha de frente contra a pandemia. A insistência na interinidade de Pazuello era outro sinal claro. Assim como – quase uma equação matemática – havia a certeza de que a mudança na prioridade e a opção pela produção de hidroxicloroquina acabariam provocando o desabastecimento do kit intubação, conforme vários alertas recebidos pelo Ministério da Saúde preconizaram.

No Norte e no Nordeste, regiões que primeiro foram afetadas, os governos estaduais – que viram a tragédia logo no início da pandemia – tentavam economizar e estocar os kits. Nas outras regiões, onde o novo coronavírus demorou a chegar, mas não foi menos implacável, o kit iria faltar. Com terríveis consequências.

Três governadores chegaram a entrar em contato com o governo maranhense pedindo ajuda e revelando que o estoque do kit intubação em seus estados estava zerado. Sem o kit, as equipes médicas poderiam chegar à situação limite de tentar fazer a intubação improvisando outros medicamentos, ou pacientes iriam morrer por falta de sedativo, anestésicos e bloqueadores neuromusculares.

A catástrofe da falta do kit intubação não repercutia tanto porque não havia o apelo das imagens chocantes de enterros coletivos, porém, foi comovente e esclarecedor o depoimento da deputada Carmen Zanotto (Cidadania-SC), relatora da Comissão Externa de Enfrentamento à Covid-19, que não conseguiu segurar as lágrimas durante uma reunião realizada no dia 9 de julho na Câmara dos Deputados.

Ela acabara de receber informações sobre um paciente que estava "agitado" na UTI de um hospital catarinense. Declarou, com a voz embargada, que havia "redução da sedação por falta de sedativo". E revelou para quem quisesse ouvir qual era a realidade das UTIs do sul do Brasil:

> Eu vou fazer um relato sobre uma mensagem que recebi.
> [...]
> Enquanto estávamos aqui, eu recebi uma mensagem. Não vou reproduzi-la, mas quero dizer da situação dos familiares e do paciente

internado com redução da sedação por falta de sedativo. Foi relatado que o paciente está agitado. A partir dos dados do Ministério da Saúde e das Secretarias da Região Sul do País, aqui representadas pelo Rio Grande do Sul e pelo Paraná, agora ficou claro que não dá para esperarmos até a semana que vem. Então, eu queria fazer um apelo, em nome da bancada de Santa Catarina, em nome da Região Sul do País: não dá para esperarmos até a nossa reunião de segunda-feira para recebermos sedativos no Estado de Santa Catarina.
[...]
Esse é um apelo de alguém que vem trabalhando esse tema há muito tempo, de alguém que sentiu a dor do Estado do Amazonas, de alguém que participou da primeira reunião temática que nós fizemos com o Governador, com as lideranças do Estado do Amazonas, com o Secretário de Estado, com os Secretários Municipais. Faço esse apelo pela medicação para o Estado de Santa Catarina.
[...]
Mas depois eu quero mostrar o áudio [a deputada refere-se agora a outro áudio que recebeu] que me foi passado, que mostra que as pessoas têm muito medo de falar. Isso me apavora. As pessoas têm medo de denunciar o sobrepreço, de denunciar quem é o distribuidor que está com sobrepreço. Temos que chegar ao limite da pressão e dizer: 'Não adianta dizer que há sobrepreço se vocês não documentarem!'.
Agora vemos também profissionais da saúde relatando a angústia de alguns pacientes já intubados, mas com baixa dosagem de sedação – não é que o médico intensivista queira deixar com baixa dosagem, mas, para não faltar [sedação] para um paciente, ele precisa reduzir a dosagem de outro paciente.
Eu queria fazer esse apelo aqui. Não vou mais falar na condição de Relatora – peço desculpas –, pois hoje eu estou aqui muito mais na condição de catarinense, mas com esse olhar que nós sempre tivemos pelo País como um todo.
[...]
Por favor, Dr. Mauro (Mauro Junqueira, ex-Presidente do Conselho Nacional de Secretarias Municipais de Saúde – Conasems), Dr. Wilames (Wilames Freire, Presidente do Conasems), nosso novo Presidente Carlos Lula (que assumira a presidência do Conselho Nacional de Secretários de Estado de Saúde – Conass), Ministério da Saúde, olhem para os nossos Estados, olhem para Santa Catarina!

Zanotto continuou sua fala chorando e pedindo: "E agora, eu imploro, é hora de olhar para o sul do país, como a gente procurou olhar para os estados do Norte e Nordeste e quando o doutor Luizinho (deputado do PP-RJ) aqui nessa mesa, também chorou por causa da população do Rio de Janeiro, porque, naquele momento, os pacientes estavam morrendo nas ambulâncias, e isso é verdade. Todos nós acompanhamos...".

A escassez de anestésicos e sedativos necessários à intubação estava escancarada. Muito emocionada, Zanotto pediu ao Ministério da Saúde e aos presidentes do Conass e do Consems que buscassem uma solução: "Quero aqui fazer esse apelo porque me doeu muito agora quando eu ouvi isso... (sobre) um paciente agitado, e a gente vem falando isso faz dias... Olhem para os nossos estados, olhem para Santa Catarina, porque a nossa carga aqui de trabalho é pesada, é dura, e a gente está sofrendo com o país como um todo. Desculpe, queria fazer esse apelo, em nome de Santa Catarina, em nome de todos os pacientes e da população que, mais do que nunca, precisa, neste momento, de atendimento".[150]

Um mês antes do relato da deputada Zanotto, o estado catarinense encaminhara ofício ao Conass, repassado ao ministério, informando que os insumos que compõem o kit intubação estavam em falta. No dia 12 de junho, o Ministério Público de Santa Catarina deu início a uma investigação sobre a falta de anestésico nos hospitais. No dia 10 de julho, o MP faria uma nova cobrança, solicitando explicações da secretaria sobre a falta de medicamentos para tratamento da Covid-19. Também confirmava que Santa Catarina não fora considerado um estado prioritário para a distribuição do kit intubação pelo Ministério da Saúde[151] e solicitava uma resposta do secretário, André Motta Ribeiro, que completava dois meses no cargo:

> A 33ª Promotoria de Justiça da Capital, com atribuição de atuar na área da Saúde em âmbito estadual, solicita "informações atualizadas sobre as medidas que estão sendo tomadas efetivamente pela Pasta Estadual da Saúde, além dos contatos efetivados com o Ministério da Saúde (que não incluiu Santa Catarina na distribuição de medicamentos efetivada em um primeiro momento)" e que o Secretário "demonstre cabalmente e de forma pormenorizada que a Secretaria de Estado da Saúde vem tentando adquirir os medicamentos, sem

sucesso, incluindo todas as frentes possíveis e contato com as fabricantes e distribuidoras, não apenas com o Ministério da Saúde".

A situação em Santa Catarina refletia, em boa parte, a administração do governador Carlos Moisés (PSL). Eleito na esteira da epidemia de "dezessetismo" na urna – a onda de empolgação em torno de Bolsonaro –, aceitara a participação cada vez maior das Organizações Sociais de Saúde (OSS), instituições do chamado "terceiro setor", que não deveriam ter fins lucrativos, e que, em alguns estados, passaram a gerenciar os serviços de saúde do SUS, tomando o lugar que deveria ser da administração pública, o que, na prática, significava a terceirização – e até quarteirização – da saúde pública, em vez de ser assumida como uma política de Estado.

Moisés estava sendo alvo de várias denúncias de corrupção. Depois de um primeiro pedido de impeachment que apontava crime de responsabilidade no aumento salarial para os procuradores do estado, um segundo pedido seria aceito pelos deputados em 3 de setembro. Moisés teria cometido crime de responsabilidade pela compra de 200 respiradores por R$ 33 milhões, com dispensa de licitação. Havia ainda acusações de que ele dera informações falsas para a CPI dos Respiradores. Na madrugada do dia 24 de outubro, um Tribunal Especial de Julgamento formado por deputados estaduais e desembargadores aprovou uma denúncia que dava início ao processo de impeachment contra o governador Carlos Moisés, que ficaria afastado provisoriamente por 180 dias. A vice-governadora Daniela Reinehr, que também estava sendo julgada – a denúncia contra ela foi rejeitada – assumiu o governo.[152] Pouco mais de um mês depois, no dia 27 de novembro, Moisés foi absolvido no tribunal especial e retornou ao cargo.

Os métodos do escândalo em Santa Catarina, reforçados pela desestabilidade política, assim como os desmandos na ação contra a pandemia não poderiam ser considerados uma novidade no cenário nacional. O combate à Covid-19 ficava para depois.

No Rio de Janeiro, cinco Organizações Sociais contratadas pelo estado para administrar unidades de saúde criaram a "caixinha da propina" no governo de Wilson Witzel, que fora afastado – inicialmente, por seis meses – do governo fluminense no dia 28 de agosto pelo Superior

Tribunal de Justiça (STJ). O vice, Cláudio Castro, assumiu o cargo, mas também estava sendo investigado.[153] A apuração do Ministério Público Federal (MPF) apontou um desvio – nos recursos da Saúde – de 50 milhões de reais em seis meses.

Em tempos normais, seria um gigantesco escândalo de corrupção; em tempos de pandemia, um mercado da morte.

Incompetência, delírios de teorias da conspiração ou "apenas" corrupção. Qualquer que fosse o caso, o caos.

No dia primeiro de setembro, uma reportagem do portal ND+ lançava um projeto inédito em Santa Catarina, o estado dos depoimentos reveladores da deputada Carmen Zanotto e da incompetência administrativa do governador Carlos Moisés. Tinha início a série "Reportagem ND: Covid-19 em Dados",[154] projeto do ND+ com financiamento do Google sobre a pandemia em Santa Catarina.

Com apuração e texto de Lúcio Lambranho,[155] a primeira reportagem da série investigava as condições da morte de um jovem estudante de 21 anos e trazia, em sua abertura, uma informação estarrecedora: "Ata de reunião entre promotores e secretário de Saúde informa que estudante recebeu morfina por falta de medicamentos apropriados e morreu no dia 15 de julho na unidade pública de saúde na Capital".

O caso foi descoberto por Lambranho no dia 24 de agosto. A ideia inicial era fazer uma reportagem apresentando dados e estatísticas sobre jovens e crianças que haviam morrido por Covid-19 em Santa Catarina. O repórter fazia a checagem final nos sites dos ministérios públicos estadual e federal quando, ao verificar uma ata de uma reunião, realizada no dia 24 de julho, pelo procurador-geral de Justiça, Fernando da Silva Comin, os promotores que atuam no enfrentamento da pandemia e o secretário de Saúde, André Motta Ribeiro, encontrou a informação sobre um jovem que "recebeu morfina por falta dos medicamentos apropriados e acabou falecendo".

Lúcio foi, então, atrás da certidão de óbito do jovem. No cartório mais próximo do hospital, o único que poderia ter registrado o óbito, o nome e a idade bateram. O jornalista encontrou em seguida a pessoa responsável pelo registro, que confirmou a versão.

A reportagem, em seguida, questionou o Ministério Público, que explicou que o procedimento ainda não estava instaurado e que a informação sobre o uso de morfina chegara "por meio de relatos colhidos na própria unidade de saúde", o Hospital Florianópolis, administrado por uma Organização de Saúde, que era considerado referência no tratamento de Covid-19 na capital catarinense.

Somente depois da reportagem do ND+, a Promotoria da capital abriu apuração. Dez dias após a publicação, o MP catarinense ouviria os pais do jovem; e iria postar em seu site uma pista sobre a investigação que, com certeza, não deveria espantar o Ministério da Saúde. Afinal, não foi por falta de aviso: "A 33ª Promotoria de Justiça da Capital ouviu na tarde desta quinta-feira (10/9) os pais do jovem que teria morrido por falta de medicação adequada. O procedimento faz parte de uma apuração sobre as circunstâncias da morte do rapaz de 21 anos no Hospital Florianópolis no dia 15 de julho deste ano. A suspeita é de que o jovem morreu por barotrauma pulmonar – lesão causada pelo respirador quando o paciente não está devidamente sedado".[156]

O inquérito iria correr em sigilo de Justiça.[157]

Foram vários alertas dos Comitês de Saúde, informes de Comissões, denúncias da imprensa e relatos na Câmara dos Deputados, transmitidos pela internet.

Oito dias depois do depoimento da deputada Zanoto, em 17 de julho, o primeiro lote do kit intubação chegou a Santa Catarina, somente depois que o Ministério da Saúde do interino Pazuello se comprometeu a realizar uma compra, uma vez que o governo catarinense, perdido em seus próprios esforços para continuar a ser governo, não conseguiu realizar a negociação.

No dia 18 de dezembro, o Portal ND+ traria outra informação exclusiva sobre a morte do estudante. Uma nova reportagem de Lúcio Lambranho, com edição de Diogo Maçaneiro, mostrou que o prontuário do jovem revelava o uso não recomendado de morfina e a falta de bloqueadores neuromusculares no Hospital Florianópolis. O documento também trazia um pedido de transferência do estudante – que não chegou a ser realizada – para uma unidade de saúde que tivesse a sedação recomendada.[158]

Santa Catarina tinha, no final de dezembro, um total de mais de 5.000 mortes provocadas pela Covid-19. Mais de um quinto desses óbitos – 1.055 – ocorreram apenas em um mês. Julho. O mês em que não havia kit intubação no estado.

No dia 16 de setembro de um ano de pandemia, depois de quatro meses como interino no cargo, o interino Pazuello deixou de ser interino para tomar posse como ministro da Saúde.

Questionado pelo autor deste livro se o Ministério da Saúde poderia ser apontado como responsável pelas mortes que ocorreram por falta de kit intubação, o ex-ministro Luiz Henrique Mandetta, em entrevista realizada por telefone no dia 14 de dezembro de 2020, respondeu: "Neste caso dos medicamentos de sedação para indução, sim, porque era dever dele (do Ministério da Saúde) monitorar, como nós monitorávamos, os estoques e intervir no mercado, se você está vendo que o mercado está entrando em colapso".

## CAPÍTULO 8

NA NOITE DE 13 de julho não foi o Ministério da Saúde que recebeu um alerta. Foi o próprio presidente da República. Depois de pedir ao ministro do STF Gilmar Mendes que lhe telefonasse, Bolsonaro escutou a grave advertência de que a gestão do governo brasileiro na pandemia de Covid-19[159] poderia parar no Tribunal Penal Internacional de Haia,[160] na Holanda, uma corte independente que julga pessoas que teriam cometido crimes contra a humanidade com base em um estatuto referendado por 106 países. Vários líderes de nações passaram pelo tribunal, como os ex-presidentes da Iugoslávia, Slobodan Milosevic, que morreu em sua cela enquanto estava sendo julgado; e da Costa do Marfim, Laurent Gbagbo, que foi detido após o Tribunal pedir sua prisão.

Gilmar Mendes também estava envolvido em uma polêmica desde o dia 11, quando, durante uma *live*, havia feito mais um comentário contundente sobre a atuação do Ministério da Saúde: "Não podemos mais tolerar essa situação que se passa no Ministério da Saúde. Não é aceitável que se tenha esse vazio. Pode até se dizer: a estratégia é tirar o protagonismo do Governo Federal, é atribuir a responsabilidade a estados e municípios. Se for essa a intenção, é preciso se fazer alguma coisa. Isso é péssimo para a imagem das Forças Armadas. É preciso dizer isso de maneira muito clara: o Exército está se associando a esse genocídio, não é razoável. É preciso pôr fim a isso".

Naquele momento, o Ministério da Defesa reagiu divulgando duas notas com críticas ao comentário do ministro do STF, que estava em Portugal, onde constatara a péssima imagem externa que o Brasil apresentava durante a pandemia.

Depois da conversa, mantendo o seu estilo, Bolsonaro garantiu que a crise estava encerrada. Nem todos foram na conversa, principalmente antigos aliados, que já haviam entrado para a lista de traidores do governo. No mesmo dia, o ex-ministro Luiz Henrique Mandetta declarava ao jornalista Bernardo Mello Franco, em *O Globo*: "'O Ministério da Saúde completa hoje dois meses sob ocupação militar [...] O que mais assusta é a quantidade de militares que botaram lá. Foram retirando técnicos de carreira para nomear coronel, capitão e sargento. Tudo com a desculpa de que o ministério tinha muito comunista, muito disco voador', ironiza. 'Numa crise, sempre aparece gente que diz o que o chefe quer ouvir. Mas esta é a maior crise de saúde que o Brasil já enfrentou [...] O Gilmar colocou o dedo na ferida. É por isso que está doendo'".[161]

Um dia depois, surgia a certeza de que havia algo errado no espectro que rondava a antiga França Equinocial. O governo dos Estados Unidos anunciava que iria doar um hospital de campanha ao Maranhão. Um ofício assinado pelo cônsul-geral do país em Recife, John M. Barrett, endereçado ao secretário Simplício Araújo comunicava "com grande satisfação que o Departamento de Estado e o Departamento de Defesa dos Estados Unidos da América oferecem ao estado do Maranhão um hospital de campanha com 40 leitos, a ser instalado no município de Bacabal pelo governo do estado do Maranhão". Bacabal, com 104 mil habitantes,[162] ficava na região central do estado, a 240 quilômetros de São Luís.

Às provocações de que o governo de esquerda foi buscar ajuda dos Estados Unidos, Simplício Araújo repetiria o ditado a que se recorria cada vez mais para tentar explicar que não era ideologia, era uma questão de vida: "Não importa a cor do gato, o importante é que mate o rato", explicava sorrindo, satisfeito com a grande conquista. Apesar do ofício, o material enviado para a construção sofreria atrasos na alfândega, e a obra só começaria no início de 2021.

Em 17 de julho, uma sexta-feira, dia da semana em que concedia suas entrevistas coletivas, Flávio Dino partiu pra cima do discurso vazio, mas esperto, do presidente, uma desculpa que começava a ser aceita e repetida pelos seus seguidores; a de que ele não poderia fazer nada quanto à pandemia e que isso está provocando uma crise econômica no país:

O que nós notamos no Brasil é que havia uma mentira, uma mentira sendo contada, segundo a qual a dificuldade econômica derivava das medidas econômicas sobre o coronavírus. Minha gente, as dificuldades econômicas antecedem ao coronavírus. A recessão brasileira já existia antes do coronavírus, desde o ano passado e anos anteriores. Como o presidente da República não acredita no coronavírus, como ele acha que há um remédio milagroso, no momento correto não houve a união nacional que deveria ter ocorrido, e ocorreu em outros lugares do mundo. E nós continuamos a pedir por isso, como eu disse na primeira entrevista coletiva: "que não era momento de luta partidária, era momento de união nacional, união nacional em torno das medidas preventivas, que, naquele momento, teriam resultado em que nós tivéssemos agora uma situação econômica melhor". Deus sabe que é preciso de firmeza para, em meio a críticas, sustentar o que nós sustentamos, que era necessário fazer prevenção, fechamento, regras, lockdown e medidas sanitárias; com autoridades públicas dizendo o contrário. Qual é a consequência que nós estamos vendo hoje? Nem nos livramos do coronavírus e nem nos livramos da crise econômica! E a responsabilidade principal é do presidente da República, que não compreendeu o que estava acontecendo. Os governadores continuam na luta cotidiana e postulando isso, que haja essa coordenação nacional. Ainda é tempo, porque, senão, nós vamos ter isso que as senhoras e os senhores estão vendo: o coronavírus continua, a crise econômica aí está, e o desemprego.[163]

Em breve, Flávio Dino daria um passo a mais. Sua teoria sobre a farsa do discurso "nem nem" do governo Bolsonaro – que nem resolvia a pandemia e nem solucionava a crise econômica – chegaria a Brasília via ofício de governo.

Depois do comunicado da embaixada norte-americana, outro anúncio envolvendo o Maranhão e uma fundação internacional provocaria grande espanto em um país que parecia viver uma história paralela, em que postagens nas redes sociais resolveriam qualquer problema de forma messiânica. Na entrevista coletiva da sexta-feira, uma semana depois de questionar a teoria "nem nem" de Bolsonaro, Flávio Dino revelou que a Open Society Foundations iria doar um milhão de dólares – naquele dia, 5 milhões e 300 mil reais ao câmbio de Paulo Guedes – para auxílio no enfrentamento da Covid-19 no Maranhão.

A Open Society Foundations fora criada pelo bilionário investidor George Soros, que nasceu na Hungria, em 1930, em uma família judia que conheceu os horrores da Segunda Guerra com a ocupação alemã, quando milhares de judeus húngaros foram mortos pelos nazistas. Em 1947, com o domínio da União Soviética se impondo à Hungria, Soros deixou Budapeste. Seguiu para Londres e, depois, para os Estados Unidos. Fez fortuna no mercado financeiro. Tornou-se um dos primeiros filantropos do mundo. Suas doações a diversas organizações de defesa da liberdade e da justiça social somaram, desde 1984, mais de 32 bilhões de dólares.[164]

No país da turba que ia para a rua crendo em comentários de internet, Soros conseguiu o feito – cada vez mais comum no Brasil – de ser atacado tanto pela esquerda, por ter enriquecido com investimentos financeiros; quanto pela direita, inconformada com suas doações a entidades que defendem os direitos humanos.[165]

O diretor da Open Society Foundations para a América Latina e Caribe, Pedro Abramovay, explicou os critérios utilizados para a escolha do Maranhão:

> Nossa atuação tem a missão de apoiar aqueles que estão às margens da sociedade. Assim, estamos auxiliando diretamente o poder público e instituições da sociedade civil para que possam enfrentar a crise olhando para os mais vulneráveis, nos mantendo fiéis a nossos valores e objetivos. Com esse investimento, podemos fazer grande diferença no cuidado a essa população vulnerável, especialmente da Região Amazônica [...] O tamanho da crise que a gente vive não é só sanitária, afeta várias dimensões da sociedade. A pandemia está nos dando uma oportunidade de pensar como queremos voltar dessa crise, pensar o futuro do país e do mundo. Nosso apoio foi para estados que têm realizado políticas de combate à pandemia que olham para o futuro e, sendo assim, se conectam a essa reflexão de que mundo queremos que emerja dessa pandemia. São governos com respostas efetivas, baseadas na ciência, pensando na inclusão social dos mais vulneráveis e no desenvolvimento regional.

Ainda durante a entrevista, Flávio Dino detalhou como a doação seria utilizada. Uma parte, na compra de medicamentos e equipamentos. "Aproximadamente quatro mil itens para equipar unidades de terapia intensivas". Outra fração serviria para incentivar a agricultura familiar, o que beneficiaria aproximadamente 75 mil famílias no estado, com a entrega de cerca de 30 mil cestas básicas, e ações que impulsionariam a produção e a confecção artesanal de máscaras caseiras, que seriam compradas pelo governo maranhense e distribuídas para a população.

O reconhecimento às ações contra a pandemia vinha em outras línguas. Em inglês. E em espanhol. "Sacaron agua de las piedras" foi a frase que o secretário de Saúde e presidente do Conass, Carlos Lula, ouviu dos representantes da Organização Pan-Americana da Saúde (OPAS). No final de agosto, uma comissão de quatorze profissionais fez esse comentário sobre a política de ações contra a Covid-19 na região Nordeste. Durante cinco dias, a coordenadora de Vigilância, Preparação e Resposta a Emergências e Desastres do escritório da OPAS e da OMS no Brasil, Maria Almiron, e os especialistas da OPAS conheceram mais de vinte unidades de saúde do Maranhão.

A boa atuação do estado também foi reconhecida nacionalmente. Uma reportagem de Carlos Madeiro para o UOL, publicada em 2 de julho, apontava que o Maranhão tinha a menor taxa de retransmissão do novo coronavírus: 0,8. O texto ainda trazia a lembrança: "Coincidência ou não – foi o primeiro a ter um lockdown, ainda no começo de maio".[166] A taxa no Maranhão estava inferior a 1 havia vinte dias. Esses números faziam parte dos dados produzidos pelo projeto Covid-19 Analytics, realizado em parceria entre a PUC-Rio e a Fundação Getúlio Vargas (FGV).[167]

No dia 28 de julho, o Maranhão assumiu a primeira posição no índice de desempenho no combate à Covid-19, uma pesquisa nacional divulgada pelo Centro de Liderança Pública (CLP), que avaliou as 27 unidades federativas do país. O Distrito Federal ficou com o pior desempenho. O ranking fora criado em abril para comparar as políticas públicas aplicadas no controle da doença. A pesquisa seguiu vários critérios de avaliação: proporção de casos confirmados, evolução logarítmica de casos e porcentual de mortalidade da Covid-19 e de Síndromes Respiratórias Agudas Graves (SRAG); as notas de transparência do enfrentamento da pandemia elaboradas pela Open Knowledge Brasil, bem como dados de isolamento social do Google.[168]

A primeira divulgação foi feita em maio. Foram realizadas dez avaliações. Em outubro, com a aparente estabilidade da Covid-19 no Brasil, o CLP decidiu encerrar a avaliação,[169] que, em sua última edição, apontava o Rio de Janeiro na pior colocação. O Maranhão continuava em primeiro lugar.[170]

O site da revista *Veja*, no dia 4 de agosto, alertava sobre "um grande risco de colapso do sistema público de saúde, que ocorre quando a demanda por internações de pacientes em estado grave se aproxima da totalidade de leitos disponíveis" e informava que São Luís era a capital brasileira com a menor taxa de ocupação de leitos de UTI reservados para pacientes com coronavírus.[171] No total, em 2020 no Maranhão, seriam abertos treze novos hospitais e policlínicas no espaço de doze semanas.[172]

Essa sequência de boas notícias e de reconhecimento – nacional e estrangeiro – acabou formando uma base para que o governador do Maranhão, que fizera o ensaio em uma coletiva em julho, tomasse a decisão de tentar entregar o problema ao seu dono. Como o presidente fizera uma interpretação particular da decisão do STF sobre seu papel na gestão da pandemia, e não cansava de repetir que nada poderia fazer "no tocante à questão da saúde", muitos de seus seguidores passaram a acreditar nessa versão.

Serviu de incentivo para Flávio Dino a publicação da entrevista do secretário de Política Econômica do Ministério da Economia, Adolfo Sachsida, aos repórteres Bernardo Caram e Thiago Resende na *Folha de S.Paulo* de 27 de julho. Um pensamento que vinha de dentro do Governo Federal e que se afinava com as opiniões do governador. Sachsida reconheceu uma desconfiança que os analistas econômicos já apontavam: "A alta moderada nos índices de desemprego durante a pandemia do novo coronavírus não reflete a realidade"; e revelou que a União precisaria reagir: "O desemprego já aumentou, os dados é que não mostram isso, sendo bem franco [...] Temos de estar prontos para endereçar esse problema que vai afligir duramente a sociedade brasileira. Em setembro, os índices de desemprego vão dar um repique grande [...] Uma prioridade hoje é o fortalecimento dos programas sociais. Por causa da pandemia, infelizmente o desemprego vai aumentar".

Sachsida fizera uma previsão exata. A taxa de desemprego alcançou 14% em setembro, a maior da série histórica da Pesquisa Nacional por Amostra de Domicílios – Pnad Covid, pesquisa criada pelo IBGE para acompanhar os efeitos da pandemia sobre o mercado de trabalho e a saúde dos brasileiros.

Motivado pelas declarações de um dos homens mais importantes do Ministério da Economia, Flávio Dino decidiu questionar o presidente. Pelo menos o tema da Economia deveria ser responsabilidade dele, pensava. Um raciocínio que guardava certa coerência, afinal quem poderia influenciar nas decisões sobre o Tesouro, o BNDES, Banco do Brasil, Banco Central e as reservas internacionais era o presidente da República, e não os governadores, prefeitos e secretários de saúde. E o governador maranhense queria sublinhar que a capacidade dos estados de determinar o rumo da economia era muito pequena, cobrando assim um planejamento do Governo Federal para impedir o aumento do desemprego e evitar a quebra das empresas brasileiras.

No mesmo dia da entrevista de Adolfo Sachsida à *Folha de S. Paulo*, Flávio Dino encaminhou um ofício para a Presidência, pedindo por um "Pacto Nacional pelo Emprego":[173]

> Excelentíssimo Senhor Presidente da República,
> A pandemia causada pelo novo coronavírus impôs aos governantes desafios de ordem humanitária, sanitária e econômica sem precedentes. No Brasil, o último boletim Focus divulgado pelo Banco Central aponta uma estimativa de retração do PIB de 5,95% em 2020, a maior queda de nossa história.
> O desemprego no país subiu para 12,9%, indicando o fechamento de milhões de postos de trabalho com relação ao trimestre anterior, segundo dados divulgados pelo IBGE no último dia 30 de junho. O mesmo instituto aponta que mais de 700 mil empresas fecharam as portas até a primeira quinzena de junho.
> Conforme entrevista publicada hoje, o Sr. Secretário de Política Econômica do Ministério da Economia antecipa que haverá crescimento da taxa de desemprego no 2º semestre.

> Penso que precisamos planejar com urgência medidas para evitar o cenário projetado pela citada autoridade federal.
> Considerando este cenário desafiador, gostaria de sugerir uma reunião liderada por V. Exa. com os governadores e os presidentes das confederações empresariais e centrais sindicais para que possamos construir um "Pacto Nacional Pelo Emprego", com medidas emergenciais de geração de emprego e renda.
> Neste encontro, também seria de extrema importância a apresentação de propostas para proteção dos pequenos e microempresários, assim como um plano de obras públicas, indispensável para recolocar o país no rumo do crescimento.

A rigor, Flávio Dino tentava mexer com a incúria do Governo Federal e pedia apenas que o presidente se dispusesse a promover uma reunião com os governadores, e com os representantes dos empresários e dos sindicatos. Mas seria difícil ser entendido.

Na manhã seguinte, à saída do Palácio da Alvorada, Bolsonaro parou para falar com alguns seguidores. Interrompeu um deles – que se apresentou como um ungido de Deus e anunciava que o governo iria melhorar a partir de 31 de dezembro – para lançar, sem ser provocado ou questionado, mais um comentário esvoaçante: "Tem governador agora que quer que eu faça um pacto pelo emprego. Mas ele continua com o estado dele fechado".

Além de demonstrar desprezo pela ideia, Bolsonaro errava em um ponto sobre o qual ele, aparentemente, deveria estar bem informado e ao qual dava enorme importância, a reabertura do comércio. O que se viu, no entanto, atestava um impressionante desconhecimento por parte do presidente, que revelava ignorar que o Maranhão não estava "fechado". O estado havia sido o primeiro do Brasil a permitir a reabertura de suas lojas. E o presidente tivera mais de dois meses para se informar – ou ser informado – sobre isso.

Pelo Twitter, Flávio Dino rebateu Bolsonaro e criticou a falta de atenção em relação à proposta: "Considero que o desemprego não é assunto a ser tratado com ironias. Espero que o presidente da República leve a sério a urgência de ações efetivas. É impossível tratar do tema no 'cercadinho' do Alvorada. Por isso, insisto na ideia do Pacto Nacional pelo Emprego".

Oito de agosto.
Cem mil mortos pela Covid-19 no Brasil.
Mais de três milhões de casos.

O governador do Maranhão voltaria a postar em suas redes sociais: "Quem disse que poucos morreriam? Quem gerou aglomerações em passeios irresponsáveis? Quem sabotou uso de máscaras? Quem debochou das mortes, alegando não ser coveiro? Quem divulgou remédios 'milagrosos', sem ser médico? São as perguntas do Tribunal da História para Bolsonaro".

O Jornal Nacional seguiria na mesma linha, com um novo editorial:

> Todo cidadão brasileiro tem o direito à saúde. E todos os governantes brasileiros têm a obrigação de proporcionar aos cidadãos esse direito. As ações dos governantes precisam ter como objetivo diminuir o risco de a população ficar doente.
> E não somos nós que estamos dizendo isso. É a Constituição Brasileira – que todas as autoridades juraram respeitar. Está registrado no artigo 196: "A saúde é direito de todos e dever do Estado, garantido mediante políticas sociais e econômicas que visem à redução do risco de doença e de outros agravos e ao acesso universal e igualitário às ações e serviços para sua promoção, proteção e recuperação".
> Mas o Brasil está há 12 semanas sem um ministro da Saúde titular. São 85 dias, desde 15 de maio. Dois médicos de formação deixaram o cargo de ministro da Saúde porque pretendiam seguir as orientações da ciência. E o presidente Bolsonaro não concordou com essa postura deles. [...]
> No Jornal Nacional você viu filas enormes de desesperados em busca de um leito salvador de UTI. Filas que se formavam e se formam porque os leitos não foram comprados a tempo e na quantidade adequada por prefeitos, por governadores e pelo presidente. Ou porque a falta de isolamento social deixou de achatar a curva de contaminados e sobrecarregou o sistema de saúde.
> Diante disso tudo, é necessário relembrar a Constituição, porque isso nos leva a uma pergunta importantíssima.
> Nós já mostramos o que diz o artigo 196: é dever das autoridades que governam o país implementar políticas que visem a reduzir o risco de doenças.
> A pergunta que se impõe é: o presidente da república cumpriu esse dever? Entre os governadores e prefeitos, quem cumpriu? Quem não cumpriu?

Mais cedo ou mais tarde, o Brasil vai precisar de resposta para essas perguntas. É assim nas democracias e nas repúblicas em que todos temos direitos e deveres. E onde ninguém está acima da lei.

Essa resposta vai ter que ser dada principalmente em respeito às famílias de mais de cem mil brasileiros mortos. Porque eles não podem ser vistos só como números. E o Jornal Nacional não vai se cansar de repetir. Essas vidas perdidas eram de brasileiros como todos nós. Não eram pessoas que estavam fadadas a morrer por qualquer outro motivo. Elas morreram de Covid. Deixaram uma família em dor, amigos, colegas de trabalho, conhecidos.

Nós não podemos nos anestesiar.

Cem mil pessoas. Nós reconhecemos a dor de todos os que perderam alguém querido nessa pandemia.

Nós respeitamos essa dor. E manifestamos a nossa solidariedade irrestrita com cada um.

À pergunta do Jornal Nacional poderia se somar a postagem de Flávio Dino. As perguntas sem resposta irão para o Tribunal da História. Quem cumpriu seu dever? Quem não cumpriu?

*Não chores, meu filho;*
*Não chores, que a vida*
*É luta renhida:*
*Viver é lutar.*
*A vida é combate,*
*Que os fracos abate,*
*Que os fortes, os bravos*
*Só pode exaltar.*

No dia 20 de agosto, Flávio Dino ouviu seu pai, Sálvio Dino, declamar esses versos da "Canção do Tamoio", do poeta maranhense Gonçalves Dias. Sálvio, com 88 anos, estava com Covid-19. Com diabetes e hipertensão, sofrera um infarto no final de julho. Internado em Imperatriz desde o dia 14 de agosto, fora transferido, cinco dias depois, para o Hospital Carlos Macieira, em São Luís.

Natural de Grajaú, a 550 quilômetros de São Luís, Sálvio era uma pessoa muito conhecida em todo o estado. Advogado e político, iniciou a carreira pública em 1954 como vereador – por dois mandatos seguidos – de São Luís. Em 1962, foi eleito deputado estadual. Após o golpe militar de 1964, teve o seu mandato cassado. Ficou preso durante quarenta dias, por "atividades subversivas e comunistas". Voltou à política e se elegeu novamente deputado em 1974, pela Aliança Renovadora Nacional (Arena), partido de sustentação da ditadura militar. Em 1988, pelo extinto PFL, foi eleito prefeito do município de João Lisboa, cidade vizinha de Imperatriz. Voltou ao mesmo cargo em 1996. Sálvio era também escritor, com mais de dez livros publicados, e membro da Academia Maranhense de Letras.

Desde que seu pai sofrera o infarto e contraíra Covid-19, Flávio Dino voltou a viver o drama de receber notícias sobre a saturação de oxigênio de um parente, o que trazia de volta, de uma maneira mais forte, a lembrança da eterna perda que agora não estava apenas em seus pensamentos.

Um dia depois de lembrar os versos clássicos do maranhense Gonçalves Dias, Sálvio foi levado para a UTI. Seu estado de saúde se agravou rapidamente. Na manhã de segunda-feira, dia 24 de agosto, ele faleceu.

Em nota de pesar, o ex-presidente José Sarney escreveu: "O Maranhão acaba de ter uma grande perda com a morte de Sálvio Dino. Meu amigo da vida inteira, militamos juntos na política e na literatura e fomos confrades na Academia Maranhense de Letras. Lamento profundamente seu falecimento. Era um escritor que deixou uma marca na literatura sobre o sertão do Maranhão com livros que são referências [...] Foi uma liderança marcante e consagrada no sul do Maranhão, notadamente em Imperatriz e João Lisboa. Deputado, secretário de Estado, prestou relevantes serviços. Desde o início de nossas vidas nos integramos em campanhas memoráveis de nossa geração, que marcou época no Estado. Associo-me à dor da família, marcadamente seus filhos, entre os quais quero destacar Sua Excelência o Governador do Estado, Doutor Flávio Dino, e na sua pessoa quero transmitir o meu pesar a todos os seus".[174]

A relação de Sálvio com Sarney era explorada por adversários políticos de Flávio Dino. Um fenômeno natural do nosso Espírito do Tempo, de um ódio que não compreendia que a diferença política poderia ser deixada de lado para permitir que a civilidade ficasse acima da ideologia.

Sálvio Dino deixou esposa e quatro filhos. Foi sepultado no mesmo dia em São Luís. Não houve funeral, como determinavam os protocolos de segurança para a Covid-19.

A civilidade acima da ideologia.

O Brasil já cruzara havia muito esse limite.

Algumas horas depois, começava a circular na internet uma foto de Flávio Dino discursando em um velório lotado. O registro, realizado em janeiro de 2018, era do funeral de Humberto Coutinho, ex-presidente da Assembleia Legislativa do Maranhão, mas postado como se fosse o enterro do pai do governador.

A Flávio Dino restou desabafar pelo Twitter: "Que tipo de "gente" é capaz de agredir uma família em luto? Que tipo de 'gente' é capaz de usar uma foto de um velório de 2018 como sendo o do meu pai para me agredir? Já vi muitos tipos de criminosos. Mas ainda me impressiono com o que estão transformando a política no Brasil".

Ao mesmo tempo, na capital federal, o presidente promovia um evento chamado "Brasil vencendo a Covid-19", na qual soltou mais uma de suas opiniões científicas, afirmando que, se um "bundão" da imprensa contraísse o novo coronavírus, sua chance de sobreviver seria "bem menor".

Enquanto se preocupava com a contenção da pandemia, Flávio Dino apostava que também era possível estimular a economia. A prioridade era a garantia dos empregos. Em agosto seria lançado o Plano Emergencial de Empregos (PEE) Celso Furtado, que seria implementado até dezembro de 2020. O projeto incentivava um forte programa de realização de obras públicas, compras governamentais e fomentos setoriais, com oferta de benefícios fiscais em IPVA, ICMS e incentivos à economia solidária e à agricultura familiar – que tinha um enorme peso na composição econômica do estado –, com lançamento de dois editais de credenciamento do Programa de Compras da Agricultura Familiar (PROCAF) no valor de R$ 3 milhões cada. Tudo isso custeado pelo

Tesouro Estadual. Outro objetivo do Plano era impulsionar a economia por meio de compras de produtos de artesãos e empreendimentos solidários, gerando renda para quem trabalhava principalmente com cultura e turismo e vinha sendo afetado pela pandemia.

Ao mesmo tempo, no fim de agosto, com um olho na economia e outro na pandemia, um estudo científico de verdade foi apresentado pelo Maranhão. Era o inquérito de base populacional "Prevalência de infecção pelo vírus SARS-CoV-2 no Maranhão", realizado pela equipe técnica da UFMA e pela Secretaria da Saúde. Mais de duzentas pessoas participaram do trabalho, entre pesquisadores das secretarias estaduais e municipais de saúde, professores e alunos da UFMA e profissionais do Laboratório Central de Saúde Pública do Maranhão (LACEN), o mesmo que vinha aplicando testes na população.

O Estudo Sorológico do Maranhão baseou-se em vários inquéritos realizados por outros países, principalmente o da Espanha. Foram formados grupos de moradores selecionados por critérios técnicos e sociais entre a população local para se descobrir o número de assintomáticos; uma informação que não constava dos dados de saúde. Em uma comparação despretensiosa, seria uma aplicação semelhante a uma pesquisa eleitoral. Todos os integrantes dos grupos foram testados. O objetivo final era estimar a porcentagem da população que apresentava anticorpos contra o novo coronavírus.

O surpreendente resultado do inquérito sorológico estimava que 40,4% da população já possuíam anticorpos, o que justificava as ações contra a pandemia realizadas pelo estado. Um número excelente, mas que ainda não indicava a existência da imunidade de rebanho – expressão que se refere ao momento em que uma porcentagem significativa de indivíduos se torna imune a uma doença transmissível.

O coordenador-geral do Inquérito Sorológico, Antônio Augusto Moura da Silva, professor titular do Departamento de Saúde Pública da UFMA, explicou ainda que os resultados obtidos justificavam a baixa letalidade – uma das menores do mundo – registrada no Maranhão. O índice variava de 0,1% a 0,17%, segundo a análise do Inquérito. Uma espantosa melhora. Em maio, o Imperial College de Londres apontava para uma estimativa de 1% – um índice dez vezes maior. Como o resultado trazia boas notícias, mas provocava certa surpresa, o governo maranhense trabalhou rapidamente e preparou uma segunda fase do inquérito sorológico, realizado em 70 municípios entre o período de 19 a 30 de outubro. O resultado estimou a prevalência de anticorpos contra a Covid-19 em 38,1% da população, o que confirmava, observando-se a margem de variação, o resultado da primeira fase do estudo.

Porém, no Brazil que não conhecia o Brasil, nem tudo era Ciência. O debate sobre o uso obrigatório de máscara de proteção chegava ao STF. Em junho, a 9ª Vara Federal Cível de Brasília já havia decidido pela obrigatoriedade, mas o país da pandemia era também o país das ações na Justiça. No plenário virtual, os ministros do Supremo decidiram, em votação unânime – sendo que Celso de Mello estava de licença médica – pela manutenção da obrigatoriedade da utilização do equipamento de proteção.

Mais um recado para o presidente e até para seu ministro da Saúde, que continuava exibindo um chocante desconhecimento sobre sua pasta. Durante o lançamento do "Outubro Rosa" – campanha de prevenção contra o câncer de mama –, Pazuello fez um comentário usando uma brutal sinceridade: "Eu não sabia nem o que era o SUS, porque eu passei a minha vida sendo tratado também em instituições públicas, mas específicas do Exército. Vim conhecer o SUS a partir desse momento da vida e compreendi a magnitude dessa ferramenta que o Brasil nos brindou. Essa ferramenta nos deu a capacidade de enfrentar a pandemia da Covid-19".

Até então, o ministro Pazuello seguia sem entusiasmar, no ritmo que pareciam exigir dele. A partir de 19 de outubro, porém, começaria a receber elogios. E quem ameaçava se destacar no enfrentamento da pandemia, poderia se tornar alvo. Nesse dia, o ministro enviou a Dimas Covas, diretor-geral do Instituto Butantan, um ofício em que encerrava a polêmica e confirmava a intenção de compra de 46 milhões de doses da CoronaVac, vacina produzida pelo laboratório chinês Sinovac e desenvolvida em parceria com o estado paulista.

No documento, Pazuello anunciava:

> [...] a intenção (do) Ministério da Saúde em adquirir 46 milhões de doses da referida vacina (Vacina Butantan – Sinovac/Covid-19), em desenvolvimento pelo Instituto Butantan, ao preço estimado de US$ 10,30 (dez dólares e trinta centavos) por dose, seguindo as especificações da vacina e o respectivo cronograma de entrega em parceria com o instituto do governo de São Paulo [...] A presente manifestação de interesse não possui caráter vinculante, uma vez que somente será possível prosseguir com o processo de aquisição após o regular registro da vacina na Agência Nacional de Vigilância Sanitária (Anvisa), conforme prevê o artigo 12 da Lei nº 6.360, de 23 de setembro de 1976, ou caso sobrevenha alguma alteração legislativa.

No dia seguinte, Pazuello reuniu-se, por teleconferência, com os governadores, reforçando a determinação da aquisição das vacinas e citando o ofício: "Nós já fizemos uma carta em resposta ao ofício do Butantan e essa carta, ela é o compromisso da aquisição das vacinas que serão fabricadas até o início de janeiro, em torno de 46 milhões de doses [...]".

Celebrou-se, em todos os sentidos, o acordo entre Governo Federal, estados, municípios e duas instituições brasileiras: o Instituto Butantan e a Fiocruz. O ministro chegou a chamar a vacina do Butantan de "vacina brasileira", explicando que esse movimento serviria para iniciar "a vacinação ainda em janeiro".

Depois de várias declarações e de muita polêmica em relação à vacina chinesa, vacina do Doria, vacina de Oxford, vacina do Putin; a discussão parecia ter chegado ao fim no dia 20 de outubro, de uma maneira calma. Estranhamente calma.

Porém, na manhã seguinte, Bolsonaro acordou mal-humorado. Ou ficou mal-humorado depois que um seguidor – que talvez exista, talvez não – do Facebook lhe fez um pedido: "Presidente, a China é uma ditadura, não compre essa vacina, por favor. Eu só tenho 17 anos e quero ter um futuro, mas sem interferência da Ditadura chinesa". O ágil e dinâmico perfil do presidente respondeu: "NÃO SERÁ COMPRADA", em maiúscula. E, assim, uma frase postada em uma rede social começava a destruir um documento oficial assinado por um ministro de Estado.

Outro internauta enviou uma mensagem, aparentemente em código, dada a dificuldade de entendimento, para o presidente. Esse seguidor parecia estar ao lado de Bolsonaro, mas, propositadamente ou não, fazia uma observação um tanto irônica. "Meu presidente o seu ministro nos traio (sic) com acordo de compra da vacina mim (sic) sinto envergonhado! O senhor se enganou mas (sic) uma vez". Bolsonaro passou recibo de ter se enganado "mais uma vez" e comentou: "Qualquer coisa publicada, sem qualquer comprovação, vira TRAIÇÃO" – em maiúscula.

Outra internauta deu uma orientação mais forte: "Bom dia presidente. Exonera Pazuello urgente, esse está sendo cabo eleitoral do Doria. Ministro traíra". Bolsonaro a acalmou: "Tudo será esclarecido ainda hoje. NÃO COMPRAREMOS A VACINA DA CHINA" – em maiúscula, um clássico das postagens presidenciais.

Outra internauta usou um pouco do estilo do presidente: "Ao que tudo indica, temos um 'Mandetta milico' no Ministério da Saúde"; Bolsonaro reafirmou: "Tudo será esclarecido hoje. Tenha certeza, não compraremos vacina chinesa. Bom dia".

Depois de vários conselhos e de uma valiosa troca de ponderações, o presidente se contaminou e postou sua decisão, às 10h39, pelo Twitter:

> A VACINA CHINESA DE JOÃO DORIA
> - Para o meu Governo, qualquer vacina, antes de ser disponibilizada à população, deverá ser COMPROVADA CIENTIFICAMENTE PELO MINISTÉRIO DA SAÚDE e CERTIFICADA PELA ANVISA.
> - O povo brasileiro NÃO SERÁ COBAIA DE NINGUÉM.
> - Não se justifica um bilionário aporte financeiro num medicamento que sequer ultrapassou sua fase de testagem.
> - Diante do exposto, minha decisão é a de não adquirir a referida vacina.

A incredulidade com que a imprensa – acostumada à política ziguezague de Bolsonaro – passou a destacar a reviravolta do presidente deu margem a algumas especulações. Havia até a expectativa de que as mensagens em seu perfil, como já acontecera, tivessem sido escritas por outra pessoa. Mas a negação viria em pessoa.

Poucas horas depois das postagens, em visita à cidade paulista de Iperó, onde ficava o Centro Tecnológico da Marinha, que desenvolvia o reator do primeiro submarino brasileiro com propulsão nuclear,

Bolsonaro falou muito. Lembrou-se até do papel do Ministério da Saúde, o que não deixava de ser uma contradição: "A questão de vacinação ou não é uma lei de 1975 [referindo-se à Lei nº 6.259, de 30 de outubro de 1975], que é bem clara, que o Programa Nacional de Imunização, incluído (sic) aí as vacinas obrigatórias, compete ao ministro da Saúde [...] Eu acho que a população já está por demais inalada com discursos de terrorismo, desde o começo da pandemia. Chega. Os números têm apontado que a pandemia está indo embora [...] As vacinas têm que ter uma comprovação científica, diferente da hidroxicloroquina, posso falar sobre isso, têm que ter sua eficácia. Não pode inalar (sic) algo em uma pessoa e o malefício ser maior do que o benefício, apenas isso".

Um dos jornalistas que o cercavam insistiu: "Então a vacina chinesa está descartada, pelo menos por enquanto, para o senhor?". O presidente cumpriu o que havia prometido: "Toda e qualquer vacina está descartada. Toda e qualquer. Ela tem que ter uma validade no Ministério da Saúde e uma certificação por parte da Anvisa também. Fora isso, não existe qualquer dispêndio de recurso, ainda mais um vultuoso (sic) como esse, que seria para vacinarmos 100 milhões de pessoas a preço de, aproximadamente, 10 dólares por vacina. Não fiz as contas aqui, mas seria uma importância bastante absurda, ainda mais porque, repito, não temos comprovação científica".

Uma repórter confrontou a sua fala com a atitude de Pazuello no dia anterior: "Presidente, o que aconteceu que o ministro disse que teria a compra e hoje o senhor diz que não terá?".

Bolsonaro não reagiu bem, ameaçou encerrar o assunto e lançou mais uma de suas suspeitas ao vento: "Olha, não trate dessa maneira, senão eu acabo a entrevista. Eu tenho responsabilidade, coisa que você não está tendo aqui. Não é essa a maneira de perguntar para uma autoridade uma questão séria que mexe com vidas. Houve uma distorção por parte do João Doria no tocante ao que ele (Pazuello) falou. Já mandei cancelar se ele (Pazuello) assinou. Já mandei cancelar. O presidente sou eu. Não abro mão de minha autoridade, até porque estaria comprando uma vacina que ninguém está interessado por ela, a não ser nós. Não sei se o que está envolvido nisso tudo é o preço vultuoso (sic) que vai se pagar pra essa vacina da China".

As declarações causaram perplexidade não só pelo recuo em um tema tão importante, mas também pela forma como o presidente ouviu e acatou os desejos de seus conselheiros internautas, cujas identidades e existências nem se sabia se eram reais ou fabricadas.

Das muitas idas e vindas, dos ataques seguidos de afagos com a gasta desculpa de sempre estar fazendo uma "brincadeira", essa frase de Bolsonaro – "Já mandei cancelar se ele assinou. Já mandei cancelar. O presidente sou eu" – o perseguiria por muito tempo e, ao menos dessa vez, não iria cair no esquecimento ou ser atropelada por outra declaração mais inimaginável ainda.

A repercussão foi imediata. A jornalista Mônica Bergamo publicaria no site da *Folha de S.Paulo*: "O governador do Maranhão, Flávio Dino (PCdoB-MA) diz que o presidente Jair Bolsonaro 'está possuído por uma espécie de ódio a João Doria' [...] Segundo Dino, o presidente está criando 'uma guerra da vacina', como ocorreu com os respiradores, em que cada estado teve que se virar sozinho, chegando a disputar com outros a aquisição dos equipamentos". Flávio Dino também garantiu: "Os governadores com certeza vão ao Congresso Nacional e à Justiça para garantir o acesso da população a todas as vacinas que forem eficazes e seguras".

E reconheceu um fato raríssimo. Até ele, o "pior cara" do Nordeste, havia acreditado: "(Flávio Dino) diz que, depois do anúncio de Pazuello, chegou a acreditar 'que Bolsonaro tinha achado um rumo. Mas logo veio esse desvario'".

Porém até os desvarios do governo precisavam de, ao menos, um documento oficial. Seria necessário passar um verniz oficial em uma decisão que começou a ser anunciada em postagens na internet. No mesmo dia em que seguidores do presidente no Facebook montaram um novo planejamento para enfrentar a Covid-19 no Brasil, o secretário-executivo do Ministério da Saúde, Élcio Franco, leu uma nota de esclarecimento sobre o ofício que o mesmo Ministério da Saúde havia divulgado, em uma linguagem clara, dois dias antes:

> Sobre a reunião de ontem, realizada no Ministério da Saúde, esclarece-se o seguinte: houve uma interpretação equivocada da fala do

ministro da Saúde. Em momento nenhum a vacina foi aprovada pela pasta, pois qualquer vacina depende de análise técnica e aprovação da Anvisa (Agência Nacional de Vigilância Sanitária), pela CMED (Câmara de Regulação do Mercado de Medicamentos) e pela Contec (Comissão Nacional de Incorporação de Tecnologias) no Sistema Único de Saúde [...] Não houve qualquer compromisso com governo do Estado de São Paulo ou seu governador no sentido de aquisição de vacinas contra Covid-19. Tratou-se de um protocolo de intenções entre o Ministério da Saúde e o Instituto Butantan, sem caráter vinculante, por se tratar de um grande parceiro do Ministério da Saúde na produção de vacinas para o PNI (Programa Nacional de Imunizações) [...] mais uma iniciativa para tentar proporcionar vacina segura e eficaz para a nossa população, neste caso com uma vacina brasileira, caso fiquem disponíveis antes das outras possibilidades. Não há intenção de compra de vacinas chinesas.

A negação. Assim ficava combinado. Bastava só acreditar. Não foi o Ministério da Saúde que mudou sua posição, foi o resto do Brasil que leu errado, ouviu errado e fez uma "interpretação equivocada". A nota de esclarecimento esclarecia o que ficou esclarecido no ofício do Ministério da Saúde, sobre a aprovação da Anvisa: "A presente manifestação de interesse não possui caráter vinculante, uma vez que somente será possível prosseguir com o processo de aquisição após o regular registro da vacina na Agência Nacional de Vigilância Sanitária (Anvisa)".

O resto do Brasil poderia cometer mais alguns erros de avaliação e pensar que o anúncio esclarecedor surgiu em reação à comemoração do governador João Doria. Após a declaração de Pazuello na terça-feira, Doria escreveu a frase "Venceu o Brasil", com o vídeo do ministro comentando a decisão. Em outra postagem, Doria parabenizou Pazuello. "Meus cumprimentos ao Ministro da Saúde Eduardo Pazuello pela aprovação da compra da vacina do Butantan contra a Covid-19. Um gesto correto para salvar vidas". Às 6h30 da tarde do dia 20, Doria ainda postaria mais um vídeo. Nele, o governador dizia que a "A aprovação feita hoje pelo ministro da Saúde Eduardo Pazuello da Vacina do Butantan, vacina contra a Covid-19, foi uma vitória da vida, uma vitória da solidariedade. Parabéns, ministro, pela atitude. Parabéns pelo posicionamento. E o que o Brasil precisa é disso: paz, união, integração e a vacina, a vacina para salvar os brasileiros". Doria ultrapassou os limites. Elogiou um ministro. Citou a "vacina do Butantan" e falou em paz, união e integração.

Foi longe demais. Um país em paz. Ministro se entendendo com governador.

Isso não ficaria assim.

Havia uma outra possibilidade de raciocínio para o resto do Brasil que precisou ser esclarecida pelo Ministério da Saúde. Poderiam achar também que os seguidores fiéis do presidente se revoltaram contra a "intenção em adquirir" a vacina chinesa e o pressionaram a voltar atrás na autorização dada a Pazuello para divulgar o ofício. Mas tanto a reação ao vídeo de Doria, quanto a possibilidade de um presidente se pautar por comentários de seu Facebook, seriam, claro, mais interpretações equivocadas.

No país sem União, governadores e secretários de Saúde começaram a pensar em se unir para distribuir a CoronaVac. Surgiu a ideia da formação de um Consórcio, assim que houvesse a aprovação da Anvisa, para financiamento e distribuição da vacina.

Havia outro temor. Um atraso proposital, provocado pela Anvisa, que retardaria o registro da CoronaVac. Para essa situação, havia a chance de que o Congresso aprovasse uma lei que autorizasse a compra sem o registro sanitário nacional, desde que houvesse aprovação de algum órgão equivalente de um outro país. Essa alternativa foi inspirada na mais falada lei do ano da pandemia, a 13.979, que permitia – como o governo maranhense bem sabia – a compra e importação de medicamentos e equipamentos de saúde sem o registro da Anvisa.

Na noite de quarta, Bolsonaro mostrou-se decidido. Em entrevista à Rádio Jovem Pan, garantiu que o governo não compraria a CoronaVac: "A da China nós não compraremos, é decisão minha. Eu não acredito que ela transmita segurança suficiente para a população. Esse é o pensamento nosso. Tenho certeza que outras vacinas que estão em estudo poderão ser comprovadas cientificamente, não sei quando, pode durar anos... A China, lamentavelmente, já existe um descrédito muito grande por parte da população, até porque, como muitos dizem, esse vírus teria nascido por lá".[175]

Dia 21 de outubro de 2020. O Brasil deixava de girar em círculo e começava a andar para trás no combate ao novo coronavírus, na busca pela vacina e na corrida para chegar ao fim da pandemia.

Depois de Bolsonaro incentivar, nas redes sociais, postagens de comentários esclarecedores que o alertavam sobre Pazuello; depois de criar um cenário de que fora pego de surpresa, como se a decisão de enviar o ofício do Ministério da Saúde ao diretor-geral do Instituto Butantan em que confirmava "a intenção [...] em adquirir 46 milhões de doses da referida vacina..." pudesse ter sido tomada sem a autorização do presidente; o próximo passo – óbvio e lógico – contra a "traição" de um de seus ministros seria a sua demissão.

O presidente fez então uma visita ao desautorizado Pazuello, que estava com Covid-19, e que recebera solidariedade dos governadores e da caserna. O ministro ainda não estava na reserva, e uma crise com um general da ativa era uma crise com o Exército.

Sentados lado a lado, sem máscara, postaram um vídeo esclarecedor:

> Bolsonaro: Semana que vem, talvez, com toda certeza, tu volta pro batente.
> Pazuello: Pois é, estão dizendo que não... (risada).
> Bolsonaro: Falaram até que a gente tava brigado aqui... Era comum acontecer isso aqui. Não teve problema nenhum.
> Pazuello: Senhores, é simples assim: um manda e o outro obedece (risadas), mas a gente tem um carinho, entendeu?
> Bolsonaro: Opa, tá pintando um clima... Olha, foi um dos melhores ministros da Saúde que tivemos, falei isso pra imprensa. E pode ter certeza, o trabalho dele tá sendo excepcional!

Problema resolvido. Ou quase. Pazuello não voltou para o batente na semana seguinte. No dia 30 de outubro, ele deu entrada no hospital particular DF Star, de Brasília, ao apresentar desidratação, febre e dores de cabeça. Dois dias depois, foi para o Hospital das Forças Armadas (HFA). No dia 3 de novembro, refez o teste, e seu diagnóstico foi negativo. Não era mais um traidor. Poderia reassumir o cargo para continuar seu trabalho "excepcional".

A última briga não deu em nada porque não houvera briga.

A última briga da última semana, sobre o último vídeo postado por causa da mais recente notícia – que se pensava ser a última –, que respondia aos comentários dos seguidores nas redes sociais em relação à discussão que gerou mais uma opinião, que mudou logo em seguida para provocar mais respostas, que faziam o processo voltar a seu ponto de início.

O acordo da vacina anunciado por Pazuello, que fez o Brasil retomar a esperança e respirar com alívio durante um dia, estava quebrado. Governadores se sentindo enganados. Sem Ministério da Saúde e com o Governo Federal sabotando novas tentativas, a vacina era o novo "cada um por si". Uma vacina que jamais seria vermelha.

No país das polêmicas intermináveis, uma filosofia de Governo, após a "Guerra dos Respiradores" que provocou a Operação Etiópia-Maranhão, o que viria a seguir, acompanhada de um assombroso aumento de casos de Covid-19, seria a "Guerra da Vacina".

Depois da omissão do Governo Federal no início da pandemia, na aquisição de respiradores e no abastecimento de kit intubação, o Brasil e seus governadores já estavam bem conscientes sobre o que poderiam esperar.

Mas sempre havia uma surpresa que superava em espanto e incredulidade a notícia do dia anterior.

Em breve, o país iria descobrir que não era necessário se preocupar com exames de detecção da Covid-19. Havia milhões deles em posse do Ministério da Saúde. Bem guardados. Tão bem guardados que poderiam até ser esquecidos.

# CAPÍTULO 9

ACONTECIMENTO RARÍSSIMO, o Brasil foi citado no primeiro debate presidencial norte-americano por Joe Biden, do Partido Democrata, que criticou a destruição ambiental em andamento no país de Bolsonaro: "Está tudo desmoronando, estamos falando de alguém que não tem relação com política externa. O Brasil, a floresta tropical do Brasil, está sendo demolida, está sendo destruída, mais carbono é absorvido naquela floresta tropical do que cada pedacinho de carbono que é emitido nos Estados Unidos. Em vez de fazer algo a respeito... eu estaria me reunindo e garantindo que os países do mundo venham com US$ 20 bilhões e digam 'aqui estão US$ 20 bilhões pare, pare de derrubar a floresta e se não fizer isso, você terá consequências econômicas significativas'".[176]

No dia 7 de novembro, os institutos de pesquisa e os meios de comunicação dos Estados Unidos anunciaram a vitória de Joe Biden. Após torcer, sofrer e exibir publicamente sua tristeza pela derrota de Donald Trump, seu ídolo e mentor, Bolsonaro não cumprimentou Biden. Fez pior. Em um discurso no dia 10, comentou: "Assistimos há pouco um grande candidato a chefia de Estado dizer que, se eu não apagar o fogo da Amazônia, levanta barreiras comerciais contra o Brasil. E como é que nós podemos fazer frente a tudo isso? Diplomacia não dá, né, Ernesto [apontando para o ministro das Relações Exteriores Ernesto Araújo]?! Quando acaba a saliva, tem que ter pólvora, senão, não funciona. Não precisa nem usar a pólvora, mas tem que saber que tem".[177]

O presidente brasileiro também passou a endossar as suspeitas de fraude na apuração dos votos nos Estados Unidos que Trump lançava. No primeiro turno das eleições municipais brasileiras, realizado no dia

29 de novembro, Bolsonaro disse que iria aguardar "um pouco mais" antes de parabenizar o presidente eleito. Sem apresentar provas, com seu tradicional raciocínio, em que começava sugerindo para finalizar acusando, revelou: "Confiaram em um método onde o povo estava sempre com um objetivo. É um dos países que é 'mãe da democracia'. Agora, a imprensa não divulga, mas eu tenho minhas fontes de informações, não adianta falar para vocês, não vão divulgar. Mas realmente teve muita fraude lá, isso ninguém discute".

O Colégio Eleitoral norte-americano confirmou a vitória de Joe Biden no dia 14 de dezembro. Os delegados seguiram exatamente o resultado das urnas. Essa etapa do peculiar processo eleitoral norte-americano era considerada uma formalidade protocolar, mas, com os vários pedidos de recontagem por parte de Trump, voltou a ter a importância. Com o anúncio, ficava praticamente impossível uma tentativa de Trump de continuar no poder. No dia seguinte, o presidente da Rússia, Vladimir Putin, e o do México, Andrés López Obrador, parabenizaram Biden pela vitória. Bolsonaro, assim, garantia – entre as grandes economias do mundo – o último lugar para o Brasil na fila dos cumprimentos. Horas depois, no entanto, reconhecia Biden e enviava uma saudação – que lembrava uma advertência – ao novo presidente norte-americano, com os "melhores votos e a esperança de que os EUA sigam sendo 'a terra dos livres e o lar dos corajosos'".

Nas relações internacionais, o Brasil seguia demonstrando seu enorme talento para o conflito. No fim de novembro, Eduardo Bolsonaro voltou ao Twitter para atacar novamente a China. Na noite de 23 de novembro, exibiu pelas redes sociais seu comentário sobre um tema fundamental para o desenvolvimento tecnológico do país, o 5G, a internet de quinta geração: "O governo Jair Bolsonaro declarou apoio à aliança Clean Network, lançada pelo governo Donald Trump, criando uma aliança global para um 5G seguro, sem espionagem da China [...] Isso ocorre com repúdio a entidades classificadas como agressivas e inimigas da liberdade, a exemplo do Partido Comunista da China". A Clean Network era o programa dos EUA que afirmava garantir "um ambiente seguro" para o 5G, uma escolha que envolvia bilhões e poderia afastar o Brasil da Huawei, uma colossal empresa chinesa de telecomunicações, que fora alvo frequente da administração Trump.

A embaixada chinesa reagiu, por canais diplomáticos, com a costumeira dureza: "Tais declarações infundadas não são condignas com o cargo de presidente da Comissão de Relações Exteriores da Câmara dos Deputados. Prestam-se a seguir os ditames dos EUA no uso abusivo do conceito de segurança nacional para caluniar a China e cercear as atividades de empresas chinesas [...] Na contracorrente da opinião pública brasileira, o deputado Eduardo Bolsonaro e algumas personalidades têm produzido uma série de declarações infames que, além de desrespeitarem os fatos da cooperação sino-brasileira e do mútuo benefício que ela propicia, solapam a atmosfera amistosa entre os dois países e prejudicam a imagem do Brasil. Acreditamos que a sociedade brasileira, em geral, não endossa nem aceita esse tipo de postura. Instamos essas personalidades a deixar de seguir a retórica da extrema-direita norte-americana, cessar as desinformações e calúnias sobre a China e a amizade sino-brasileira, e evitar ir longe demais no caminho equivocado, tendo em vista os interesses de ambos os povos e a tendência geral da parceria bilateral. Caso contrário, vão arcar com as consequências negativas e carregar a responsabilidade histórica de perturbar a normalidade da parceria China-Brasil".[178]

No dia seguinte, Eduardo Bolsonaro apagou a postagem.

A deputada do PCdoB Perpétua Almeida, que chegara a consultar Eduardo Bolsonaro sobre a possibilidade de o Governo Federal providenciar um transporte aéreo para trazer os respiradores da China para o Maranhão, apresentou um requerimento solicitando a destituição de Eduardo da Presidência da Comissão de Relações Exteriores e Defesa Nacional da Câmara.

Manter boas relações entre os brasileiros, entre os brasileiros e suas tradições e costumes, também não parecia ser uma preocupação. Em uma rápida visita ao Maranhão, durante uma parada não programada na cidade de Bacabeira, o presidente estranhou a cor rosa do refrigerante mais popular – e um orgulho – do estado, o Guaraná Jesus, e demonstrou seu incômodo: "Agora, eu virei boiola igual a maranhense, é isso? Olha o guaraná cor-de-rosa do Maranhão aí, ó. Quem toma esse guaraná vira maranhense". E ainda completou: "Guaraná cor-de-rosa do Maranhão, *fudeu*, *fudeu*. É boiolagem isso aqui".[179]

O comentário provocou muitas reações. Roberta Gomes, bisneta do criador da bebida, o farmacêutico Jesus Norberto Gomes, manifestou sua indignação em uma *live* da qual Flávio Dino participou: "Se Bolsonaro conhecesse um pouco da história, se ele ao menos soubesse que o meu bisavô era admirador do comunismo e repartia os lucros da empresa com os funcionários, garanto que ele não teria nem dado um gole no refrigerante [...] Dessa forma, ele teria nos poupado de mais uma piada infame. Essa foi uma afronta a todos os maranhenses. Ele se utilizou de um patrimônio imaterial do Maranhão, conhecido por ser uma marca de sucesso nacional, para fazer um comentário homofóbico e completamente desnecessário".[180] Até o próprio Bolsonaro sentiu a repercussão e, com a camisa do Sampaio Corrêa – descobriu que estava vestindo a camisa de um tradicional clube de futebol do Maranhão depois de perguntar a seus assessores –, se desculpou, ao seu estilo: "Pessoal, fiz uma brincadeira, se alguém se ofendeu, me desculpa aí, tá certo?". Prosseguiu tentando justificar a piada devido à cor rosa do refrigerante. Antes que se engasgasse novamente, foi salvo pela ministra da Agricultura, Tereza Cristina, que estava a seu lado e o interrompeu: "a cor é bonita, presidente".

Esse não foi o maior estranhamento entre Bolsonaro e Flávio Dino durante a visita. O presidente afirmou à rádio Jovem Pan que cancelara uma viagem à cidade de Balsas porque o "o senhor Flávio Dino resolveu não ceder a Polícia Militar para fazer uma segurança mais aberta", negando-lhe o efetivo da Polícia Militar para fazer seu esquema de proteção e, por isso, desistiu da visita. Flávio Dino respondeu logo em seguida nas redes sociais: "Alguns irresponsáveis estão mentindo à população de Balsas sobre o cancelamento de uma suposta visita de Bolsonaro à cidade. Não houve nenhuma negativa de segurança a ele. Gostaria que mostrassem o documento que provaria a fantasiosa versão". O governador não aceitou a declaração de Bolsonaro e foi ao Supremo, alegando que o presidente cometera calúnia. Na peça que enviou ao STF, exigia que Bolsonaro apresentasse provas de que houvera recusa por parte do governo maranhense de colocar a polícia militar estadual para fazer a segurança do presidente.

O Ministério da Saúde brasileiro, com seus militares, seguia marcando passo. O jornalismo brasileiro, não. No dia 22 de novembro, um furo jornalístico de Mateus Vargas, de *O Estado de S. Paulo*, chocaria o país. A reportagem de Vargas denunciava que 6 milhões e 860 mil testes para detecção do novo coronavírus – de um total de mais de 7 milhões – estavam guardados em um gigantesco galpão em Guarulhos, próximo ao aeroporto, e perderiam a validade em dezembro de 2020 e em janeiro de 2021.

Eram exames RT-PCR, em um número superior aos 5 milhões que o SUS havia aplicado durante todo o ano de 2020. O RT-PCR era considerado um exame "padrão-ouro", por ser um dos mais eficazes para diagnosticar a Covid-19, detectando a carga genética do vírus no material coletado por um swab (um tipo de cotonete) introduzido na região nasal e faríngea. Na rede particular, tinha uma média de preço de R$ 250.[181]

Dentro do gabinete da Saúde, a denúncia repercutiu fortemente entre os militares que perfilavam por lá. A impressão que ficava era a de que, enquanto o número de mortos não voltasse a subir, o Ministério da Saúde não se preocuparia e nem tomaria atitude alguma. Era o que se via, dias antes da publicação da reportagem, nos corredores do ministério, onde, dizendo-se recuperado da Covid-19, Pazuello mostrava-se tranquilo, afirmando a assessores que havia "teste pra caralho" e que não seria necessário comprar mais nada.

Sim, realmente havia teste – aos milhões, para ser mais suave. O Ministério da Saúde parecia não compreender, ainda, que o exame, os resultados e a tabulação seriam fundamentais no planejamento da ação contra a pandemia. E que, quanto maior o número de testes realizados, mais dados e informações haveria para se criar uma estratégia de controle da doença. Para quem orbitava o ministro, surgia uma primeira impressão, um sinal de que ele não continuaria no cargo por muito mais tempo. Além da humilhação pública que sofrera por parte do presidente, Pazuello se recuperara mal da Covid-19. Ao seu grupo mais restrito, admitia que ainda sofria com as sequelas da doença. No final de novembro, torcia para ser convidado a deixar o ministério, o que poderia explicar sua discretíssima volta ao comando da pasta. Ainda continuava na ativa e poderia voltar a assumir um bom comando no Exército. Circulava demonstrando abatimento físico, reclamando constantemente de dores, repetindo uma expressão que não deixava dúvida: "Tô *fudido... fudido*!" e também brincava, jogando com uma indireta muito forte, dizendo que seria bom "voltar ao quartel".

No dia seguinte à publicação, o presidente apressou-se a criar sua justificativa. A uma seguidora do Twitter que o questionou sobre os testes, Bolsonaro respondeu que: "Todo o material foi enviado para estados e municípios. Se algum estado/município não utilizou deve apresentar seus motivos". Não explicou por que, se "todo o material foi enviado", havia mais de seis milhões de testes armazenados em Guarulhos. Os secretários de saúde dos estados e municípios reagiram alegando que receberam material incompleto, sem tubos, reagentes e swabs.

O escândalo da validade dos testes foi parar na Câmara dos Deputados. Em audiência realizada apenas três dias depois da publicação da reportagem, o Ministério da Saúde mostrou um espetáculo de logística. O secretário nacional de Vigilância em Saúde, Arnaldo Medeiros, minimizou a repercussão, afirmando que o prazo era "cartorial", estipulado pela Anvisa. Em seguida, a diretora da agência, Cristiane Gomes, o desmentiu, informando que a data fora determinada pelo fabricante, a empresa coreana Seegene. O secretário, por sua vez, garantiu ter recebido estudos da fabricante que tornariam possível aumentar o prazo de validade dos testes em mais quatro meses. Assim, as validades dos testes RT-PCR passavam para abril e maio de 2021. Medeiros esmerou-se para valorizar o programa "Diagnosticar para cuidar", que era o plano de testagem nacional, mas pegou um atalho e não explicou por que a promessa de realizar mais de 24 milhões de testes ainda estava longe de ser cumprida pelo SUS. Até aquele dia, haviam sido feitos 7,2 milhões.[182]

O programa "Diagnosticar para cuidar" tornara-se um clássico da retórica do Ministério da Saúde. Lançado pela primeira vez em 6 de maio, durante a meteórica gestão de Nelson Teich, como uma "estratégia nacional de vigilância", o Programa prometia testar 22% da população, e foi relançado em 24 de junho por Pazuello. Essa segunda tentativa pregava objetivos mais modestos e não anunciava data para a conclusão dos exames. Arnaldo Medeiros também não sabia de onde surgiram os números e nem onde estava o histórico do controle do termo de compra dos testes, mas não escapava de "passar recibo": "A gente não tem essa memória de cálculo, de como chegou-se a esses 23 milhões de kits, já procurei levantar essa memória de cálculo, não sei exatamente como foi feito. Talvez tenha, mas eu não a tenho, nem a minha equipe que está hoje na CGLAB (Coordenação Geral de Laboratórios de Saúde Pública) e no departamento tem acesso e conhecimento dessa memória de cálculo. Desconheço essa memória de cálculo. Foi adquirido na gestão anterior da Secretaria de Vigilância em Saúde".[183]

O repórter Mateus Vargas vinha acompanhando a movimentação do estoque dos exames de Covid-19 em uma série de reportagens publicadas em O Estado de S. Paulo desde o anúncio das primeiras compras ainda em maio. Vargas sabia quantos testes havia e quais eram as validades. Em dezembro, desconfiava-se de que, mesmo com a prorrogação da validade por mais quatro meses, os testes, bem guardados ou bem esquecidos, dificilmente seriam distribuídos a tempo. O galpão lotado de exames prestes a perderem a validade rumava para se tornar – mais – um fiasco monumental. Milionário e monumental.

A logística do jornalista poderia tornar-se exemplo a ser seguido pelo ministério.

Dias de esperança ressurgiram em dezembro. O dia 2 foi histórico. O Reino Unido aprovou a vacina contra a Covid-19 desenvolvida pelas farmacêuticas Pfizer e BioNTech e anunciou que a vacinação começaria na semana seguinte. A notícia era excelente para o mundo, mas não podia ser muito comemorada no Brasil, que seguia "acompanhando" os resultados e não havia previsto a compra de imunizantes que necessitavam ser mantidos a baixíssimas temperaturas, como era o caso da vacina Pfizer/BioNTech.

Mas o 7 de dezembro no Brasil foi memorável. Em vitórias e vexames. O governador de São Paulo, João Doria, quintuplicava a aposta e aumentava a pressão pela aprovação da CoronaVac – produzida pelo laboratório chinês Sinovac em parceria com o Instituto Butantan – por parte da Anvisa ao anunciar o cronograma da vacinação em seu estado. Um primeiro lote da CoronaVac – com 120 mil doses – já desembarcara no Aeroporto de Cumbica no dia 19 de novembro.

Conforme o plano apresentado por Doria, a imunização começaria estrategicamente no dia 25 de janeiro, aniversário da cidade de São Paulo. Doria foi além e garantiu que "todo e qualquer brasileiro que estiver em solo do estado e pedir a vacina, vai receber gratuitamente. Não precisará comprovar residência em São Paulo. Fazemos parte do Brasil, respeitamos todos os brasileiros e aqui vacinaremos todos que precisarem ser vacinados".[184]

Naquela manhã, o sempre desconfiado Flávio Dino lançara uma outra cartada surpreendente. Como a Lei da Quarentena (Lei 13.979) sofrera uma alteração provocada pelo Projeto de Lei 864, gerando a Lei 14.006 – que estabelecia um prazo de 72 horas para que a Anvisa autorizasse a importação de equipamentos, insumos e medicamentos aprovados pelas autoridades sanitárias dos Estados Unidos, União Europeia, Japão ou China –, o governador maranhense, preocupado em ter um "plano B", entrou com uma ação no STF pedindo a liberação da aquisição de imunizantes que tivessem autorização de uma dessas agências de saúde estrangeiras, independente da aprovação da Anvisa. Em seu Twitter, o governador explicou: "Ingressei ontem com ação judicial no Supremo. Objetivo é que estados possam adquirir diretamente vacinas contra o coronavírus autorizadas por agências sanitárias dos Estados Unidos, União Europeia, Japão ou China. Com isso, estados poderão atuar, se o governo federal não quiser". Flávio Dino queria deixar claro para o Governo Federal que, se o Plano Nacional não avançasse, os estados poderiam tomar a frente e organizar a imunização da população.

Depois do anúncio do início da vacinação feito por João Doria, a Presidência passou a centralizar seus ataques contra o governador paulista. Nesse momento, percebendo toda a movimentação do Governo Federal, Flávio Dino deixava as diferenças partidárias de lado e fazia um movimento de aproximação com Doria para fortalecer – abertamente – a ideia de que a busca por uma vacina era uma ideia defendida por outros governadores também. A manifestação de Flávio Dino também servia para aumentar a pressão para que o Governo Federal anunciasse o Plano Nacional de Vacinação.

Enquanto João Doria e Flávio Dino aceleravam atrás de soluções, o lento Ministério da Saúde, que era um atraso, nos sentidos literal e figurado, deixava escapar mais uma ou duas. Naquele dia "memorável", Pazuello fez feio, e os exames de genotipagem realizados no SUS em pessoas com HIV, aids e hepatites virais foram suspensos. Esses exames eram fundamentais "na estratégia para o tratamento do HIV e da hepatite C, pois quando a pessoa está resistente e necessita da genotipagem para iniciar nova combinação encontra-se num estado de extrema vulnerabilidade às infecções oportunistas e não pode ser prejudicada pela demora ocasionada por entraves meramente burocráticos", explicava uma nota assinada pela Rede Nacional de Pessoas Vivendo com HIV/Aids (RNP+Brasil).[185] A falta dos exames poderia prejudicar gravemente a saúde dos pacientes, mas o Ministério da Saúde deixou vencer o contrato com a empresa Centro de Genomas, responsável por aplicá-los desde 2015.

Às 5 da tarde do dia em que foi anunciada a data de início da vacinação no país; o presidente e a primeira-dama, Michelle Bolsonaro, estavam inaugurando, no térreo do Palácio do Planalto, uma exposição dos trajes usados pelo casal na posse presidencial de 2019. Os ministros-chefes Luiz Eduardo Ramos e Braga Netto, além de Onyx Lorenzoni e do presidente da Caixa, Pedro Guimarães, todos sem máscara, aplaudiam da plateia. Pazuello não compareceu.

"Um dia memorável para a nação", considerou a primeira-dama em seu discurso, referindo-se, obviamente, à exposição.

Já para o Reino Unido, memorável seria o dia seguinte. Tinha início o maior programa de vacinação da história da Grã-Bretanha. A britânica Margaret Keenan, de 90 anos, tornava-se a primeira pessoa a receber a vacina Pfizer BioNTech COVID-19. O destaque mundial dado à vacinação no Reino Unido, que começou a imunizar sua população com uma vacina produzida em parceria entre uma empresa norte-americana e uma alemã, acentuou um erro estratégico do Ministério da Saúde brasileiro. O imunizante da Pfizer BioNTech fora desprezado pelo Governo Federal até dia 2 de dezembro, quando o Reino Unido o aprovou.[186] Bolsonaro preferiu apostar na chamada "vacina britânica", produzida em conjunto pela farmacêutica anglo-sueca AstraZeneca e pela Universidade de Oxford, mas o processo sofreu atrasos após a empresa cometer um erro de dosagem na fase de testes. O Reino Unido, que não via nem cor e nem bandeira no imunizante, não esperou a própria vacina e buscou rapidamente outra solução.

Em sua coletiva virtual, realizada naquela manhã, Flávio Dino comunicou as decisões do governo do Maranhão em razão do plano apresentado por Doria. O estado, depois de duas negociações conduzidas por Carlos Lula, iria oficializar o interesse de adquirir – com os próprios recursos – vacinas produzidas pelo Instituto Butantan[187] para os grupos mais vulneráveis, e também fazer contato com a OPAS para uma possível compra direta de outros países, indicados pela Organização. O Maranhão também ficaria atento à experiência de vacinação de outros países, principalmente no Reino Unido.

E o assunto que colocara Flávio Dino em destaque no dia anterior também foi abordado. O governador voltou a explicar que a Procuradoria-Geral do estado havia ingressado com uma ação contra o Governo Federal no STF para conseguir a autorização de compra da vacina independentemente da autorização da Anvisa, além da garantia do suporte financeiro, permitindo que, assim, a negociação fosse realizada em uma parceria dos governos federal e estadual, uma vez que a Lei determinava que vacinação era uma obrigação da União.

A ação cível originária – que segue direto para o Supremo e é adotada para garantir um direito ou o cumprimento de uma obrigação – da PGE do Maranhão fugia das amenidades e era direta: "A União tem dado demonstrações eloquentes da sua completa incapacidade em implementar um plano de imunização – o qual sequer foi apresentado até o momento – capaz de oferecer uma ampla cobertura vacinal aos mais de 200 milhões de brasileiros, descumprindo o dever estatal fundamental de assegurar a proteção à vida e à saúde de toda a população".

O governador maranhense, calejado com os desmandos da presidência, buscava a certeza de que haveria, ao menos, uma autorização do Poder Judiciário para que, em face de mais uma previsível falha do Ministério da Saúde, o próprio governo do Maranhão tivesse apoio jurídico para tomar as providências necessárias para que a população conseguisse acesso à vacina, trazendo à memória uma inevitável lembrança da operação que trouxera os respiradores.

Além disso, Flávio Dino procurava apoio legal, porque, a rigor, como ele próprio destacara em sua entrevista, a compra não autorizada de vacinas poderia até ser caracterizada como contrabando. E, certamente, ele não iria se surpreender se um governador, ao comprar vacinas diretamente de outro país, fosse acusado pelo Governo Federal ou pela Receita Federal de ser contrabandista e até recebesse um telefonema de algum espião da Abin.

A coletiva não demorou muito. Logo em seguida começaria uma reunião do ministro de Saúde com os governadores do país. João Doria e Flávio Dino voltariam à carga exigindo uma definição de Pazuello. O primeiro a questionar – ainda durante a apresentação do ministro – a compra da CoronaVac foi o governador maranhense. Flávio Dino interrompeu o ministro e sua genérica explanação e fez a pergunta que o Brasil queria fazer: a vacina do Butantan estaria incluída no Plano Nacional? A resposta de Pazuello foi evasiva. O ministro continuou sua frágil explicação, que deixava evidente que ainda não havia um plano concreto, com datas, detalhes e certezas.

O governador João Doria, em seguida, lançou dúvida sobre o critério de escolha da vacina: "O que difere privilegiar duas vacinas em detrimento de outra? [...] É uma questão ideológica, política ou falta de interesse em disponibilizar mais vacinas?",[188] criticou Doria, remetendo aos vários comentários de Bolsonaro contra a vacina produzida pelo laboratório chinês. O bate-boca prosseguiu, com questionamentos sobre os investimentos federais.

Doria insistiu:

– O seu ministério vai comprar a vacina CoronaVac, sendo aprovada pela Anvisa? Sim ou não, ministro?

A resposta de Pazuello iria se tornar o grande destaque da reunião:

– Já respondi isso a todos os governadores. Quando a vacina do Butantan – que não é do estado de São Paulo, tá, governador? Não sei por que o senhor fala tanto como se fosse do estado. Ela é do Butantan. O Butantan é o maior fabricante de vacina do nosso país e é respeitado por isso. O Butantan, quando concluir o seu trabalho e tiver sua vacina registrada, nós avaliaremos a demanda e, se houver demanda e houver preço, nós vamos comprar. [...] Volto a colocar para o senhor [Doria] que o registro é obrigatório e, havendo demanda, havendo preço, todas as vacinas, todas as produções serão alvo de nossa compra.

Por três vezes, Pazuello citou a palavra "demanda". Ficou a dúvida se o ministro acreditava que pudesse haver encalhe de vacina. Depois de continuar discutindo com Doria, Pazuello conseguiu desanimar ainda mais os participantes, ao explicar que a Anvisa iria precisar de sessenta dias para analisar e aprovar o uso de uma vacina no país. Com isso, naquele momento, a previsão do ministro era de que o processo de imunização no Brasil começaria somente em março.

Alguns poucos governadores colocaram-se contra Doria. Entre eles, Ronaldo Caiado, que voltara a ficar de bem com Bolsonaro, e Romeu Zema, que precisava cuidar da própria casa, já que o prefeito de Belo Horizonte, Alexandre Kalil, estava negociando com o Butantan a compra direta de vacinas para os cidadãos da capital de seu estado.

A impressão geral que ficou para os outros governadores foi que Doria passou do ponto na reunião, sendo muito agressivo com Pazuello. Apesar disso, Flávio Dino manteve-se ao lado do governador paulista publicamente nas várias entrevistas que concedeu naquele dia. Defendeu a atitude de Doria e lembrou que essa nova crise derivava da "volta atrás" após a reunião e da "nota de esclarecimento" sobre o ofício do dia 20 de outubro. Enfatizava que torcia para que a prioridade do Ministério da Saúde não passasse a ser o combate ao governo de São Paulo ou um combate ideológico contra a vacina da China, que, para Flávio Dino, eram evidentes por parte do Governo Federal, escancarados até nos comentários nas redes sociais daqueles que orbitavam o presidente.

Em meio a essa aflitiva disputa pela vacina, o Governo Federal resolveu tomar uma atitude. E decidiu zerar, a partir de janeiro de 2021, a alíquota de importação de revólveres e pistolas, que era de 20% do valor do produto. E voltar a taxar a importação de insumos hospitalares, como respiradores e cilindros de oxigênio.

Pazuello, durante a reunião virtual com os governadores, enfatizara várias vezes que a vacina era "do Butantan", mas nada falou sobre a atitude que a Anvisa tomara na noite de 9 de novembro, quando suspendera os testes com a CoronaVac, sem comunicar ao Instituto, alegando um "evento adverso grave" com um dos voluntários, o que mereceu até uma comemoração de Bolsonaro – um presidente sempre muito atento ao que se passava nas redes sociais –, ao responder a um de seus seguidores, na internet, se compraria a CoronaVac caso fosse aprovada pela Anvisa. Festejando o que entendia ser uma vitória sua, respondeu: "Morte, invalidez, anomalia. Esta é a vacina que o Doria queria obrigar a todos os paulistanos tomá-la. O presidente disse que a vacina jamais poderia ser obrigatória. Mais uma que Jair Bolsonaro ganha".

O diretor do Butantan, Dimas Covas, reagiu durante uma entrevista coletiva no dia seguinte, destacando a data do comunicado sobre o "evento" e questionando a decisão da Anvisa:

> Estamos tratando aqui de um evento adverso grave que não tem relação com a vacina. Repito: não tem relação com a vacina. Essa informação está disponível para a Anvisa desde o dia 6, quando foi notificado o evento adverso grave. A Anvisa recebeu um documento dizendo: "Um participante do estudo clínico teve um evento adverso grave não relacionado com a vacina" [...] Suspenderam o estudo clínico, causaram incerteza. Causaram medo nas pessoas, fomentaram um ambiente que já não é muito propício devido ao fato desta vacina ser feita em associação com a China. Fomentaram esse descrédito gratuito. A troco de quê? Não seria mais justo ligar e dizer que uma reunião seria marcada para esclarecermos isso?

Porém, quem fez a observação que levantava uma grande dúvida sobre a atitude da Anvisa foi o ex-assessor direto de Mandetta, João Gabbardo dos Reis, que era o coordenador executivo do Centro de Contingência do Coronavírus em São Paulo: "Coincidentemente, no mesmo dia em que o governo de São Paulo anuncia a chegada das primeiras doses da vacina, que apresenta o início de obras para que o Instituto Butantan possa ter condições de produzir a vacina para toda a população e, eventualmente, até ajudar outros países, algumas pessoas festejam o fato de ter aparecido um óbito".[189]

Pouco depois da entrevista, o Jornal da Tarde, da TV Cultura, divulgou, com exclusividade, a causa da morte do voluntário: suicídio.

Rapidamente, o presidente criou uma nova – e confusa – teoria. Em sua *live* no Facebook, lançou: "Pode ser o efeito colateral da vacina também. Tudo pode ser. Não sei se já chegaram à conclusão, mas esclarece e volta a pesquisar a vacina, a CoronaVac, da China [...] Estão tentando investigar, porque quando uma pessoa comete suicídio, geralmente tem um histórico de depressão, a mulher largou ele, o marido largou ela. Uma série de coisas: histórico familiar, perdeu o emprego, perdeu tudo. Vamos apurar a causa do suicídio e daí, obviamente, em sendo suicídio, não tem nada a ver com a vacina".[190]

Nos movimentos seguintes, tornava-se perceptível a recuada estratégica do Governo Federal em relação à vacina. Agora era a hora de demonstrar agilidade. Em entrevista à CNN, no dia 9 de dezembro, Pazuello mudava o que dissera na reunião com os governadores, que o processo de imunização começaria em "março", e afirmava que a vacinação – com o imunizante da Pfizer BioNTech – poderia ter início entre dezembro e janeiro, isso, segundo o ministro, se a Pfizer "conseguir autorização emergencial e nos adiantar alguma entrega".[191]

No Brasil que via vários caminhos se abrirem e olhava para todos os lugares em busca de um líder que indicasse uma direção, a inveja comovente veio do discurso da primeira-ministra alemã, Angela Merkel, que alertava para o aumento de casos de Covid-19 e tocava em uma forte tradição de fim de ano de seu país, para defender o isolamento durante as festas:

> Por mais difícil que seja – e eu sei quanto amor foi empregado na montagem de barracas de vinho quente e waffles –, isso não é compatível com o acordo que nós fizemos de apenas comprar comida para levar para casa. Desculpem-me. Peço desculpas do fundo do meu coração, mas se o preço a pagar são 590 mortes por dia, então isso é inaceitável na minha opinião. E quando os cientistas estão praticamente a implorar para reduzirmos nossos contatos por uma semana antes de vermos nossos avós e outras pessoas mais velhas no

Natal [...] O que nós vamos dizer quando olharmos para trás, para esse evento único do século, se não tivermos sido capazes de encontrar uma solução para esses três dias? [...] Eu só quero dizer: se tivermos muitos contatos até a chegada do Natal e esse acabar sendo o último Natal com os nossos avós, então teremos feito algo de errado. Não deveríamos deixar isso acontecer.[192]

Vários caminhos e nenhuma direção. No dia 11, o governador de Goiás, Ronaldo Caiado, passava a defender a socialização da vacina e comunicava em seu Twitter: "O ministro Pazuello me informou que será editada uma Medida Provisória que vai tratar dessa centralização e distribuição igualitária das vacinas. Toda e qualquer vacina certificada que for produzida ou importada será requisitada pelo Ministério da Saúde".

O Ministério da Saúde não aprendia, e repetia o erro do ofício de 19 de março que "confiscou" respiradores e acabou derrubado no STF. Surgia a possibilidade de o processo de entrega das vacinas sofrer um atraso, pois iria terminar em briga no Poder Judiciário. Doria, segundo a jornalista Natuza Nery, da Globonews, não perdoou o colega de Goiás e rebateu: "A insanidade de Bolsonaro foi adotada por Caiado. Triste o país que tem homens públicos que pensem assim. Negando a pandemia, promovendo a discórdia e abandonando seu povo". Horas depois, o Ministério da Saúde publicou uma nota negando o confisco ou o requerimento das vacinas.

Voltar atrás era uma especialidade. A sucessão de notícias e de desinformação sobre a vacina servia apropriadamente para aliviar e tirar a pressão sobre as outras atividades do governo. A revista Época que chegava às bancas no segundo domingo de dezembro trazia uma reportagem do colunista Guilherme Amado que revelava que a Abin produzira dois relatórios para orientar o senador Flávio Bolsonaro, filho do presidente, e seus advogados sobre como poderiam obter documentos que sustentassem um pedido de anulação do Caso Queiroz – o escândalo das rachadinhas na Assembleia Legislativa do Rio de Janeiro.[193]

Em outro canto do governo, Paulo Guedes continuava falando, mas a repercussão era protocolar. Até os mais fanáticos defensores do ministro, analistas políticos e econômicos que – pouco tempo antes – o transformaram em gênio das finanças, já não se empolgavam. Enquanto a maioria dos países já se preparava para imunizar suas populações, Guedes ainda fazia contas: "Se formos partir agora para uma campanha de vacinação em massa, devem ser mais ou menos R$ 20 bilhões"; sem explicar qual seria a outra alternativa além da "vacinação em massa".

No campo internacional, o Brasil rumava para se tornar invisível.

Dia 12, Cúpula do Clima: 77 chefes de governo e chefes de Estado foram convidados pela ONU para falar. Bolsonaro não estava na lista. A ONU explicou que a condição para que um líder participasse era apresentar novas e "ambiciosas" metas de redução de emissões ou de preservação da floresta.[194]

Apesar da campanha maciça de negação do vírus, da Covid-19, da pandemia, apesar das piadas cruéis, da aposta em um Brasil insensível, até Bolsonaro encontrou o momento em que era preciso aceitar os fatos. Depois de Doria anunciar o início da imunização em São Paulo e após as imagens da vacinação no Reino Unido, a Advocacia Geral da União enviou ao STF o Plano Nacional de Vacinação.

O documento levava a data de 10 de dezembro e tornou-se público no dia 12 – com o título de "Plano Nacional de Operacionalização da Vacinação contra a Covid-19". Conforme o documento, o Brasil havia garantido 300 milhões de doses de vacinas por meio de três acordos: Fiocruz/AstraZeneca: 100,4 milhões de doses até julho e mais 30 milhões por mês no segundo semestre; Covax Facility (o Consórcio da OMS): 42,5 milhões de doses; e Pfizer: 70 milhões de doses (que ainda estavam em negociação). O plano também apresentava a divisão em fases e uma lista de 13 "vacinas candidatas", que estavam na fase final de testes e poderiam vir a ser compradas pelo Ministério da Saúde. A CoronaVac aparecia somente nessa possibilidade. A ordem prioritária dos grupos a serem imunizados também era revelada, porém não havia uma relação de datas específicas; mas as etapas, o investimento a ser feito, a aplicação dos treinamentos, a campanha de comunicação, e – não poderia faltar – a logística estavam lá.

O ministro do Supremo, Ricardo Lewandowski, determinou então que se desse "ampla publicidade" ao Plano e que os julgamentos das ações de seis partidos – que exigiam que o Governo Federal apresentasse um planejamento de imunização – fossem dispensados.[195]

O sentimento de alívio e esperança que surgiu não durou muito. Horas depois da "ampla publicidade", ainda no sábado, dia 12 de dezembro, estouraram graves denúncias sobre a realização do Plano. Ao menos 36 pesquisadores, cujos nomes constavam no Plano como elaboradores, começaram a se manifestar, apontando que não haviam chegado a ver sequer uma versão do documento. Ou seja, havia assinaturas de pesquisadores em um documento cujo conteúdo não conheciam. Em seguida, no mesmo dia, o grupo divulgou uma nota, em que declaravam: "Nos causou surpresa e estranheza que o documento no qual constam os nomes dos pesquisadores deste grupo técnico não nos foi apresentado anteriormente e não obteve nossa anuência". Também questionavam a escolha dos "grupos prioritários".

O mais decepcionante era que havia uma grande experiência no Brasil na coordenação de campanhas de vacinação – executadas pelos municípios –, que vinha de décadas de sucesso, eram referência, e ainda poderiam resistir à esteira demolidora do Governo Federal, o que fazia surgir o risco de que novas campanhas de imunização pudessem se tornar um fracasso. Outro ponto muito debatido nas reuniões pelos pesquisadores foi o inconformismo com a falta de um acordo do Ministério da Saúde com o Instituto Butantan, o maior fornecedor do programa nacional de imunização. Depois dos protestos, houve mudanças nos grupos prioritários do Plano, com inclusão de populações quilombolas e com deficiências físicas, mas a adoção da CoronaVac permanecia indefinida.[196]

De volta à velha forma, na noite do dia 14 de dezembro, Bolsonaro lançou mais uma polêmica. A ideia agora era obrigar que todas as pessoas que se apresentassem para ser vacinadas assinassem um "termo de responsabilidade". Essa exigência vinha das cláusulas do contrato do Governo Federal com a Pfizer – que o Ministério da Saúde se recusava a tornar público. O acordo exigia, por parte do laboratório, que os riscos e possíveis efeitos colaterais da vacina fossem responsabilidade do governo brasileiro, e não da Pfizer. O presidente aproveitou e voltou a defender que a vacina não fosse obrigatória. No dia seguinte, em entrevista ao jornalista José Luiz Datena, no programa Brasil Urgente, Bolsonaro cravou: "Eu não vou tomar vacina e ponto final. Se alguém acha que minha vida está em risco? O problema é meu e ponto final".

E um dia depois...

Um dia depois, o vai e vem caótico.

Em uma cerimônia curta, o Governo Federal enfim anunciava o Plano Nacional de Imunização. Uma figura se destacou durante o evento. O Zé Gotinha, conhecido personagem criado em 1986 pelo artista plástico Darlan Rosa para incentivar a vacinação. No figurino, com máscara facial, e no comportamento, Zé Gotinha foi um exemplo. Desviou-se de um aperto de mão do presidente, fazendo um sinal de positivo para ele, que seguiu sem entender o recado, abraçando o personagem e dando-lhe tapas nas costas.

No dia seguinte ao anúncio em que tudo parecia sob controle, os técnicos do Ministério da Saúde se manifestaram, depois de ignorarem durante quase seis meses[197] um pedido do Ministério da Economia para que houvesse um posicionamento sobre o interesse público na importação de seringas da China. Finalmente, o Ministério da Saúde abriria uma licitação – em dezembro de 2020 – para "possível e futura aquisição" de 331 milhões de seringas e agulhas. Apesar de não estar detalhado no edital publicado no Diário Oficial da União, os insumos deveriam ser usados no Programa de vacinação.[198]

Seis meses para reconhecer a necessidade da compra de seringas e agulhas. Em seu discurso durante o lançamento do Plano, o ministro Pazuello explicara seu ritmo: "Vamos levantar a cabeça. Acreditem. O povo brasileiro tem capacidade de ter o maior sistema único de saúde do mundo, de ter o maior programa nacional de imunização do mundo, nós somos os maiores fabricantes de vacinas da América Latina. Pra que essa ansiedade, essa angústia? Somos referência na América Latina e estamos trabalhando".

Sobre as datas, mais uma mudança. Depois de falar que seria em março, e em dezembro e janeiro, Pazuello apresentava um novo mês para o início da vacinação, em uma afirmação que começava com um "se" e tinha um "possivelmente" no meio: "Se nós conseguirmos manter o planejado do Butantan e da Fiocruz de apresentar a fase 3 dos estudos e toda a documentação da fase 1 e 2 ainda em dezembro à Anvisa e solicitar o registro, nós teremos aí janeiro para análise da Anvisa e, possivelmente, em meados de fevereiro para frente nós estejamos com estas vacinas recebidas e registradas para iniciar o plano".[199]

Falta de ansiedade e angústia era pouco para justificar tantos erros. Quando o pregão para a compra de seringas e agulhas que seriam utilizadas na vacinação contra a Covid-19 no Brasil foi realizado, no penúltimo dia do ano da pandemia, o que se viu foi mais um escandaloso fracasso. Mais uma esperada falha. Mais uma vez, depois do aviso de falta de respiradores, depois do alerta sobre falta de kit intubação, depois do escândalo do vencimento dos testes, e depois de esperar seis meses, o Ministério da Saúde conseguia fornecedor apenas para 7,9 milhões de unidades, quando esperava adquirir 331 milhões.[200] Apenas 3% do objetivo. Seria cômico, era trágico. O preço cobrado pelas empresas estava acima do valor estimado pelos técnicos do Ministério da Saúde, que pareciam desconhecer a lei da oferta e da procura. Uma lei compreendida e adotada por qualquer vendedor ambulante em um dia de chuva.

No dia 21 de dezembro, o "pior cara da Paraíba" era eleito presidente do Consórcio da Amazônia Legal. Flávio Dino, que o jornal *Valor Econômico* chamava de "o diplomata da Amazônia Legal", anunciava que iria intensificar o monitoramento sobre as queimadas e os desmatamentos, com mais ações contra a biopirataria e o narcotráfico nas fronteiras, e que manteria um diálogo direto com o vice-presidente Hamilton Mourão – o presidente do Conselho Nacional da Amazônia Legal; além de tentar consertar o estrago que Bolsonaro fizera ao Fundo Amazônia, restabelecendo as ligações do Consórcio com os governos da Alemanha e da Noruega.[201]

Depois das contas de Paulo Guedes, o presidente assinara, no dia 17, uma medida provisória que destinava 20 bilhões de reais para o Plano Nacional de Vacinação. Uma ótima notícia, sem dúvida. Porém, seguindo seu peculiar rodízio de atitudes e opiniões, Bolsonaro voltou a se manifestar contra a vacina no mesmo dia da assinatura.

Em um evento em Porto Seguro, na Bahia, filosofou: "Eu não vou tomar. Alguns falam que estou dando péssimo exemplo... o imbecil... o idiota que está dizendo que eu estou dando péssimo exemplo, Eu já tive o vírus. Eu já tenho anticorpos. Pra que tomar vacina de novo? E outra coisa que tem que ficar bem claro aqui... lá na Pfizer, está bem claro no contrato: 'Nós não nos responsabilizamos por qualquer efeito colateral'. Se (tomar e) virar um jacaré é problema seu [...] Se virar um super-homem, se nascer barba em mulher ou homem começa a falar fino, ela [Pfizer] não tem nada com isso".

Em meio a tantos sinais do Governo Federal que indicavam, a cada pronunciamento do presidente, um caminho diferente, Flávio Dino se garantia. "A sabedoria popular ensina que não se coloca todos os ovos em uma cesta só", esclarecia o governador em sua entrevista coletiva do dia 18 de dezembro, garantindo que, se até meados de janeiro não surgisse um plano claro de vacinação com datas, o governo maranhense iria comprar vacinas. Para quem trouxera respiradores da China em plena guerra econômica, o desafio parecia bom.

O governador também atacou a irresponsabilidade das campanhas antivacinação, explicando didaticamente por que a teoria do "é problema meu" na verdade era um problema de todo o Brasil:

> Onde o Brasil se meteu, neste delírio, neste desvario de dizer que vacina faz mal? [...] como o presidente da República, que não tem formação técnica alguma, nenhuma, se dedica a difundir preconceitos, aprioristicamente, sem nenhuma comprovação de que vacina vai transformar as pessoas em "jacaré"? [...] Alguém cogita que nos Estados Unidos e na Inglaterra não há compromisso com a vida das pessoas? Então nós estamos fazendo as coisas no tempo certo, do jeito que Deus permite, do jeito que Deus determina, desde o início, desde março, e vamos continuar fazendo no que se refere à vacina. Se os especialistas em vacina que estão no Butantan, na Fiocruz, na Anvisa, órgão do Governo Federal, nos disserem que a vacina pode ser aplicada, nós vamos atrás de aplicar. Se o Governo Federal não aplicar, nós vamos atrás (para aplicar) pra quem quiser. Nós vamos dar o exemplo. E dizemos... é falsa a ideia de que vacinar ou não é algo que a pessoa decide e é problema dela, e só dela. Não! [...] Se a pessoa fica doente, ela vai para um hospital público e quem paga a

conta é toda a sociedade. Então o presidente da República não pode mentir dizendo que se a pessoa fica doente o problema é dela. [...] se uma pessoa fica 30 dias em uma UTI, isso pode significar o custo de um milhão de reais na rede pública. Quem tem um milhão de reais pra pagar, no Brasil? [...] Por isso que existe o SUS no Brasil. Então, quando a vacina existir, nós temos que trabalhar por ela, lutar para que ela dê certo; se Deus quiser, dará. Pra evitar essa conta, que é paga pela sociedade. E pra fazer a economia voltar a crescer [...] nós estamos conduzindo nesse binômio: eficácia e segurança.

O pronunciamento de Flávio Dino foi feito um dia após ele ter conquistado mais uma vitória no STF. O ministro Ricardo Lewandowski autorizara os estados e municípios a importar vacinas que foram registradas e liberadas para uso por, ao menos, uma agência sanitária estrangeira – das quatro citadas na Lei 13.979: Estados Unidos, União Europeia, China e Japão – se a Anvisa não se manifestasse no prazo de 72 horas. A decisão também liberava os estados e municípios a aplicar essas vacinas na população se não fosse oferecida imunização em quantidade suficiente. A decisão era liminar e teria de ser submetida a referendo do Plenário do STF.[202] No dia 30, Lewandowski ainda determinou a prorrogação da vigência de artigos da Lei 13.979/2020, que vigoraria até o último dia do ano. Assim, continuavam válidos os artigos 3º ao 3º-J da lei, que definiam, justamente, que a Anvisa teria até 72 horas para avaliar a autorização excepcional e temporária para a importação e distribuição de medicamentos, vacinas e outros insumos utilizados no enfrentamento da Covid-19, desde que aprovadas pelas agências sanitárias internacionais citadas na própria lei. O ministro ainda lembrava o que mais fora lembrado em 2020: que a União, os estados e os municípios poderiam adotar suas medidas contra a pandemia.[203]

Estava aberto, assim, o caminho jurídico que permitiria uma repetição da Operação Etiópia-Maranhão na "versão vacina". Oito meses depois, ainda era necessário que um estado brasileiro tomasse medidas jurídicas para se prevenir contra a União. Flávio Dino fez mais e emparedou o Governo Federal no seu ponto mais fraco: a organização. Depois de Doria, era Flávio Dino agora quem dava prazo. Se até o dia 15 de janeiro, o Ministério da Saúde não apresentasse um calendário, o governo maranhense iria agir sozinho. Outros governadores começaram a fechar compras paralelas de imunizantes. À *Folha de S.Paulo* do dia 18, o governador maranhense explicava: "Isso é sintomático da desconfiança com o Governo Federal. Todo mundo que tem juízo está atrás do seu plano B".

Em Israel, no dia 19, o primeiro-ministro Benjamin Netanyahu tornava-se o primeiro chefe de Estado a receber a vacina da Pfizer/BioNTech contra a Covid-19. No mesmo dia, Bolsonaro, que estava no mesmo planeta de Netanyahu, declarava:

> A pandemia, realmente, está chegando ao fim. Os números têm mostrado isso aí. Temos uma pequena ascensão agora, o que chama de pequeno repique que pode acontecer, mas a pressa da (sic) vacina não se justifica porque você mexe com a vida das pessoas, você vai inocular algo em você [...] Você não pode, sem que passe pela Anvisa, sem que tenha certificação da Anvisa, você botar a vacina no mercado. Isso é uma irresponsabilidade. Lógico, tendo uma vacina comprovada, a gente vai comprar e vai distribuir para todo o Brasil e aquele que quiser voluntariamente se vacinar, poderá fazer.
> A declaração foi feita durante uma conversa, que foi publicada no canal do deputado federal Eduardo Bolsonaro no YouTube.

Assumindo-se como líder informal na luta contra a pandemia no país, defensor da ciência e forte opositor do presidente Bolsonaro, o governador João Doria conseguiu, em apenas dois dias, esmagar o que construíra ao longo do ano.

Ele havia criado uma enorme expectativa de que, no dia 23 de dezembro, os testes finais da CoronaVac seriam entregues à Anvisa. Quando a cerimônia começou, um sinal já deixava claro que havia algo estranho. Doria não estava presente no momento que deveria ser o da grande comemoração. A justificativa veio de Dimas Covas e João Gabbardo: os chineses pediram os testes para reavaliar os dados e não seria possível divulgar os números por razões contratuais. A festa transformou-se em decepção. E mistério. Um dia depois, a Turquia comunicou que, naquele país, a CoronaVac alcançara uma eficácia de

91,25%, o que aumentou ainda mais a dúvida sobre o real motivo do cancelamento do anúncio em São Paulo.

Preocupado com o aumento do número de casos de Covid-19 no estado e com as prováveis aglomerações que aconteceriam nos encontros e festas de fim de ano, Doria decretou que o estado entraria na fase vermelha. Uma decisão difícil, mas corajosa e necessária. Porém, quando os detalhes do plano de fechamento de comércio foram divulgados, surgiram várias críticas de cientistas e muitas dúvidas da imprensa e dos empresários. As medidas pregavam que o estado iria fechar por três dias, depois reabrir por quatro, para voltar a fechar por três. Para piorar, não se podia pedir esclarecimentos ao governador, que viajara para Miami, onde iria passar o Natal. Como se podia esperar, muitos prefeitos se rebelaram contra o inovador esquema de quarentena e anunciaram que não cumpririam a determinação.

Alertado sobre a péssima repercussão de sua viagem e com seu vice, Rodrigo Garcia, com Covid-19, Doria ficou apenas algumas horas em Miami, voltando em seguida para São Paulo. No dia seguinte, gravou um vídeo pedindo desculpas à população. Houve ainda mais um erro definitivo, crucial para prejudicar qualquer gestor. Doria e o prefeito de São Paulo, Bruno Covas, acabaram com a gratuidade no transporte público para quem tinha entre 60 e 65 anos.

Sempre tão zeloso com a imagem, essa sequência de ações desastrosas era inexplicável para alguém que passara o ano calculando seus gestos, tomando atitudes importantes e inovadoras. Bolsonaro agora tinha muita munição. E não iria economizar no ataque.

No dia seguinte, turbinado pelo não anúncio da CoronaVac em São Paulo, o presidente avisava mais uma vez. O Brasil não estava com pressa para tomar a vacina. Muito menos para determinar uma data oficial, o que já ia garantindo seu lugar na fila da história. Na véspera de Natal, Chile, Costa Rica e México se tornaram os primeiros países da América Latina a iniciar a vacinação contra a Covid-19, mas Bolsonaro demonstrava outras preocupações em sua *live*, que contou com a participação do artista plástico Romero Britto vestindo um paletó verde.

O presidente não estava no clima natalino. Defendeu a posse de armas, a cloroquina e o ministro do STF, seu indicado, Kassio Nunes

Marques; falou da Venezuela, de Cuba e de "historinhas de queimadas na Amazônia e desmatamento"; e atacou os jornalistas, os partidos de oposição e o ex-ministro Mandetta. Não perdeu a chance e bateu forte no governador Doria por este ter fechado o estado durante três dias no Natal e três dias na passagem do ano, com inexplicáveis quatro dias de funcionamento normal do comércio entre eles: "O, calcinha apertada, isso não é coisa de 'home', pô. Fecha São Paulo e vai passear em Miami. Que negócio é esse, pô? É coisa de quem tem calcinha apertada, é um crime".

À noite, ao lado da primeira-dama, Michelle Bolsonaro, a mensagem foi de paz. Mais calmo e com o cabelo cuidadosamente penteado, Bolsonaro leu, silabicamente, a mensagem de Natal no teleprompter. A certa altura, destacou: "Nossos esforços sempre tiveram como foco principal a preservação da vida e dos empregos, pois saúde e economia caminham juntas, lado a lado".

Saúde e economia lado a lado. Mas não só em um asséptico discurso de Natal.

Na saúde, o Maranhão chegava ao fim do ano sem a segunda onda de casos, que voltava a espalhar desespero na região de Manaus, e provocava o fechamento do comércio e o cancelamento de festas e eventos turísticos no Natal e no Ano Novo na maioria dos estados do Brasil.

No dia 18 de dezembro, a *Folha de S.Paulo* estampava em sua primeira página, como sempre fazia, o mapa do Brasil com os casos de Covid-19. O Maranhão era o único estado na cor azul, que significava ritmo desacelerado de casos. O modelo estatístico da *Folha de S.Paulo*, conforme o próprio jornal explicava, "desenvolvido pelos pesquisadores da USP Renato Vicente e Rodrigo Veiga se baseia na evolução dos casos em cada local (cidade, estado, país) e tem como parâmetro um período de 30 dias, com mais peso para o período mais recente. Com isso, é medida a aceleração da epidemia, ou seja, a forma como o número de novos casos cresce ou diminui".

No Jornal Nacional – que divulgava diariamente os números do Consórcio de Veículos de Imprensa – do mesmo dia, o mapa se repetia; o Maranhão era o único na cor azul. A informação vinha acrescida da observação do apresentador Alan Severiano: "É a primeira vez, desde que o Consórcio começou a divulgar os dados, em julho, que temos apenas um estado com queda na média de mortes".

Saúde e economia lado a lado.

Na Economia, o Maranhão, com o Plano Celso Furtado, superou a meta pretendida de vagas com carteira assinada com um mês de antecedência. O objetivo era igualar o número de contratações do mesmo período do ano passado: 62.927, mas, mesmo sem os números de dezembro, o estado conseguira alcançar 63.670 admissões entre agosto e novembro. O saldo – a diferença entre admissões e demissões – anunciado pelo Cadastro Geral de Empregados e Desempregados (CAGED) do Ministério da Economia apontava para um índice positivo de 23.447 empregos com carteira assinada entre janeiro e novembro,[204] um desempenho que colocava o Maranhão na oitava colocação – um resultado excelente – entre os estados do país, e no primeiro lugar no Nordeste.[205]

No dia de Natal, agora como mandava o rito católico, o papa Francisco concedeu a benção "Urbi et Orbi". Mais uma vez, o público só pôde acompanhar as palavras do papa pela TV. Roma voltara a viver uma rigorosa quarentena:

> No Natal, celebramos a luz de Cristo que vem ao mundo e vem para todos: não apenas para alguns. Hoje, neste tempo de escuridão e incerteza devido à pandemia, aparecem várias luzes de esperança, como a descoberta das vacinas. Mas, para que estas luzes possam iluminar e dar esperança ao mundo inteiro, hão de ser colocadas à disposição de todos. Não podemos deixar que os nacionalismos fechados nos impeçam de viver como a verdadeira família humana que somos. Nem podemos deixar que nos vença o vírus do individualismo radical, tornando-nos indiferentes ao sofrimento doutros irmãos e irmãs. Não posso passar à frente dos outros, colocando as leis do mercado e das patentes de invenção acima das leis do amor e da saúde da humanidade. Peço a todos, nomeadamente aos líderes dos Estados, às empresas, aos organismos internacionais, que promovam a cooperação, e não a concorrência, na busca duma solução para todos: vacinas para todos, especialmente para os mais vulneráveis

e necessitados em todas as regiões da Terra. Em primeiro lugar, os mais vulneráveis e necessitados![206]

No dia 26, Bolsonaro foi passear por Brasília. Sem máscara, juntou a tradicional aglomeração. Respondeu a uma pergunta sobre o fato de o Brasil estar atrás, bem atrás, no programa de vacinação em comparação a outros países e se ele sentia pressão por causa disso: "Ninguém me pressiona pra nada, eu não dou bola para isso. É razão, razoabilidade, é responsabilidade com o povo, você não pode aplicar qualquer coisa no povo".[207]

Contudo, por mais que tentasse criar novos fatos, a cobrança sobre o plano de vacinação continuava forte. Na conversa com seus apoiadores, enquanto deixava o Palácio da Alvorada no dia 28 para passar o réveillon no litoral paulista, o presidente decidiu inovar. Naquele dia, participaria de um jogo de futebol em Santos. Já estava no aquecimento. Tentava agora mudar a ordem mundial. Todos os outros países e os laboratórios estavam errados: "O Brasil tem 210 milhões de habitantes, então um mercado de consumidor de qualquer coisa enorme. Os laboratórios não tinham que estar interessados em vender para gente? Por que eles então não apresentam documentação na Anvisa? O pessoal diz que eu tenho que ir atrás. Não, não! Se eu sou vendedor, eu quero apresentar. Só que aqui tem um detalhe: eu já falei – que o povo vai saber – que, na bula, nos contratos, todos que eu vi até agora, está escrito lá: 'Não nos responsabilizamos por efeito colateral?'. Que efeito colateral é esse? Não sei. Daí eu falei que [...] não estava preocupado com pressão porque nós temos que ter responsabilidade".

Seguindo a sua programada política zigue-zague, era hora de tirar a Covid-19 do debate na internet e da boca dos comentaristas políticos. Fez uma escolha segura. Alguém de um partido que seus seguidores odeiam. No mesmo momento, partiu para um ataque gratuito, mais uma tentativa de reescrever a história e colocar em dúvida um dos períodos mais sombrios do país. "Dizem que a Dilma foi torturada e fraturaram a *mandímbula* (sic) dela. Traz o raio-X para a gente ver o calo ósseo. Olha que eu não sou médico, mas até hoje estou aguardando o raio-X", disse o presidente, entre gargalhadas dos que o ouviam.

A declaração provocou repúdio da imprensa e de políticos como Rodrigo Maia e os ex-presidentes Lula e Fernando Henrique. Poucas horas depois, Bolsonaro estava batendo bola no gramado da Vila Belmiro, em Santos. Era o jogo beneficente "Natal sem fome". O presidente fez um gol, levou um tombo e ficou em campo por cerca de cinco minutos.

Não era jogador de futebol, definitivamente. Não deveria se arriscar em um gramado.

Não era vendedor, realmente. Não deveria agir como tal.

Era presidente.

Sobre futebol e rivalidade, a Argentina, no dia seguinte, iniciaria sua campanha de vacinação.

Olé.

O Brasil acompanhava.

Até o ex-ministro Sergio Moro, que andava sumido, decidiu aproveitar para publicar uma série de perguntas em seu Twitter: "Vários países, inclusive da América Latina, já estão vacinando seus nacionais contra a COVID-19. Onde está a vacina para os brasileiros? Tem previsão? Tem Presidente em Brasília? Quantas vítimas temos que ter para o Governo abandonar o seu negacionismo?".

Duas notícias no penúltimo dia do ano trouxeram de volta um sentimento que se manteve escondido durante o ano: esperança.

A vacina contra a Covid-19 desenvolvida pela Universidade de Oxford e pelo laboratório AstraZeneca – a aposta do Governo Federal para a imunização no país – era aprovada para uso no Reino Unido pela agência sanitária britânica.[208] Um estudo publicado na revista *The Lancet* apontava que a vacina era segura e tinha uma eficácia satisfatória de 70% de proteção contra a Covid-19 em pessoas com menos de 55 anos. Com essa decisão, a Fiocruz, que seria a responsável pela produção do imunizante no Brasil, pediria o uso emergencial da vacina para a Anvisa, que foi rápida. No sábado, 2 de janeiro, aprovou o pedido da Fiocruz para importar dois milhões de doses. A autorização, no entanto, não permitia que a vacina fosse aplicada imediatamente. A Fiocruz então anunciou que iria solicitar a permissão para o uso emergencial na próxima semana.

Em São Paulo, o governo Doria começava a juntar os cacos da semana desastrosa pela qual passara e anunciava a compra de 71 milhões de seringas para a campanha de vacinação no estado. Uma negociação que o Ministério da Saúde ainda não conseguira realizar. Na última *live* do ano, no Guarujá, o presidente Bolsonaro se esquecera da lei da oferta e procura culpando o mercado pelo alto preço das seringas: "Vocês sabem para quanto foi o preço da seringa? Aqui é Brasil. Sabem como está a produção disso? Como o mercado reagiu quando souberam que vão comprar 100 milhões ou mais de seringas?". Também fez as infalíveis críticas ao enfrentamento da pandemia, ironizando os números iniciais divulgados pelos países que haviam começado o processo de imunização.

E no último dia do ano, dia em que frases surradas renascem, o antigo ditado popular "antes tarde do que nunca" foi o que veio à mente de quem leu o Diário Oficial. No último dia de um ano dominado por uma pandemia de uma doença mortal, o Governo Federal editava uma instrução normativa que incluía as vacinas contra a Covid-19 na lista de produtos para importação. Na prática, a Receita Federal agilizava os trâmites burocráticos, a papelada e os carimbos, possibilitando aos importadores que o produto fosse entregue antes da conclusão e da conferência dos documentos pela alfândega.[209]

O Ministério da Saúde não aprendia com os próprios erros e continuava insistindo em suas falhas. A distribuição dos EPIs ainda não estava regularizada e continuava sendo feita com atraso. Das 200 milhões de máscaras cirúrgicas que deveriam ter sido distribuídas até maio para os estados e municípios, 46 milhões não foram entregues.

Ainda mais urgente e necessário, o planejamento das ações contra a Covid-19 elaborado pelo Ministério da Saúde ainda não envolvia estados e municípios, o que prejudicava a articulação de ações coordenadas, provocando mais atrasos e aumentando a chance de desperdício de verbas. Também não havia um plano geral com detalhes das ações, conforme o TCU comunicara. Estava lá, uma previsão detalhada de mais uma confusão do Governo Federal em relação à pandemia:

> No Acórdão 1616/2020 – Plenário, o governo federal havia sido alertado de que a falta tanto de uma diretriz estratégica clara de

enfrentamento à Covid-19 quanto de um plano de comunicação abrangente pode comprometer os gastos para enfrentar a pandemia [...] Na análise atual da documentação enviada pela Casa Civil da Presidência da República, o TCU detectou inconsistências nos planos estratégicos elaborados para enfrentamento da pandemia, como a falta de coerência entre objetivos, metas, indicadores e ações. Isso porque parte considerável dos 44 objetivos específicos avaliados possui algum tipo de inconsistência ou incoerência em sua concepção, a exemplo de falta de definição de ações e indicadores de desempenho inadequados. Para o Tribunal, as inconsistências detectadas nos planos que compõem a diretriz estratégica, se não corrigidas, têm elevado potencial de comprometer a obtenção dos resultados pretendidos com sua implementação e podem gerar desperdício de esforços e de recursos. Exemplos dessas inconsistências são: indicadores de desempenho que não medem o grau de alcance dos objetivos fixados e o estabelecimento de objetivos específicos insuficientes ou pouco adequados para o alcance do objetivo geral.[210]

Quanto às agulhas e seringas, o caso estava perdido. A União só decidiu se preocupar na alta procura, quando o mercado se divertia com o preço. O espalhafatoso fracasso do Governo Federal no leilão fez com que os estados e municípios brasileiros iniciassem, separadamente, uma descoordenada corrida – e uma consequente competição – atrás desses insumos. No último dia do ano, houve tempo para um reconhecimento inacreditável. Uma portaria da Secex (Secretaria de Comércio Exterior), incluía as seringas e agulhas fabricadas no país na lista de produtos que precisavam de licença especial para exportação. Foi o atento ministro da Saúde quem encaminhou o pedido para o Ministério da Economia.[211] Antes tarde...

Muito pior, mais triste, mais trágico. As dificuldades para aquisição de sedativos e anestésicos que seriam usados nas intubações continuavam provocando graves problemas na distribuição, o que voltava a ser sentido com o aumento de casos em dezembro. O que poderia fazer ressurgir dramáticos relatos de pacientes e de médicos. A Covid-19 matava. A falta de kit intubação, também.

No enorme depósito do Ministério da Saúde em Guarulhos, um estoque de respiradores – cujo número exato não era revelado por questões de segurança, segundo a assessoria da pasta da Saúde – esperava para ser distribuído.

Ao lado dos respiradores – que motivaram operações de Hollywood, como classificou o jornal *O Estado de S. Paulo* –, também estavam os testes RT-PCR, aqueles considerados "padrão-ouro" para detecção do novo coronavírus. Continuavam bem guardados. A validade inicial terminava em dezembro. As providenciais prorrogações fizeram com que os exames passassem a valer até abril e maio de 2021.[212]

Cinquenta países já haviam iniciado suas campanhas de vacinação.

O Brasil acompanhava.

# CAPÍTULO 10

NO RÉVEILLON QUE jamais será esquecido, a praia de Copacabana, sem espetáculo no céu, não brilhou. Em São Paulo, a corrida de São Silvestre, prova de rua realizada ininterruptamente desde 1924, não aconteceu. Ouviu-se um raro silêncio em vez da música do show da virada na Avenida Paulista, que estava lotada de viaturas policiais e vazia de paulistanos. Nas praias de Iracema, Boa Viagem e Tambaú não houve queima de fogos. Nem em Florianópolis, João Pessoa e Porto Alegre.

A Avenida Litorânea, em São Luís, e a Lagoa da Pampulha, em Belo Horizonte, ficaram vazias. Em Salvador, houve fogos, mas não houve festa. Em Manaus, no dia em que câmaras frigoríficas foram instaladas para guardar os corpos das vítimas da Covid-19 no Hospital Estadual 28 de Agosto e no Hospital João Lúcio, não havia o que comemorar na Praia da Ponta Negra.

Mas no primeiro dia do ano, na Praia Grande, litoral paulista, o presidente Bolsonaro inaugurou um novo tipo de aglomeração. Na água. Ele saltou de uma lancha e nadou por uns metros, juntando dezenas de pessoas que, de maneira aparentemente espontânea, o saudaram. O vídeo de suas braçadas atléticas tomou as redes sociais e todas as manchetes. Foi o assunto do dia. Muito mais divertido falar, bem ou mal, sobre a performance aquática do presidente do que discutir os critérios do Governo Federal na Lei de Diretrizes Orçamentárias (LDO), que fixava metas e prioridades de gastos e investimentos para o ano seguinte, determinando o total de recursos que o governo teria de economizar; com regras e limites para as despesas dos Poderes; as transferências a entes públicos e privados; e a obrigação de manter o equilíbrio entre as receitas e as despesas.[213]

Um dia antes do seu passeio de lancha, Bolsonaro sancionara com vetos a LDO, que foi publicada em uma edição extra do Diário Oficial da União. Para 2021, a equipe econômica do Governo Federal fixara a meta de déficit primário em R$ 247,1 bilhões. A LDO devia seguir as atribuições determinadas pela Lei de Responsabilidade Fiscal, que determinava que o governo precisaria, ao longo do ano, bloquear despesas caso não estivesse cumprindo a meta. Assim, os presidentes, anualmente, faziam as suas escolhas de prioridades de governo – que despesas poderiam ser bloqueadas ou não – ao sancionar a LDO. Bolsonaro fez sua escolha. O presidente vetou dispositivos que protegeriam os gastos do Governo Federal com a compra e distribuição das vacinas contra a Covid-19, além de outras ações de enfrentamento da doença. A necessidade de contenção de despesas não parecia o motivo para tamanha economia. Na mesma lei, o presidente não poupava em outras áreas e mantinha os projetos do Ministério da Defesa, como a renovação da frota de caças da Força Aérea Brasileira (FAB) e o desenvolvimento do submarino com propulsão nuclear, gastos que, com a canetada do presidente, não poderiam sofrer cortes de despesa.[214]

Adeus, ano velho, mas 2021 começava com festas particulares e familiares que provocaram aglomerações. Ao menos, com o novo ano, o Ministério da Economia percebeu que, para vacinar a população, seriam necessárias seringas e agulhas, e zerou o imposto de importação desses insumos. Não houve tempo de faturar em cima dessa atitude. O presidente, de volta de suas férias, deu uma declaração a seus apoiadores que acabava com qualquer ânimo no âmbito econômico: "Chefe, o Brasil está quebrado, eu não posso fazer nada. Eu queria mexer na tabela do Imposto de Renda, teve esse vírus, potencializado por essa mídia que nós temos. Essa mídia sem caráter. É um trabalho incessante de tentar desgastar para tirar a gente daqui e atender interesses escusos da mídia". Mas no dia seguinte voltaria atrás ou ironizaria ainda mais: "Confusão ontem, viu? Que eu falei que o Brasil estava quebrado. Não, o Brasil está bem, está uma maravilha. Imprensa sem vergonha, essa imprensa co... ca... sem vergonha faz uma onda terrível aí. Para a imprensa, bom estava Lula, Dilma, gastando R$ 3 bilhões por ano pra eles". No mesmo dia, 7 de janeiro, o Brasil Maravilha ultrapassava a marca de 200 mil mortes provocadas pela pandemia de Covid-19.

Em São Paulo, no Instituto Butantan, com o governador João Doria dessa vez presente, foi feito o anúncio da eficácia da CoronaVac. Mais um anúncio do governo de São Paulo que não sanava muitas dúvidas. Uma semana depois, a cúpula da Saúde do estado precisou convocar uma nova entrevista para dar mais informações, agora sim, com os detalhes dos resultados. A CoronaVac apresentou índices de 50,38% de eficácia global, e de 0,3% de reação alérgica, mostrando-se uma vacina segura.

Ainda no dia 7 de janeiro, o ministro da Saúde, naquilo que o comentarista da Globonews Octavio Guedes batizou de "autocoletiva" – Pazuello perguntava e o ministro respondia –, confirmou a assinatura de um contrato de compra de 100 milhões de doses da CoronaVac. O Brasil que girava em círculo e regredia sempre que via uma chance, retornava, assim, ao dia 19 de outubro, quando Pazuello anunciara a compra da CoronaVac para ser humilhantemente desmentido pela declaração de Bolsonaro: "Já mandei cancelar se ele (Pazuello) assinou. Já mandei cancelar. O presidente sou eu". Porém, em janeiro, o vai e vem seria mais difícil de acontecer. No dia 8, havia não só um, mas dois pedidos. O Butantan solicitara o uso emergencial da CoronaVac e, em seguida, a Fiocruz fez o mesmo para a AstraZeneca Oxford. A decisão estava agora com a Anvisa.

Além da desconfiança que salvou vidas, o principal motivo para que o governo maranhense se aventurasse em uma operação internacional para conseguir respiradores foi o ofício que confiscava os respiradores cuja compra fora iniciada em janeiro de 2020. Exatamente um ano depois, o Ministério da Saúde mostrava que não havia aprendido nada, insistia em passar vergonha e voltava a distribuir ofícios, dessa vez para confiscar seringas e agulhas. Era história que se repetia. Tentativas de mostrar serviço, ganhar tempo e jogar a culpa para longe. Mudavam os atores, porém o desastroso roteiro permanecia o mesmo. Em janeiro de 2020, foi a Procuradoria Geral do Estado de São Paulo quem entrou com ação no STF contra a União, que requisitara os insumos que o estado paulista havia comprado da fabricante Becton Dickinson Indústria Cirúrgica, o mesmo ardil utilizado há um ano contra o Maranhão no caso dos respiradores.

Dessa vez, porém, a resposta foi rápida. O ministro do STF Ricardo Lewandowski, em uma decisão cautelar proferida no dia 8 de janeiro e que teria de ser referendada pelo plenário do Supremo, citou a tentativa de confisco dos respiradores do Maranhão em sua decisão: "Sob as mesmas circunstâncias, o Ministro Celso de Mello deferiu a cautelar requerida na ACO 3.385/MA, para determinar a entrega ao estado do Maranhão de ventiladores pulmonares previamente adquiridos por meio de contrato administrativo". Lewandowski prosseguiu sua explanação fazendo uma analogia entre os casos do Maranhão e de São Paulo. O ano da pandemia que o Brasil não entendeu foi resumido por Lewandowski em poucas linhas: "Observo, ademais, que a incúria do Governo Federal não pode penalizar a diligência da Administração do Estado de São Paulo, a qual vem se preparando, de longa data, com o devido zelo para enfrentar a atual crise sanitária". O estado de São Paulo continuaria com suas seringas e agulhas. O "zelo" foi recompensado.

Na tarde do dia 11, o Maranhão apresentou seu plano de vacinação. O Ministério da Saúde, no entanto, ainda não atualizara o seu, que voltava a contar com a intenção de compra das vacinas produzidas pelo Butantan, mas Pazuello, que estava em Manaus, ao menos daria uma pista: a vacinação começaria "no dia D, na hora H". Também tranquilizou a nação sobre a falta de seringa, dizendo que "apenas" sete estados não teriam "estoque suficiente".

Como sinal de um raro e indesejável acerto, a partir do presságio nefasto do "Dia D", as tragédias, as humilhações, os recuos, as omissões e os erros do Governo Federal ficariam inquestionavelmente escancarados a partir do vaticínio profético. O que surgiria a seguir, uma sequência de diferentes fatos em diversos lugares, destruiria qualquer ínfima possibilidade de defesa das atitudes do presidente Bolsonaro durante todo o ano da pandemia.

Adeus, ano velho. Após o agouro do ministro Pazuello, um novo relatório mundial divulgado pela Human Rights Watch, na quarta-feira, dia 13, apontava para a velha conclusão. Segundo a ONG, que dava a impressão de repetir seu parecer de abril de 2020, o presidente brasileiro sabotara medidas contra a pandemia e estimulara políticas que comprometiam os direitos humanos.

Dois dias depois, uma tenebrosa constatação. O sistema de saúde de Manaus voltava a entrar em colapso. Dessa vez, por escassez de oxigênio

– cuja importação voltara a ser taxada – nos hospitais. Não foi por falta de aviso. O ministro Pazuello permanecera em Manaus durante os três dias que antecederam o horror. Reconhecera a "crise de oxigênio" em seus discursos. Fora advertido pelo governo estadual, e ambos foram alertados pela principal fabricante e fornecedora do estado, a White Martins, de que seria impossível acompanhar o aumento da demanda decorrente dos casos que explodiam devido às festas de fim de ano. Mesmo com tantos alertas, no dia 15, dezenas de pacientes morreram por falta de oxigênio nos hospitais da rede pública. Transferências passaram a ser feitas, às pressas, para outros estados. Vídeos chocantes de médicos e parentes de pessoas internadas pedindo ajuda, aos prantos, dominavam a internet. A incapacidade do Governo Federal testemunhava a morte por falta de ar, ganhava macabras manchetes em todo o mundo e via um de seus adversários preferidos, a Venezuela, enviar caminhões – aplaudidos pela população brasileira – com 130 mil m$^3$ de oxigênio para abastecer os hospitais de Manaus.

As panelas voltaram a ecoar por todo o país. Acumulando erros, o Governo Federal reagiria tentando repassar a culpa ao estado do Amazonas e – para quem gosta de coincidências –, no dia 17, assistiria à Anvisa defender a Ciência, ao ressaltar que não havia "tratamento precoce" e aprovar, por unanimidade, o uso emergencial das vacinas CoronaVac/Butantan e a AstraZeneca/Oxford.

Minutos depois do pronunciamento dos diretores da Anvisa, a atenção do país se voltou para o Hospital das Clínicas, na capital paulista. Mônica Calazans, enfermeira que trabalhava na UTI do Instituto de Infectologia Emílio Ribas, tornava-se a primeira brasileira a ser vacinada com a CoronaVac. A cerimônia emocionou o país. Em seguida, o governador João Doria comandou uma entrevista coletiva. Ao mesmo tempo, Pazuello iniciava a sua, em Brasília, sem festejar a chegada do imunizante, mas atacando o paulista por "desprezar a lealdade federativa" e garantindo que não faria "jogada de marketing". Segundo Pazuello, o início da vacinação em São Paulo estava "em desacordo com a lei". Era o lamento que restava ao Governo Federal, que não entrara na foto. Doria respondeu logo que Pazuello fez suas considerações. Lembrou que a CoronaVac fora comprada pelo estado de São Paulo e que o Governo Federal ainda não dera um centavo. Dimas Covas complementaria: "Eu respeito muito o general Pazuello, mas, como todo general, como todo soldado, ele foi preparado a vida inteira para matar, para lutar, para derrotar o inimigo com o uso de força bruta; ao contrário de quem trabalha na saúde. Nós fomos preparados a vida inteira para salvar vidas...".

O que Pazuello não falou foi que a "jogada" federal chegara a ser planejada: buscar um lote de dois milhões de vacinas AstraZeneca/Oxford produzidas na Índia. O avião – oferecido pela Azul – ganhara até um adesivo do Ministério da Saúde, mas não saiu do país. O governo indiano avisou que o Brasil se precipitara e que era "cedo demais" para confirmar a data da entrega dos imunizantes. Mesmo assim, Pazuello promoveu uma "distribuição simbólica" da vacina para os governadores, na manhã da segunda-feira, dia 18, no depósito do ministério em Guarulhos.

O augúrio do "Dia D". Sem ansiedade e sem angústia, o ministério marcara para o dia 20 o início da imunização, mas os governadores e secretários de saúde estavam acelerados. Antes do evento, formaram uma rodinha e decidiram pedir ao ministro que a campanha fosse antecipada. Pazuello concordou, mas o que aconteceria em seguida serviria para coroar a sua administração. Houve várias alterações nos voos que levariam as vacinas para os estados, o que provocou atrasos inacreditáveis. Ainda assim, os governadores e prefeitos puderam fazer suas cerimônias. Alguns críticos de Doria, como Ronaldo Caiado, esqueceram-se das reclamações feitas sobre o "marketing" do paulista. Caiado, como médico, fez questão de sair na foto e aplicar a primeira dose no estado de Goiás. No Rio, onde mais de cem pessoas se juntaram aos pés do Cristo Redentor, a vacina só foi aplicada no fim da tarde. A ponte aérea do Ministério da Saúde demorou muito mais que uma hora.

E no Twitter do presidente, informações de trânsito anunciavam reformas nas estradas federais. Antes da tragédia em Manaus, quando ainda usava a rede para exibir seus conhecimentos médicos e científicos, Bolsonaro insistia com o "tratamento precoce". Dourando a indicação ainda mais – o Kit Covid passara a ser chamado de "tratamento precoce" –, falava agora em "antimaláricos" – os principais remédios nessa categoria eram a cloroquina e a hidroxicloroquina. Ainda no dia 15, o presidente postaria em seu Twitter: "Estudos clínicos demonstram que o tratamento precoce da Covid, com antimaláricos, podem reduzir a progressão da doença, prevenir a hospitalização e estão associados à redução da mortalidade". Logo depois, a rede social iria marcar a postagem, advertindo seus seguidores que o tweet do presidente "violou as Regras do Twitter sobre publicação de informações enganosas e potencialmente prejudiciais relacionadas à Covid-19".

À saída do Alvorada, na manhã do dia 18, Bolsonaro voltaria a incentivar o "tratamento precoce". À tarde, em uma nova coletiva, Pazuello quis escapar de fininho, garantindo que jamais defendera o "tratamento precoce", marcando marcialmente as sílabas "to": "Atendimento é uma coisa, tratamento é outra". Alegou que "nunca indicou medicamentos" e nunca autorizou o ministério a fazer "protocolos indicando medicamentos". Não foi isso que ocorrera na *live* do dia 7 de janeiro, quando, questionado por Bolsonaro "no tocante" ao "tratamento precoce", Pazuello o considerou "fundamental". Quanto aos protocolos, havia desde maio, quando Pazuello ainda era interino. E, bem recentemente, no mesmo dia 7 de janeiro, a Secretaria Municipal de Saúde de Manaus recebera um ofício do Ministério da Saúde para "tratamento precoce" da Covid-19.

Pazuello talvez já estivesse pensando em montar sua defesa, após a opinião da Anvisa, totalmente contrária à existência de um "tratamento precoce", e depois de o médico e microbiologista francês Didier Raoult, o expoente defensor da hidroxicloroquina como tratamento para a Covid-19, reconhecer publicamente, pela primeira vez, que o medicamento não reduzia a mortalidade e nem impedia o avanço da doença. Uma carta de Raoult com sua nova conclusão fora publicada no site do Centro Nacional de Informações sobre Biotecnologia, da França. Era muito tarde. O estrago irreversível começara em março de 2020, quando o francês divulgou um estudo, realizado com apenas 42 pessoas, que apontava a eficácia da hidroxicloroquina associada com a azitromicina, se administradas no início dos sintomas. Trump ficou sabendo e apoderou-se do estudo. Bolsonaro, inevitavelmente, repetiu o ídolo. O resto, menos de um ano depois, já era história. Uma história de fanatismo e morte.

Bolsonaro, por sua vez, não mudaria de opinião. Na mesma manhã em que defendeu o "tratamento precoce", porém, invocou o velho fantasma para fabricar novas manchetes e escapar do tema do combate à pandemia: "Nós, militares, somos o último obstáculo para o socialismo. Quem decide se um povo vai viver na democracia ou na ditadura são as suas Forças Armadas. Não tem ditadura onde as Forças Armadas não a apoiam. No Brasil, temos liberdade ainda, se nós não reconhecemos o valor desses homens ou mulheres que estão lá, tudo pode mudar".

No país em que defender a democracia se tornara um dever extenuante, o STF, ainda na segunda-feira, lançou uma nota explicando – mais uma vez – que não proibira o Governo Federal de atuar no combate à Covid-19. E – de novo – os brasileiros tiveram de ler que a "União, estados, Distrito Federal e municípios têm competência concorrente na área da saúde pública para realizar ações de mitigação dos impactos do novo coronavírus".

O Brazil não conhece o Brasil. Continuaria muito difícil entender.

Em 21 de janeiro de 2021, o Maranhão tornou-se o estado com menos mortes por milhão em decorrência da Covid-19 – segundo o site *Poder360* –, com um número de 651 óbitos por milhão de habitantes.

Enquanto Rio de Janeiro, Amazonas e Distrito Federal ocupavam as piores colocações no triste ranking, a maneira como o Maranhão havia enfrentado a pandemia mereceria ser estudada no futuro pelos cientistas que se debruçarão sobre a história da pandemia no país.

Era o que ficaria para a História.

Uma História sobre quem foi à guerra e sobre quem se acovardou e se escondeu.

Nesse mesmo dia, o Brasil tinha 8.697.368 casos confirmados e 214.147 mortes.

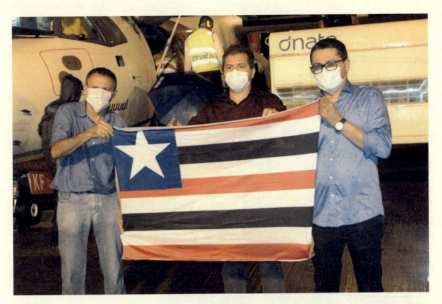

O empresário Ilson Mateus e os secretários de estado Simplício Araújo (Indústria, Comércio e Energia) e Carlos Lula (Saúde) posam com a bandeira do Maranhão na pista do aeroporto de São Luís, logo após a chegada do primeiro carregamento de respiradores. Essa foto se tornaria o símbolo do sucesso da Operação Etiópia-Maranhão. © Márcio Sampaio/Assessoria da Secretaria de Saúde do Estado do Maranhão.

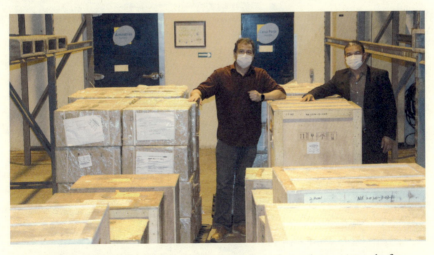

O secretário Simplício Araújo e o coronel Silvio Leite (secretário-chefe do Gabinete Militar do Governador do Maranhão) no galpão da Receita Federal do aeroporto de São Luís, em meio ao carregamento de máscaras e respiradores. © Márcio Sampaio/Assessoria da Secretaria de Saúde do Estado do Maranhão.

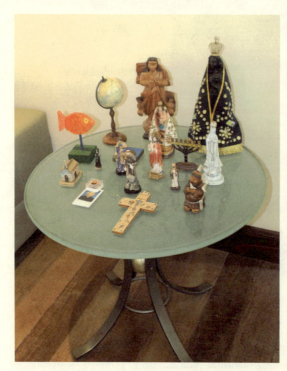

"Altar" montado pelo governador Flávio Dino em seu gabinete. Segundo Dino, cada uma das imagens tinha uma história particular, mas todas estavam "participando" do combate à pandemia no Maranhão. Foto do autor.

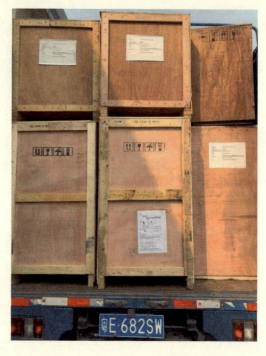

Na China, um dos caminhões que retirou os respiradores dos depósitos e transportou os equipamentos para o aeroporto de Guangzhou. Arquivo do autor.

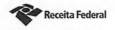

**TERMO DE APREENSÃO DE MERCADORIAS e DE NOMEAÇÃO DE FIEL DEPOSITÁRIO Nº 200417.01**

### JURISDIÇÃO FISCAL

| REGIÃO FISCAL | UNIDADE |
|---|---|
| 3ª REGIÃO FISCAL | IRF/SLS/MA |

### INTERESSADO / RESPONSÁVEL

| RAZÃO SOCIAL | CNPJ |
|---|---|
| SECRETARIA DE ESTADO DE INDUSTRIA, COMERCIO E ENERGIA JOSE SIMPLICIO ALVES DE ARAUJO | |

| ENDEREÇO |||
|---|---|---|
| AVENIDA CARLOS CUNHA, S/N |||
| BAIRRO | MUNICÍPIO / UF | CEP |
| CALHAU | SÃO LUÍS / MA | |
| LOCAL DA LAVRATURA | DATA | HORÁRIO |
| SÃO LUÍS/MA | 17/04/2020 | 19:20 |

### MERCADORIAS APREENDIDAS
**DESCRIÇÃO SUMÁRIA DAS MERCADORIAS**
- Mercadoria A: 07 (SETE) VENTILADORES PORTÁTEIS MODELO SC-Y200 NO VALOR UNITÁRIO DE USD 8.300,00. TOTAL USD 58.100,00 (R$ 302.120,00)
- Mercadoria B: 100 (CEM) VENTILADORES PORTÁTEIS MODELO JIXI-H-100C NO VALOR UNITÁRIO DE USD 4.300,00. TOTAL USD 430.000,00 (R$ 2.236.000,00)

Mercadorias encontradas em uso durante o combate ao COVID-19 nos hospitais públicos do Estado do Maranhão. Não foram afixados lacres ou elementos de segurança, tendo em vista a nomeação de fiel depositário e a utilização dos equipamentos por pacientes.

### ENQUADRAMENTO LEGAL / PRAZO PARA COMPARECIMENTO

Efetuamos a **APREENSÃO** das mercadorias de posse do interessado acima qualificado, com fulcro nos artigos 194 e 195 da Lei nº 5.172/1966, no artigo 794 do Decreto nº 6.759/2009, na IN/SRF nº 46/1995, e no artigo 102 da Lei nº 4.502/1964, por tratar-se de mercadoria de origem/procedência estrangeira com indícios de infração punível com a pena de perdimento, prevista no artigo 87 da Lei 4.502/1964 e no artigo 105 do Decreto-Lei nº 37/1966. Fica o interessado ciente de que deverá adotar as providências determinadas pela fiscalização e comparecer, munido de eventuais documentos comprobatórios da aquisição/importação regular das mesmas, no prazo de 48 horas, no horário das 08:00hs às 12:00hs, na Inspetoria da Receita Federal do Brasil do Porto de São Luís/MA.

### TERMO DE FIEL DEPOSITÁRIO

Nas funções de Auditor-Fiscal da Receita Federal do Brasil e, na salvaguarda dos interesses da Fazenda Nacional, não sendo possível efetuar a remoção das mercadorias apreendidas, no valor arbitrado de R$ 2.538.120,00, retrocitadas, fica o Sr. JOSÉ SIMPLÍCIO ALVES DE ARAÚJO, CPF 334.398.743-15, Secretário de Estado do Governo do Maranhão, por este ato, nomeado **FIEL DEPOSITÁRIO** e como tal, incumbido da sua guarda, até que outra decisão seja tomada pelo Fisco Federal, nos termos dos Arts. 647, I e 648, ambos do Código Civil Brasileiro, c/c o § 1º do Art. 526 do Decreto nº 7.212/2010, sob pena de incorrer no art. 330 do CP (Desobediência). Fundamentação legal: artigo 195 da Lei 5.172/1966; artigos 34 a 36 da Lei 9.430/1996; artigo 94 da Lei 4.502/1964; artigo 71 da Lei 10.833/2003.

E, para constar e surtir os efeitos legais, lavrou-se o presente termo, em duas vias de igual teor e forma, assinado pelos Auditores-Fiscais e pelo depositário/interessado/responsável.

| AUDITOR-FISCAL DA RECEITA FEDERAL DO BRASIL |||
|---|---|---|
| Elmar Fernandes Nascimento | Matrícula | Assinatura |
| Fábio Jorge Simões Rodrigues Junior | Matrícula | Assinatura |

Ciente de que, nos termos da Lei que, fui incumbido à condição de FIEL DEPOSITÁRIO das mercadorias acima discriminadas, até ulterior deliberação por parte do Fisco Federal. Recebi uma via deste Termo.

| JOSE SIMPLICIO ALVES DE ARAUJO | | Assinatura |
|---|---|---|
| Secretário de Estado | | |

| Testemunhas |||
|---|---|---|
| Nome | CPF/RG | Assinatura |
| | | |
| | | |

Termo de Apreensão de Mercadorias e de Nomeação de Fiel Depositário, preenchido pela Receita Federal três dias depois da chegada dos respiradores. Somente após a publicação da reportagem da *Folha de S.Paulo*, os auditores se apressaram para buscar a assinatura do secretário Simplício Araújo.

19/03/2020 SEI/MS - 0014057833 - Ofício

**Ministério da Saúde**
Secretaria Executiva
Departamento de Logística em Saúde
Coordenação-Geral de Aquisições de Insumos Estratégicos para Saúde

OFÍCIO Nº 45/2020/CGIES/DLOG/SE/MS

Brasília, 19 de março de 2020.

LEISTUNG EQUIPAMENTOS LTDA
Tel: (47) 3371.2741 ou 3274.8356
Email: comercial @leistungbrasil.com; licita@leistungbrasil.com

**Assunto: Capacidade produtiva de ventiladores pulmonares.**

Senhor Representante,

Com meus cordiais cumprimentos, solicito informações quanto a disponibilidade de ventilador pulmonar microprocessado com capacidade de ventilar pacientes adultos e pediátricos para imediato fornecimento ao Ministério da Saúde.

Solicito, também, que seja esclarecido separadamente:

A capacidade produtiva mensal dessa respeitável Sociedade Empresária para o referido produto; e

Viabilidade de incremento na produção e, nesta hipótese, qual quantitativo.

Diante da necessidade de enfrentamento da situação de emergência em saúde pública de interesse nacional decorrente do Coronavírus (COVD-19), sirvo-me do presente, para, com espeque no inc. VII do art. 3º da Lei nº 13.979/20, requisitar a totalidade dos bens já produzidos e disponíveis a pronta entrega, bem como, a totalidade dos bens cuja produção se encerre nos próximos 180 dias.

Neste contexto, solicito que a resposta aos questionamentos consignados neste Ofício seja realizada em 12 horas, bem como sejam obstadas quaisquer medidas tendentes a comercialização dos produtos em estoque e em produção.

Atenciosamente,

Documento assinado eletronicamente por Roberto Ferreira Dias, Diretor(a) do Departamento de Logística, em 19/03/2020, às 19:09, conforme horário oficial de Brasília, com fundamento no art. 6º, § 1º, do Decreto nº 8.539, de 8 de outubro de 2015; e art. 8º, da Portaria nº 900 de 31 de Março de 2017.

A autenticidade deste documento pode ser conferida no site http://sei.saude.gov.br/sei/controlador_externo.php?acao=documento_conferir&id_orgao_acesso_externo=0, informando o código verificador 0014057833 e o código CRC B93F3C89.

Ofício distribuído pelo Ministério da Saúde aos principais fabricantes de respiradores do país. O Maranhão fazia uma nova tentativa de fechar uma compra quando recebeu uma cópia do documento, encaminhado a uma empresa catarinense. O ofício também foi enviado à empresa Intermed/Vyaire, que ficava, assim, impedida de cumprir o processo iniciado em janeiro de 2020 e não poderia mais entregar os 68 respiradores modelo IX5 ao governo maranhense.

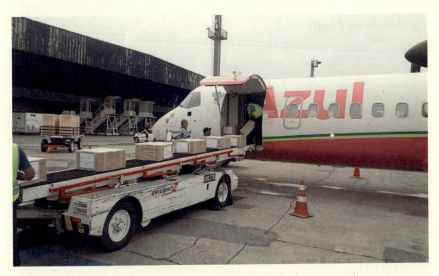

Máscaras cirúrgicas e respiradores sendo embarcados em Guarulhos no avião fretado pelo governo maranhense para levar a valiosa carga até São Luís. Arquivo do autor.

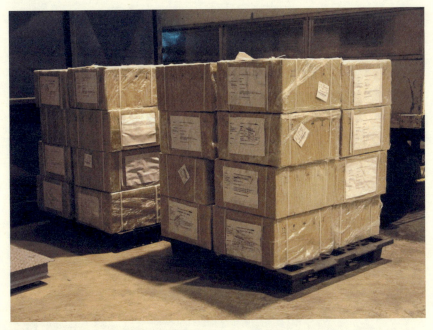

Respiradores descarregados na pista do Aeroporto Internacional Marechal Cunha Machado, em São Luís. © Márcio Sampaio/Assessoria da Secretaria de Saúde do Estado do Maranhão.

## Pandemia no Brasil

| Brasil | Total | Hoje* | Variação** | Estágio |
|---|---|---|---|---|
| Casos | 7,1 mi | 46,9 mil | 15,9% | Acelerado |
| Óbitos | 184,9 mil | 725 | 33,3% | |

**Estágios da pandemia**
- Acelerado
- Estável
- Desacelerado
- Reduzido

**Mais óbitos** — Total
1º São Paulo — 44,7 mil
2º Rio de Janeiro — 24,2 mil
3º Minas Gerais — 10,9 mil

**Nos municípios**

Acelerado: Rio de Janeiro (RJ), Fortaleza (CE), Salvador (BA), Recife (PE)

Estável: São Paulo (SP), Brasília (DF), Manaus (AM), Belém (PA)

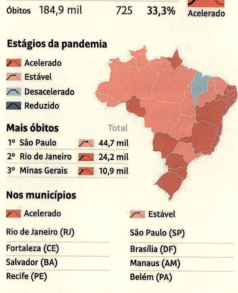

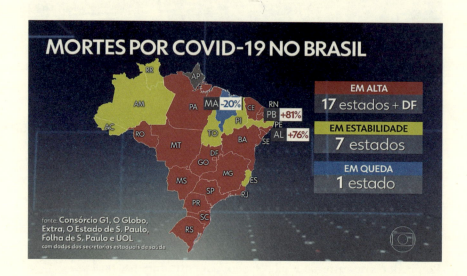

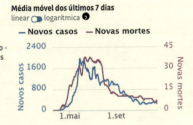
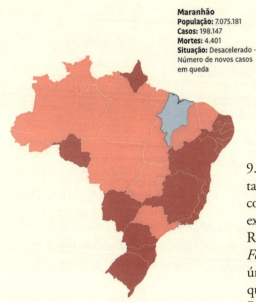

9. Dia 18 de dezembro de 2020: tanto nos dados compilados pelo consórcio de veículos de imprensa, exibidos pelo Jornal Nacional da Rede Globo, quanto no gráfico da *Folha de S.Paulo*, o Maranhão é o único estado brasileiro a apresentar queda de mortes por Covid-19. Reprodução.

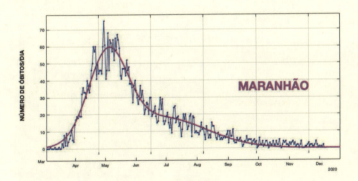

Gráfico mostra a curva do número de mortes por dia no Maranhão, que começou a diminuir após o lockdown em São Luís e a chegada dos respiradores. Atualizado até dezembro de 2020. Não houve segunda onda no estado. Fonte: Allan Kardec Barros, pesquisador do Departamento de Engenharia Elétrica da Universidade Federal do Maranhão (UFMA), professor titular da mesma instituição e Ph.D. pela Nagoya University, no Japão.

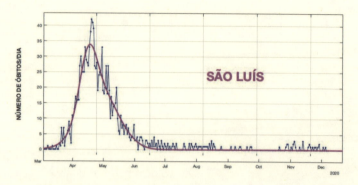

Gráfico mostra a curva do número de mortes por dia na capital São Luís, que começou a diminuir após o lockdown e a chegada dos respiradores. Atualizado até dezembro de 2020. Fonte: Allan Kardec Barros, pesquisador do Departamento de Engenharia Elétrica da Universidade Federal do Maranhão (UFMA), professor titular da mesma instituição e Ph.D. pela Nagoya University, no Japão.

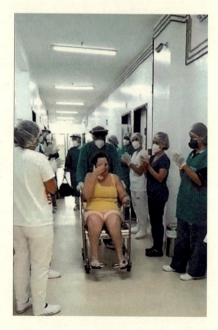

Emocionada, a gaúcha Ângela Maria deixa o Hospital Macrorregional de Imperatriz, após travar uma dura batalha pela vida, passando 24 dias intubada. Ângela Maria foi a primeira paciente a utilizar um dos respiradores chineses trazidos pela Operação Etiópia-Maranhão. Frame de um vídeo filmado com o celular de Ângela.

## AGRADECIMENTOS

**MEU AGRADECIMENTO** a Eduardo Soares, Arnaud Vin e Rejane Dias, do Grupo Editorial Autêntica, que não deixaram de arriscar, acreditaram e abraçaram um projeto que foi sendo escrito enquanto o Brasil fazia a própria História. Bem como a Diogo Droschi e Larissa Mazzoni.

Meu agradecimento à fundamental ajuda e colaboração de Evelin Queiroz, Letícia Marinho, Marcela Mendes, Mayara Rêgo, Paula Boueri e Rafaela Vidigal.

Agradecimentos especiais a Abraji, Adriana Fidalgo, Alexandre Jappe, Alexandre Sousa, Amanda Carrara, Amauri Mansano, Andréa Minota, Daniel Leb Sasaki, Danilo Lombardi, Denize Goulart, Eduardo Reina, Fundação Oswaldo Cruz (Fiocruz), Gabriela Fidalgo, Gilberto Gaeta, Guilherme Amado, Jair Krischke, João Vicente Goulart, Leandro Prazeres, Marco Antônio Vargas Villalobos, Maria Antonia Knoeller, Maria Thereza Goulart, Mário Magalhães, Roberta Pires, Rogerio Sottili, Sandro Rossi, Sérgio Spagnuolo, Simone Souto Maior.

Meus agradecimentos a Alexandre Ricardo Peres e Bruno Fidalgo Knoeller, pelos cálculos e explicações.

A Isabel, minha companheira de quarentena.

**ENTREVISTADOS**

Agradeço a colaboração e a paciência dos entrevistados (incluindo os muitos – e foram muitos – que preferiram se manter no anonimato):

Allan Kardec Barros, Ana Paula Medina de Brito, Anderson Lindoso, Ângela Maria Schiefelbein, Artur Custódio Moreira de Souza, Camila

Mattoso, Carlos Eduardo Volante, Carlos Lula, Carmen Zanotto, Charles Tang, Cristiane Segatto, Cynthia Mota Lima, Débora Melecchi, Diego Galdino, Diogo Maçaneiro, Edson Moura Freitas de Souza, Eduardo Almeida, Evelin Queiroz, Fábio Zanini, Felype Hanns, Fernando Couto Correa, Flávio Dino, Francisco Aimara, Girum Abebe, Guilherme Seto, Humberto Fernandes, João Paulo Charleaux, Laura Waisbich, Lúcio Lambranho, Luiz Eduardo Alves de Siqueira, Luiz Henrique Mandetta, Marcella Pontes Carrara Malerba, Márcio de Paula, Marco Antônio Vargas Villalobos, Marcos Grande, Mateus Vargas, Mayara Rêgo, Perpétua Almeida, Renato Poltronieri, Ricardo Cappelli, Rodrigo Araújo, Rodrigo Maia Rocha, Sergio Moro, Silvio Leite, Simplício Araújo, Sueli Vieira Santos, Ugo Braga, Valdemir Rodrigues, Wagner Carlos Silva e Yalew Abate.

# SITES E JORNAIS CONSULTADOS

ABC News
Aeroflap
Agência Brasil
Agência de notícias da Aids
Agência de notícias do estado do Maranhão
Agência EFE
Agência Senado
Aljazeera
BBC News Brasil
BBC News Mundo
Bloomberg
Câmara dos Deputados
Centro de Liderança Pública
CNN Brasil
CNN Estados Unidos
CNN Reino Unido
Consultor Jurídico
Correio Braziliense
Covid-19 Analytics
DW Portugal
El Confidencial
El Mundo
El País
Embaixada da República Popular da China no Brasil
Financial Times
Fiocruz
Folha de S.Paulo
Forbes
Fundo Amazônia
G1
Globonews
Human Rights Watch
IBGE
imirante.com
Imperial College London
Johns Hopkins University
Jornal Nacional
Jornal Pequeno
Jovem Pan
La Repubblica
L'Express
MA10
Ministério da Economia
Ministério da Saúde
Ministério Público – Maranhão
Ministério Público – Santa Catarina
Ministério Público Federal
ND+

Nexo
The New York Times
O Estado (Maranhão)
O Estado de S. Paulo
O Globo
O Imparcial
Open Society Foundations
Opera Mundi
Organização Mundial de Saúde
Poder360
Presidência da República
R7
Receita Federal
Rede Globo
Revista Piauí
Reuters
RTL France
Secretaria de Estado da Comunicação Social e Assuntos Políticos (SECAP) do Maranhão
South China Morning Post
Superinteressante
Supremo Tribunal Federal
The Intercept Brasil
The Lancet
Time Magazine
Tribunal de Contas da União
TV Cultura
TV Difusora SLZ
Tvi24
UOL
Valor Econômico
vatican.va
Veja
whitehouse.gov
Xadrez Verbal (podcast)

# NOTAS

CAPÍTULO 2

[1] Cabine de proteção para o tratamento de pacientes com COVID-19. Departamento de Gestão e Incorporação de Tecnologias e Inovação em Saúde (DGITIS/SCTIE), maio, 2020. Acesso em: 15 nov. 2020. Disponível em: <https://portalarquivos2.saude.gov.br/images/pdf/2020/June/02/Cabine-Protecao-COVID19-atualizacao.pdf>.

[2] "Coronavírus: como foram controladas as pandemias de SARS e MERS (e no que elas se diferenciam da atual)", *BBC News Mundo*, 31 maio 2020. Acesso em: 15 nov. 2020. Disponível em: <https://noticias.uol.com.br/saude/ultimas-noticias/bbc/2020/05/31/coronavirus-como-foram-controladas-as-pandemias-de-sars-e-mers-e-no-que-elas-se-diferenciam-da-atual.htm>.

[3] "Morte de médico chinês que alertou sobre coronavírus é confirmada por hospital", *O Globo*, 6 fev. 2020. Acesso em: 25 nov. 2020. Disponível em: <https://oglobo.globo.com/sociedade/governo-chines-anuncia-morte-de-medico-que-alertou-mundo-sobre-coronavirus-hospital-nega-1-24232948>.

[4] "The Wuhan Files – Leaked documents reveal China's mishandling of the early stages of Covid-19", *CNN UK*, 1 dez. 2020. Acesso em: 2 dez. 2020. Disponível em: <https://edition.cnn.com/2020/11/30/asia/wuhan-china-covid-intl/index.html>.

[5] Para as datas e a linha do tempo da evolução da doença: IAMARINO, Atila; LOPES, Sônia. *Coronavírus: explorando a pandemia que mudou o mundo*. São Paulo: Moderna, 2020. p. 168-169.

[6] "Uma biografia improvável", *Piauí*, maio 2020. Acesso em: 15 nov. 2020. Disponível em: <https://piaui.folha.uol.com.br/materia/uma-biografia-improvavel>.

[7] IAMARINO, Atila; LOPES, Sônia. *Coronavírus: explorando a pandemia que mudou o mundo*. São Paulo: Moderna, 2020. p. 42.

[8] "Papel do pangolim na pandemia de Covid-19 ainda permanece misterioso", *Superinteressante*, 30 mar. 2020. Acesso em: 15 nov. 2020. Disponível em: <https://super.abril.com.br/ciencia/papel-do-pangolim-na-pandemia-de-covid-19-ainda-permanece-misterioso>.

[9] IAMARINO, Atila; LOPES, Sônia. *Coronavírus: explorando a pandemia que mudou o mundo*. São Paulo: Moderna, 2020. p. 30-31.

[10] "WHO Director-General's opening remarks at the media briefing on 2019 novel coronavirus", World Health Organization, 7 fev. 2020. Acesso em: 15 nov. 2020. Disponível em: <https://www.who.int/director-general/speeches/detail/who-director-general-s-opening-remarks-at-the-media-briefing-on--2019-novel-coronavirus---7-february-2020>.

[11] IAMARINO, Atila; LOPES, Sônia. *Coronavírus: explorando a pandemia que mudou o mundo*. São Paulo: Moderna, 2020. p. 169.

[12] "Coronavírus: economia global vai sofrer anos até se recuperar do impacto da pandemia, afirma OCDE", *BBC News Brasil*, 23 mar. 2020. Acesso em: 15 nov. 2020. Disponível em: <https://www.bbc.com/portuguese/internacional-52002332>.

[13] BRAGA, Ugo. *Guerra à saúde: como o Palácio do Planalto transformou o Ministério da Saúde em inimigo público no meio da maior pandemia do século XX*. São Paulo: LeYa: 2020. p. 150.

[14] Agradeço ao professor Deonísio da Silva pelo debate e pela troca de ideias para a formulação improvisada do verbete.

[15] "'Daqueles governadores de 'paraíba', o pior é o do Maranhão', diz Bolsonaro", *G1*, 19 jul. 2019, Acesso em: 15 nov. 2020. Disponível em: <https://g1.globo.com/politica/noticia/2019/07/19/daqueles-governadores-de-paraiba--o-pior-e-o-do-maranhao-diz-bolsonaro.ghtml>.

[16] "Bolsonaro chama governadores do Nordeste de 'Paraíba'; gestores reagem", *Correio Braziliense*, 19 jul. 2019. Acesso em: 15 nov. 2020. Disponível em: <https://www.correiobraziliense.com.br/app/noticia/politica/2019/07/19/interna_politica,772322/video-bolsonaro-chama-governadores-do-nordeste--de-paraiba.shtml>.

[17] Fundo Amazônia. Site oficial. Acesso em: 15 nov. 2020. Disponível em: <http://www.fundoamazonia.gov.br/pt/fundo-amazonia>.

[18] Produto Interno Bruto – PIB. Site oficial do Instituto Brasileiro de Geografia e Estatística (IBGE). Acesso em: 15 nov. 2020. Disponível em: <https://www.ibge.gov.br/explica/pib.php>.

[19] ŽIŽEK, Slavoj. *Pandemia: La Covid-19 estremece al mundo*. Barcelona: Anagrama, 2020. p. 52.

[20] "Plano de Guedes tem 'quase nada' para combater crise do coronavírus, diz Maia", *Folha de S.Paulo*, 13 mar. 2020. Acesso em: 15 nov. 2020. Disponível em: <https://www1.folha.uol.com.br/mercado/2020/03/plano-de-guedes-tem-quase-nada-para-combater-crise-do-coronavirus-diz-maia.shtml>.

[21] "'Vamos viver umas 20 semanas duras', diz ministro da Saúde sobre novo coronavírus", *Estadão*, 11 mar. 2020. Acesso em: 10 nov. 2020. Disponível em: <https://saude.estadao.com.br/noticias/geral,vamos-viver-umas-20-semanas-duras-diz-ministro-da-saude-sobre-novo-coronavirus,70003229311>.

[22] "A estimativa de vítimas do coronavírus, segundo o Ministério da Saúde", *O Globo*, 15 mar. 2020. Acesso em: 15 nov. 2020. Disponível em: <https://blogs.oglobo.globo.com/lauro-jardim/post/estimativa-de-vitimas-do-coronavirus-segundo-o-ministerio-da-saude.html>.

[23] MANDETTA, Luiz Henrique. *Um paciente chamado Brasil: os bastidores da luta contra o coronavírus*. Rio de Janeiro: Objetiva, 2020. p. 94.

[24] "Orientação para aglomeração é 'não' a todos, diz ministro da Saúde sobre Bolsonaro", *Folha de S.Paulo*, 15 mar. 2020. Acesso em: 15 nov. 2020. Disponível em: <https://www1.folha.uol.com.br/poder/2020/03/orientacao-para-aglomeracao-e-nao-a-todos-diz-ministro-da-saude-sobre-bolsonaro.shtml>.

[25] "Les annonces choc de Macron pour gagner 'la guerre' contre le coronavirus", *L'Express*, 16 mar. 2020. Acesso em: 15 nov. 2020. Disponível em: <https://www.lexpress.fr/actualite/les-annonces-choc-de-macron-pour-gagner-la-guerre-contre-le-coronavirus_2121089.html>.

[26] "Bolsonaro critica governadores: 'Medidas extremas que não competem a eles'", *Correio Braziliense*, 20 mar. 2020. Acesso em: 2 nov. 2020. Disponível em: <https://www.correiobraziliense.com.br/app/noticia/politica/2020/03/20/interna_politica,835548/bolsonaro-critica-governadores-medidas-extremas-que-nao-competem-eles.shtml>.

[27] "As consequências desse ataque afetariam todas as nossas relações futuras" (MANDETTA, 2020, p. 61).

[28] "Ora, ter que ficar confinado na sua residência no Palácio do Planalto sem contato físico com qualquer pessoa redunda, escandalosamente, na inabilitação para exercer a função de presidente da República do Brasil", (GOLDBERG, Flavio; MONTORO, Andre, 2020, p. 83).

[29] "Quais as diferenças entre isolamento vertical, horizontal e lockdown?", Fundação Oswaldo Cruz (Fiocruz), site oficial. Acesso em: 15 nov. 2020. Disponível em: <https://portal.fiocruz.br/pergunta/quais-diferencas-entre-isolamento-vertical-horizontal-e-lockdown>.

[30] IAMARINO, Atila; LOPES, Sônia. *Coronavírus: explorando a pandemia que mudou o mundo*. São Paulo: Moderna, 2020. p. 82.

[31] "Tapes of Trump's conversations released", *CNN*, 9 set. 2020. Acesso em: 30 nov. 2020. Disponível em: <https://edition.cnn.com/politics/live-news/trump-woodward-book-09-09-2020/index.html>.

[32] "Doria e Bolsonaro se enfrentam em reunião sobre coronavírus", *Veja*, 25 mar. 2020. Acesso em: 30 set. 2020. Disponível em: <https://veja.abril.com.br/blog/radar/o-senhor-tem-que-dar-o-exemplo-diz-doria-a-bolsonaro-ouca>.

[33] "Saúde reage a Bolsonaro e quer ampliar isolamento, fechando escolas e universidades", *Estadão*, 28 mar. 2019. Acesso em: 15 nov. 2020. Disponível em: <https://saude.estadao.com.br/noticias/geral,ministerio-da-saude-reage-a-bolsonaro-e-quer-ampliar-isolamento-fechando-escolas-e-universidades,70003251702>.

CAPÍTULO 3

[34] "Momento extraordinário de oração em tempo de epidemia", *La Santa Sede*, 27 mar. 2020. Acesso em: 15 nov. 2020. Disponível em: <http://www.vatican.va/content/francesco/pt/homilies/2020/documents/papa-francesco_20200327_omelia-epidemia.html>.

[35] "Coronavírus: como funcionam os respiradores e por que eles são chave na luta contra a covid-19", *BBC News Mundo*, 31 mar. 2020. Acesso em: 15 nov. 2020. Disponível em: <https://www.bbc.com/portuguese/internacional-52101349>.

[36] "Germany Has More Than Enough Ventilators. It Should Share Them", Jochen Bittner, *The New York Times*, 17 mar. 2020. Acesso em: 15 nov. 2020. Disponível em: <https://www.nytimes.com/2020/03/17/opinion/coronavirus-europe-germany.html>.

[37] "Masques détournés : 'Les Américains sortent le cash, il faut se battre', dit Jean Rottner sur RTL", *RTL France*, 1 abr. 2020. Acesso em: 15 nov. 2020. Disponível em: <https://www.rtl.fr/actu/debats-societe/masques-detournes-les-americains-sortent-le-cash-il-faut-se-battre-dit-jean-rottner-sur-rtl-7800346680>.

[38] "Muselier : "Sur le tarmac en Chine, une commande française a été achetée par les Américains cash", *RTL France*, 1 abr. 2020. Acesso em: 15 nov. 2020. Disponível em: <https://francais.rt.com/france/73464-muselier-sur-tarmac-chine-commande-francaise-achetee-americains-cash>.

[39] HARARI, Yuval Noah. *Notas sobre a pandemia: e breves lições para o mundo pós-coronavírus*. São Paulo: Companhia das Letras, 2020. p. 93.

[40] "La escasez global de respiradores multiplica la 'piratería moderna' entre países", *El Confidencial*, 4 abr. 2020. Acesso em: 15 nov. 2020. Disponível em: <https://www.elconfidencial.com/mundo/2020-04-04/respiradores-coronavirus-escasez-global-pirateria_2534175>.

[41] "Coronavirus, sequestrato ad Ancona un maxi carico di respiratori: società italiana tentava di esportarli in Grecia", *La Repubblica*, 24 mar. 2020. Acesso em: 15 nov. 2020. Disponível em: <https://amp-video.repubblica.it/amp/dossier/coronavirus-wuhan-2020/coronavirus-sequestrato-ad-ancona-un-maxi-carico-di-respiratori-societa-italiana-tentava-di-esportarli-in-grecia/356661/357226>.

[42] "'No caso do México, por exemplo, a Fundação Jack Ma e a Fundação Alibaba – uma das maiores empresas de comércio digital do mundo – doaram 100 mil máscaras, 50 mil kits de testes e cinco respiradores', informou o ministro das Relações Exteriores do país, Marcelo Ebrard [...] O chanceler do Uruguai, Ernesto Talvi, informou que o governo chinês confirmara a doação ao país de 150 mil máscaras, 20 mil kits de testes e cinco respiradores. A Bolívia, por sua vez, recebeu da Alibaba 100 mil máscaras, 20 mil kits para testes e cinco respiradores em uma cerimônia no aeroporto de El Alto", *O Globo*, 2 abr. 2020. Acesso em: 15 nov. 2020. Disponível em: <https://oglobo.globo.com/mundo/diplomacia-das-mascaras-da-china-ganha-forca-na-america-latina-contra-coronavirus-24346774>.

[43] "A acusação contra os EUA de prática de 'pirataria moderna'", *Nexo*, 7 abr. 2020. Acesso em: 15 nov. 2020. Disponível em: <https://www.nexojornal.com.br/expresso/2020/04/07/A-acusação-contra-os-EUA-de-prática-de-'pirataria-moderna'>.

[44] "Fritado por Bolsonaro, Mandetta é apoiado pela população", *Correio Braziliense*, 4 abr. 2020. Acesso em: 15 nov. 2020. Disponível em: <https://www.correiobraziliense.com.br/app/noticia/politica/2020/04/04/interna_politica,842318/fritado-por-bolsonaro-mandetta-e-apoiado-pela-populacao.shtml>.

[45] MANDETTA, Luiz Henrique. *Um paciente chamado Brasil*: os bastidores da luta contra o coronavírus. Rio de Janeiro: Objetiva, 2020. p. 170.

[46] Idem . p. 185.

[47] "China cancela compra de respiradores pela Bahia, e carga fica retida nos EUA", *Folha de S.Paulo*, 3 abr 2020. Acesso em: 15 nov. 2020. Disponível em: <https://www1.folha.uol.com.br/mundo/2020/04/china-cancela-compra-de-respiradores-pela-bahia-e-carga-fica-retida-nos-eua.shtml>.

## CAPÍTULO 4

[48] O sistema de registro de preço é um processo licitatório que registra o preço de determinado material, equipamento ou serviço em ata (Ata de Sistema de Registro de Preços) por um período de até doze meses. O licitante pode ou não efetuar a compra, e outras administrações podem aderir à ata e fazer a aquisição. No caso em questão, o Maranhão aderiu a uma ata solicitada pelo Amapá.

[49] "Justiça suspende remoção das comunidades quilombolas que vivem na área da Base de Alcântara no Maranhão", Câmara dos Deputados, 12 maio 2020. Acesso em: 5 dez. 2020. Disponível em: <https://www2.camara.leg.br/atividade-legislativa/comissoes/comissoes-permanentes/cdhm/noticias/justica-suspende-remocao-das-comunidades-quilombolas-que-vivem-na-area-da-base-de-alcantara-no-maranhao>.

[50] "TRF-1 derruba liminares que permitiam barreira sanitária em aeroportos", *Consultor Jurídico*, 23 mar. 2020. Acesso em: 15 nov. 2020. Disponível em: <https://www.conjur.com.br/2020-mar-23/trf-derruba-liminares-permitiam-barreira-sanitaria-aeroportos>.

[51] "Bolsonaro edita MP e decreto para definir atividades essenciais", *Agência Brasil*, 21 mar. 2020. Acesso em: 20 nov. 2020. Disponível em: <https://agenciabrasil.ebc.com.br/geral/noticia/2020-03/bolsonaro-edita-mp-e-decreto-para-definir-atividades-essenciais>.

[52] "Now, a drug called chloroquine – and some people would add to it 'hydroxy'. Hydroxychloroquine. So chloroquine or hydroxychloroquine. Now, this is a common malaria drug." *Remarks by President Trump, Vice President Pence, and Members of the Coronavirus Task Force in Press Briefing*. Site oficial da Casa Branca. Acesso em: 15 nov. 2020. Disponível em: <https://www.whitehouse.gov/briefings-statements/remarks-president-trump-vice-president-pence-members-coronavirus-task-force-press-briefing-6>.

[53] "EU warns of global bidding war for medical equipment", *Financial Times*, 7 abr. 2020. Acesso em: 15 nov. 2020. Disponível em: <https://www.ft.com/content/a94aa917-f5a0-4980-a51a-28576f09410a>.

[54] Foram estas as empresas que, no início da pandemia, contribuíram com doações financeiras e de insumos hospitalares para o estado do Maranhão: Agro Serra, Alfa Engenharia, Alumar, Ambev, Canopus, Centro Elétrico, Sistema COC, Coca-Cola, Comercial Rofe, Constans Construtora, Construtora Escudo, Dimensão Engenharia, Dínamo Engenharia, EDP Linhas de Transmissão, Eneva, Faculdade ISL Wyden, FC Oliveira, Fribal, Gera Maranhão Energia, Grupo Maratá, Grupo Mateus, Guaraná Psiu, Heineken, Lavronorte, Lua

Nova Engenharia, Nutrilar, Ômega Energia, Potiguar, Raízen-Cosan, RBC Construções, Revest Com. e Serviços, RJ Distribuidora, Roque Aço e Cimento, Silveira Engenharia, Sinduscon, Solar Coca-Cola, Suzano, Universidade Ceuma e Vale.

[55] "Ano teve muitas empresas estreando na bolsa; relembre os IPOs de maior destaque", *CNN Brasil Business*, 18 dez. 2020. Acesso em: 20 dez. 2020. Disponível em: <https://www.cnnbrasil.com.br/business/2020/12/18/ano-teve-muitas-empresas-estreando-na-bolsa-relembre-os-ipos-de-maior-destaque>.

[56] "Quem é o bilionário maranhense dono da rede de supermercados Mateus", *Forbes*, 18 set. 2020. Acesso em: 20 nov. 2020. Disponível em: <https://www.forbes.com.br/principal/2020/09/quem-e-o-bilionario-maranhense-dono-da-rede-de-supermercados-mateus>.

[57] "Após aval do STF, Governo do Maranhão vai editar regras para evitar aglomeração em bancos", *Agência de notícias do estado do Maranhão*, 9 abr. 2020. Acesso em: 15 nov. 2020. Disponível em: <https://www.ma.gov.br/agenciadenoticias/?p=274538>.

[58] "Ministro assegura que estados, DF e municípios podem adotar medidas contra pandemia", Supremo Tribunal Federal, site oficial. Acesso em: 15 nov. 2020. Disponível em: <https://portal.stf.jus.br/noticias/verNoticiaDetalhe.asp?idConteudo=441075&ori=1>.

[59] BRAGA, Ugo. *Guerra à saúde: como o Palácio do Planalto transformou o Ministério da Saúde em inimigo público no meio da maior pandemia do século XX*. São Paulo: LeYa: 2020. p. 134.

[60] "Prefeito de Manaus chora, pede ajuda e diz que Bolsonaro tem de ser presidente de verdade e respeitar coveiros", *Folha de S.Paulo*, 21 abr. 2020. Acesso em: 5 maio 2020. Disponível em: <https://www1.folha.uol.com.br/colunas/painel/2020/04/prefeito-de-manaus-chora-pede-ajuda-e-diz-que-bolsonaro-tem-de-ser-presidente-de-verdade-e-respeitar-coveiros.shtml>.

[61] "Prefeitura do Rio começa a usar contêineres para armazenar corpos de vítimas do coronavírus", *O Globo*, 29 abr. 2020. Acesso em: 15 nov. 2020. Disponível em: <https://oglobo.globo.com/rio/prefeitura-do-rio-comeca-a-usar-conteineres-para-armazenar-corpos-de-vitimas-do-coronavirus-1-24396182>.

[62] "Exclusivo: Prefeito de Manaus se emociona e diz que cidade precisa de ajuda", *CNN Brasil*, 1 maio 2020. Acesso em: 18 jan. 2021. Disponível em: <https://www.youtube.com/watch?v=xC8B4kd7yWQ>.

[63] "Onda de confisco de equipamentos põe em risco segurança hospitalar", *Folha de S.Paulo*, 10 abr. 2020. Acesso em: 15 nov. 2020. Disponível em:

<https://www1.folha.uol.com.br/cotidiano/2020/04/onda-de-confisco-de-equipamentos-poe-em-risco-seguranca-hospitalar.shtml>.

[64] "Brasil: Bolsonaro atrapalha esforços anti-COVID-19", Human Rights Watch, 10 abr. 2020, Acesso em: 20 set. 2020. Disponível em: <https://www.hrw.org/pt/news/2020/04/10/340691>.

[65] MANDETTA, Luiz Henrique. *Um paciente chamado Brasil*: os bastidores da luta contra o coronavírus. Rio de Janeiro: Objetiva, 2020. p. 125.

## CAPÍTULO 5

[66] "Note-se, àquele propósito, que Adis Abeba recebe tal título não só por reunir a maior parte das embaixadas africanas, federadas na UA, mas também por acolher a Comissão Econômica para a África e, praticamente, todas as agências internacionais das Nações Unidas." *Relatório de Gestão 2010-2015 – Embaixada do Brasil junto à República Federal da Etiópia, Cumulativa com a República do Djibuti e com a República do Sudão do Sul*. Acesso em: 30 nov. 2020. Disponível em: <https://legis.senado.leg.br/sdleg-getter/documento?dm=4598173>.

[67] MEREDITH, Martin. *O destino da África: cinco mil anos de riquezas, ganância e desafios*. Rio de Janeiro: Zahar, 2017. p. 507.

[68] Treze anos depois, o jamaicano Bob Marley, seguidor do movimento e da religião Rastafari – que acreditava que a coroação de Haile Selassie fora o cumprimento da profecia feita pelo ativista político Marcus Garvey de que um rei negro seria coroado –, lançou o álbum *Rastaman Vibrations* (1975). Entre as músicas que alcançariam enorme sucesso estava "War", cuja letra foi extraída do discurso de Selassie na ONU.

[69] "Premiê da Etiópia que pôs fim a conflito com Eritreia ganha Nobel da Paz", *Folha de S.Paulo*, 11 out. 2019. Acesso em: 15 nov. 2020. Disponível em: <https://www1.folha.uol.com.br/mundo/2019/10/premie-da-etiopia-que-pos-fim-a-conflito-com-eritreia-ganha-nobel-da-paz.shtml>.

[70] "Obra para barrar Nilo Azul na Etiópia gera críticas de vizinhos", *DW Portugal*, 11 dez. 2017. Acesso em: 20 nov. 2020. Disponível em: <https://www.dw.com/pt-002/obra-para-barrar-nilo-azul-na-etiópia-gera-cr%C3%ADticas-de-vizinhos/a-41736401>.

[71] "Etiópia controla Covid-19 mesmo sem quarentena e com poucos ventiladores", *Folha de S.Paulo/Financial Times*, 31 maio 2020. Acesso em: 15 nov. 2020. Disponível em: <https://www1.folha.uol.com.br/mundo/2020/05/sem-quarentena-e-com-poucos-ventiladores-etiopia-esta-derrotando-a-covid-19.shtml>.

[72] "África surpreende com baixas taxas de covid-19", *Agência Brasil*, 1º out. 2020. Acesso em: 30 nov. 2020. Disponível em: <https://agenciabrasil.ebc.com.br/saude/noticia/2020-10/africa-surpreende-com-baixas-taxas-de-covid-19>

[73] REUTERS GRAPHICS. Reuters Covid-19 Tracker, 1º jan. 2021. Acesso em: 1º jan. 2021. Disponível em: <https://graphics.reuters.com/world-coronavirus-tracker-and-maps/pt/countries-and-territories/ethiopia>.

[74] "Refusing to wear a mask in Ethiopia could cost you two years in jail", *Reuters*, 22 out. 2020. Acesso em: 10 nov. 2020. Disponível em: <https://www.reuters.com/article/us-health-coronavirus-ethiopia/refusing-to-wear-a-mask-in-ethiopia-could-cost-you-two-years-in-jail-idUKKBN2771Z1>.

[75] Cores que também são comuns nos centros de cultura e pontos turísticos de São Luís, cidade considerada como a "capital do reggae" no país, também chamada de "Jamaica brasileira".

[76] "Ethiopian Airlines Stays Profitable Despite Covid-19 Travel Bans", *Bloomberg*, 30 jun. 2020. Acesso em: 18 jan. 2021. Disponível em: <https://www.bloomberg.com/news/articles/2020-06-30/ethiopian-airlines-stays-profitable-despite-covid-19-travel-bans>.

[77] "Privatização da Ethiopian Airlines é suspensa pelo governo", *Aeroflap*, 19 out. 2020. Acesso em: 15 nov. 2020. Disponível em: <https://www.aeroflap.com.br/privatizacao-da-ethiopian-airlines-e-suspensa-pelo-governo>.

[78] "Coronavírus: como a Etiópia virou exemplo de ajuda internacional", *Veja*, 5 jun. 2020. Acesso em: 15 nov. 2020. Disponível em: <https://veja.abril.com.br/mundo/coronavirus-como-a-etiopia-virou-exemplo-de-ajuda-internacional>.

[79] Edição eletrônica do *Jornal Pequeno*. Acesso em: 15 nov. 2020. Disponível em: <https://jornalpequeno.com.br/2020/04/15/mais-de-cem-respiradores-chegam-ao-maranhao-para-pacientes-com-coronavirus>.

[80] Artigo 24 do Código Penal: "Considera-se em estado de necessidade quem pratica o fato para salvar de perigo atual, que não provocou por sua vontade, nem podia de outro modo evitar, direito próprio ou alheio, cujo sacrifício, nas circunstâncias, não era razoável exigir-se". (Redação dada pela Lei nº 7.209, de 11/07/1984.)

[81] Artigo 334 do Código Penal: Descaminho: Iludir, no todo ou em parte, o pagamento de direito ou imposto devido pela entrada, pela saída ou pelo consumo de mercadoria. Artigo 334-A: Contrabando: Importar ou exportar mercadoria proibida.

[82] "STF referenda liminar sobre competência concorrente da Anvisa e estados", *Consultor Jurídico*, 15 abr. 2020. Acesso em: 15 nov. 2020. Disponível em:

<https://www.conjur.com.br/2020-abr-15/stf-referenda-liminar-competencia-concorrente-mp-926>.

[83] Consultada várias vezes por e-mail e por telefone sobre a reação à compra de respiradores pelo governo do Maranhão, as respostas da Receita Federal enviadas ao autor alternavam-se entre: "A Receita Federal não se manifesta sobre decisões judiciais" e "A Receita não se manifesta sobre casos específicos", explicações contraditórias, uma vez que a Receita, ao emitir uma nota de esclarecimento e publicá-la em seu site, estava manifestando-se sobre "casos específicos". A nota, além de quebrar um procedimento padrão, ainda poderia – a rigor – dar margem a um questionamento sobre uma possibilidade de violação de sigilo do contribuinte. O autor também perguntou sobre esse ponto e recebeu a resposta: "A Receita não se manifesta sobre casos específicos".

[84] "Operação Maranhão-Etiópia por respiradores foi ilegal e envolvidos serão processados, diz Receita", *Folha de S.Paulo*, 20 abr. 2020. Acesso em: 15 nov. 2020. Disponível em: <https://www1.folha.uol.com.br/colunas/painel/2020/04/operacao-maranhao-etiopia-por-respiradores-foi-ilegal-e-envolvidos-serao-processados-diz-receita-federal.shtml>.

[85] "'Democracia e liberdade acima de tudo', diz Bolsonaro um dia após participar de ato pró-ditadura", *Estadão*, 20 abr. 2020. Acesso em: 15 nov. 2020. Disponível em: <https://politica.estadao.com.br/noticias/geral,democracia-e-liberdade-acima-de-tudo-diz-bolsonaro-um-dia-depois-de-ir-a-ato-pro-ditadura,70003276957>.

[86] "Compra de respiradores para o Maranhão causa polêmica", *O Imparcial*, 22 abr. 2020. Acesso em: 15 nov. 2020. Disponível em: <https://oimparcial.com.br/politica/2020/04/compra-de-respiradores-para-o-maranhao-causa-polemica>.

[87] "Preço de respiradores sobe mais de 200% na China em uma semana", *CNN Brasil*, 7 abr. 2020. Acesso em: 15 nov. 2020. Disponível em: <https://www.cnnbrasil.com.br/business/2020/04/07/preco-de-respiradores-sobe-mais-de-200-na-china-em-uma-semana>.

[88] SIC SP Sistema de Informações ao Cidadão, Protocolo nº 685292016685.

[89] "'Operação Maranhão-Etiópia por respiradores foi ilegal e envolvidos serão processados', diz Receita", *Folha de S.Paulo*, 20 abr. 2020. Acesso em: 30 nov. 2020. Disponível em: <https://www1.folha.uol.com.br/colunas/painel/2020/04/operacao-maranhao-etiopia-por-respiradores-foi-ilegal-e-envolvidos-serao-processados-diz-receita-federal.shtml>.

[90] "Moro pede demissão: 'Tenho que preservar a minha biografia'", *Veja*, 24 abr. 2020. Acesso em: 15 nov. 2020. Disponível em: <https://veja.abril.com.br/politica/sergio-moro-pede-demissao>.

91 "COVID-19 in Brazil: 'So what?'", *The Lancet*, 9 maio 2020. Acesso em: 30 nov. 2020. Disponível em: <https://www.thelancet.com/journals/lancet/article/PIIS0140-6736(20)31095-3/fulltext>.

92 "Covid-19: Bolsonaro culpa governadores e prefeitos pelo aumento de mortes no Brasil", *tvi24*, 29 abr. 2020. Acesso em: 10 maio 2020. Disponível em: <https://tvi24.iol.pt/internacional/coronavirus/covid-19-bolsonaro-culpa-governadores-e-prefeitos-pelo-aumento-de-mortes-no-brasil>.

93 "Indignado, Dino diz que só Bolsonaro pode evitar colapso na Saúde", *UOL*, 29 abr. 2020. Acesso em: 15 nov. 2020. Disponível em: <https://noticias.uol.com.br/politica/ultimas-noticias/2020/04/29/indignado-dino-diz-que-so-bolsonaro-pode-evitar-um-colapso-total-na-saude.htm>.

94 "Governo do Maranhão recebe ligações de suposto agente da Abin para tratar de importação de respiradores", *Folha de S.Paulo*, 21 abr. 2020. Acesso em: 30 nov. 2020. Disponível em: <https://www1.folha.uol.com.br/colunas/painel/2020/04/governo-do-maranhao-recebe-ligacoes-de-suposto-agente-da-abin-para-tratar-de-importacao-de-respiradores.shtml>.

95 "Augusto Heleno confirma troca no comando da Abin", *Agência Brasil*, 8 maio 2020. Acesso em: 15 nov. 2020. Disponível em: <https://agenciabrasil.ebc.com.br/geral/noticia/2019-05/augusto-heleno-confirma-troca-no-comando-da-abin>.

96 O celular do agente Mauro permanecia ativo até o dia da entrega dos originais deste livro. O autor telefonou, se identificou e perguntou se ele poderia falar sobre o ocorrido. Mauro respondeu: "não", e desligou.

97 "Brazil, Once a Leader, Struggles to Contain Virus Amid Political Turmoil", *The New York Times*, 16 maio 2020. Acesso em: 15 nov. 2020. Disponível em: <https://www.nytimes.com/2020/05/16/world/americas/virus-brazil-deaths.html>.

98 "EU warns of global bidding war for medical equipment", *Financial Times*. Acesso em: 15 nov. 2020. Disponível em: <https://www.ft.com/content/a94aa917-f5a0-4980-a51a-28576f09410a>.

99 "Brazil Governors Scour the Globe for Ventilators Amid Pandemic", *Bloomberg*, 30 abr. 2020. Acesso em: 15 nov. 2020. Disponível em: <https://www.bloomberg.com/news/articles/2020-04-30/brazil-governors-scour-the-globe-for-ventilators-amid-pandemic>.

100 "El unico gobernador comunista de brasil ve a bolsonaro como profeta del caos", *ABC News* (Paraguai), 18 abr. 2020. Acesso em: 15 nov. 2020. Disponível em: <https://www.abc.com.py/internacionales/2020/04/18/el-unico-gobernador-comunista-de-brasil-ve-a-bolsonaro-como-profeta-del-caos>.

[101] "Brazil's Government, States Fight for Pandemic Supplies", *U.S. News*, 22 abr. 2020. Acesso em: 15 nov. 2020. Disponível em: <https://www.usnews.com/news/world/articles/2020-04-22/brazils-government-states-fight-for-pandemic-supplies>.

[102] "Brazil's President Still Insists the Coronavirus Is Overblown. These Governors Are Fighting Back", *Time Magazine*, 6 abr. 2020. Acesso em: 15 nov. 2020. Disponível em: <https://time.com/5816243/brazil-jair-bolsonaro-coronavirus-governors>.

[103] "Flere storbyer i Brasil innfører nedstengning", *Dagens Næringsliv* (Noruega), 6 maio 2020. Acesso em: 15 nov. 2020. Disponível em: <https://www.dn.no/utenriks/brasil/jair-bolsonaro/koronaviruset/flere-storbyer-i-brasil-innforer-nedstengning/2-1-803404>.

[104] "Brazilian Communists Sneak Ventilators into the Country via Ethiopia", *Morning Star*. Acesso em: 15 nov. 2020. Disponível em: <https://morningstaronline.co.uk/article/w/brazilian-communists-sneak-ventilators-country-ethiopia>.

[105] "Covid-19: Maranhão encomendou ventiladores através da Etiópia para escapar ao Governo federal", *Público*, 17 abr. 2020. Acesso em: 15 nov. 2020. Disponível em: <https://www.publico.pt/2020/04/17/mundo/noticia/covid-19-maranhao-encomendou-ventiladores-atraves-etiopia-escapar-governo-federal-1912708>.

[106] "Bolsonaro pide a los brasileños que filmen dentro de los hospitales para verificar ocupación de las camas de atención", *El Espectador*, 12 jun. 2020. Acesso em: 15 nov. 2020. Disponível em: <https://www.elespectador.com/noticias/el-mundo/bolsonaro-pide-a-los-brasilenos-que-filmen-dentro-de-los-hospitales-para-verificar-ocupacion-de-las-camas-de-atencion>.

[107] "Maranhao in Brazil becomes first region to mandate a complete coronavirus lockdown", *ABC News*, 5 maio 2020. Acesso em: 15 nov. 2020. Disponível em: <https://www.abc.net.au/news/2020-05-06/first-brazil-region-goes-into-coronavirus-lockdown/12218480>.

[108] "Respiradores que chegaram em rota alternativa já estão em uso no Maranhão", *Agência EFE*, 17 abr. 2020. Acesso em: 15 nov. 2020. Disponível em: <https://www.efe.com/efe/brasil/brasil/respiradores-que-chegaram-em-rota-alternativa-ja-est-o-uso-no-maranh/50000239-4223528>.

[109] "Ljusning i Europa – men här ökar smittspridningen", *Svenska Dagbladet* (Suécia), 6 maio 2020. Acesso em: 15 nov. 2020. Disponível em: <https://www.svd.se/ljusning-i-europa--men-har-okar-smittspridningen>.

[110] "Brazil's Government, States Fight for Pandemic Supplies", *The Star*, 22 abr. 2020. Acesso em: 15 nov. 2020. Disponível em: <https://www.thestar.com/

news/world/americas/2020/04/22/brazils-government-states-fight-for-pandemic-supplies.html>.

[111] "Sálvese quien pueda en Brasil: sufre la peor fase de la crisis con Bolsonaro ausente", *El Mundo*, 6 maio 2020. Acesso em: 15 nov. 2020. Disponível em: <https://www.elmundo.es/internacional/2020/05/06/5eb2dab6fc6c83816f8b4571.html>.

CAPÍTULO 6

[112] "Capital do Maranhão atinge 100% de ocupação de UTIs para Covid-19", *Folha de S.Paulo*, 29 abr. 2020. Acesso em: 15 nov. 2020. Disponível em: <https://www1.folha.uol.com.br/equilibrioesaude/2020/04/capital-do-maranhao-atinge-100-de-ocupacao-de-utis-para-covid-19.shtml>.

[113] "A história desse empreendimento colonial francês se inicia em 15 de maio de 1594, quando o capitão Jacques Riffault equipa três navios e embarca para o Brasil 'com a intenção de possíveis conquistas'. Mas o fracasso de sua expedição, devido ao desacordo reinante entre os membros da companhia, força-o a regressar à França. Entretanto, uma parte dos tripulantes permanece no local, entre eles Charles des Vaux que, após longa estada entre os Tupinambá, decide regressar à França e tentar convencer o Rei Henrique IV da importância de uma campanha colonial na Região Norte do Brasil. Henrique IV ordena então ao Senhor de La Raverdière que acompanhe Des Vaux em uma expedição de reconhecimento da 'ilha de Maranhão' [...] mas não é antes de 25 de fevereiro de 1609 que Charles de Montmorency, almirante da França e da Bretanha, autoriza o Senhor de La Ravardière a armar navios para empreender uma viagem a fim de traficar pelas costas da África, da América, do rio da Prata, do Brasil, do rio Amazonas, das regiões da Guiana, da ilha da Trindade, de Cuba, de São Domingos, das ilhas e províncias do Peru, do México e da Flórida. Dessa expedição origina-se o projeto colonial do Maranhão, a França Equinocial." (DAHER, 2007, p. 48-49).

[114] "A expedição ao Maranhão foi bem organizada e estava destinada a ter sucesso, não fosse a falta de apoio continuado pela coroa francesa." (MARIZ; PROVENÇAL, 2007, p. 89).

[115] Um tema que, no século XXI, voltou a despertar debates e polêmicas entre historiadores.

[116] "Não fosse o auxílio de outras capitanias, os luso-espanhóis teriam sido forçados a adiar as operações contra a colônia, talvez com consequências desastrosas, pois com isso teriam dado tempo aos franceses a receber reforços substanciais." (MARIZ; PROVENÇAL, 2007, p. 89).

[117] "Os luso-brasileiros pegaram em armas e ao cabo de dois anos de lutas ferrenhas, conseguiram expulsar os holandeses de suas terras". (*Idem*, p. 133).

[118] MILHOMEM, Clarisse. 27 maio 2020. 1 vídeo (1'06 min). Publicado pelo canal Pão com Ovo. 27 maio 2020. Acesso em: 15 nov. 2020. Disponível em: <https://www.youtube.com/watch?v=VG_CDiODOtw>.

[119] "Pesquisa revela que 84% da população de São Luís apoia lockdown", *MA10*, 7 maio 2020. Acesso em: 15 nov. 2020. Disponível em: <https://www.ma10.com.br/2020/05/07/pesquisa-revela-que-84-da-populacao-de-sao-luis-apoia-lockdown>.

[120] "Veja os bairros da Grande São Luís com casos do novo coronavírus nesta segunda (1º)", *G1*, 1 jun. 2020. Acesso em: 15 nov. 2020. Disponível em: <https://g1.globo.com/ma/maranhao/noticia/2020/06/01/veja-os-bairros-da-grande-sao-luis-com-casos-do-novo-coronavirus-nesta-segunda-1o.ghtml>.

[121] "Aceleração da Covid-19 no Brasil", *Folha de S.Paulo*, 16 jul. 2020. Acesso em: 15 nov. 2020. Disponível em: <https://arte.folha.uol.com.br/equilibrio-esaude/2020/aceleracao-covid-no-brasil>.

[122] "Colapso no município de Imperatriz preocupa Flávio Dino", *O Imparcial*, 22 maio 2020. Acesso em: 15 nov. 2020. Disponível em: <https://oimparcial.com.br/saude/2020/05/colapso-no-municipio-de-imperatriz-preocupa-flavio-dino>.

[123] "Empresa não cumpre prazo de entrega de respiradores e devolve quase 8 milhões de dólares ao Consórcio Nordeste", *G1*, 9 jun. 2020. Acesso em: 15 nov. 2020. Disponível em: <https://g1.globo.com/ba/bahia/noticia/2020/06/09/empresa-nao-cumpre-prazo-de-entrega-de-respiradores-e-devolve-quase-8-milhoes-de-dolares-ao-consorcio-nordeste.ghtml>.

[124] "Coronavírus: SC aceita propostas forjadas e gasta R$ 33 milhões na compra de respiradores fantasmas", *The Intercept Brasil*, 28 abr. 2020. Acesso em: 15 nov. 2020. Disponível em: <https://theintercept.com/2020/04/28/sc-proposta-forjada-respiradores-fantasmas>.

[125] "Bolsonaro leva ministros e empresários para pressionar STF a acabar com o isolamento", *Valor Econômico*, 7 maio 2020. Acesso em: 15 nov. 2020. Disponível em: <https://valor.globo.com/politica/noticia/2020/05/07/bolsonaro-leva-empresarios-ao-stf-com-guedes-e-militares.ghtml>.

[126] "MPF requer que União e Funai efetivem Plano de Contingência dos povos indígenas", Ministério Público Federal, 22 jun. 2020. Acesso em: 15 nov. 2020. Disponível em: <http://www.mpf.mp.br/ma/sala-de-imprensa/noticias-ma/mpf-requer-que-uniao-e-funai-efetivem-plano-de-contingencia-dos-povos-indigenas>.

[127] "Ministério da Saúde vai recontar mortos pela covid-19 porque diz ver 'dados fantasiosos'", *O Globo*, 5 jun. 2020. Acesso em: 15 nov. 2020. Disponível em: <https://blogs.oglobo.globo.com/bela-megale/post/ministerio-da-saude-vai-recontar-mortos-pela-covid-19-porque-diz-ver-dados-fantasiosos.html>.

[128] "Governo muda protocolo e autoriza hidroxicloroquina para casos leves de Covid-19", *CNN Brasil*, 20 maio 2020. Acesso em: 15 nov. 2020. Disponível em: <https://www.cnnbrasil.com.br/saude/2020/05/20/governo-muda-protocolo-e-autoriza-hidroxicloroquina-para-casos-leves-de-covid-19>.

[129] "'Quem é de direita toma cloroquina, quem é de esquerda, Tubaína', diz Bolsonaro", *Estadão*, 20 maio 2020. Acesso em: 15 nov. 2020. Disponível em: <https://noticias.uol.com.br/ultimas-noticias/agencia-estado/2020/05/20/quem-e-de-direita-toma-cloroquina-quem-e-de-esquerda-tubaina-diz-bolsonaro.htm>.

[130] "No AC, profissionais formados no exterior têm pedido para atuar sem revalida negado pela Justiça Federal", *G1*, 2 dez. 2020. Acesso em: 5 dez. 2020. Disponível em: <https://g1.globo.com/ac/acre/noticia/2020/12/02/no-ac-profissionais-formados-no-exterior-tem-pedido-para-atuar-sem-revalida-negado-pela-justica-federal.ghtml>.

[131] "Reunião ministerial de Bolsonaro: assista ao vídeo na íntegra e leia transcrição", *CNN Brasil*, 22 maio 2020. Acesso em: 15 nov. 2020. Disponível em: <https://www.cnnbrasil.com.br/politica/2020/05/22/assista-ao-video-da-reuniao-ministerial-com-bolsonaro>.

[132] "Saiba quais tratamentos Trump está recebendo contra Covid-19", *Folha de S.Paulo*, 4 out. 2020. Acesso em: 15 nov. 2020. Disponível em: <https://www1.folha.uol.com.br/mundo/2020/10/saiba-quais-tratamentos-trump-esta-recebendo.shtml>.

[133] "Grupo armado pró-Bolsonaro protesta em frente ao STF com tochas e máscaras", *Valor Econômico*, 31 maio 2020. Acesso em: 15 nov. 2020. Disponível em: <https://valor.globo.com/brasil/noticia/2020/05/31/grupo-armado-pr-bolsonaro-protesta-em-frente-ao-stf-com-tochas-e-mscaras.ghtml>.

[134] "Bolsonaro usa helicóptero e anda a cavalo para prestigiar ato na Esplanada contra STF e Congresso", *Folha de S.Paulo*, 31 maio 2020. Acesso em: 15 nov. 2020. Disponível em: <https://www1.folha.uol.com.br/poder/2020/05/bolsonaro-usa-helicoptero-para-sobrevoar-manifestacao-na-esplanada-contra-stf-e-congresso.shtml>.

[135] "Jornal Nacional, da Globo, faz editorial com crítica aos 'negligentes'", *Poder360*, 20 jun. 2020. Acesso em: 15 nov. 2020. Disponível em: <https://www.poder360.com.br/midia/jornal-nacional-da-globo-faz-editorial-com-critica-aos-negligentes>.

## CAPÍTULO 7

[136] "Pneumonia causada pela covid-19 pode ser silenciosa. Entenda", *R7*, 5 maio 2020. Acesso em: 15 nov. 2020. Disponível em: <https://noticias.r7.com/saude/pneumonia-causada-pela-covid-19-pode-ser-silenciosa-entenda-05052020>.

[137] "Decreto fecha comércio não essencial de Estreito por 10 dias", *Imirante*, 12 maio 2020. Acesso em: 15 nov. 2020. Disponível em: <https://imirante.com/estreito/noticias/2020/05/12/decreto-fecha-comercio-nao-essencial-de-estreito-por-10-dias.shtml>.

[138] BRAGA, Ugo. *Guerra à saúde: como o Palácio do Planalto transformou o Ministério da Saúde em inimigo público no meio da maior pandemia do século XX*. São Paulo: LeYa: 2020. p. 20.

[139] IAMARINO, Atila; LOPES, Sônia. *Coronavírus: explorando a pandemia que mudou o mundo*. São Paulo: Moderna, 2020. p. 171.

[140] "Governo brasileiro deve conseguir só metade dos ventiladores pulmonares que planejava", *Folha de S.Paulo*, 14 maio 2020. Acesso em: 15 nov. 2020. Disponível em: <https://www1.folha.uol.com.br/cotidiano/2020/05/governo-brasileiro-deve-conseguir-so-metade-dos-ventiladores-pulomares-que-planejava.shtml>.

[141] "Gastos federais para combate à Covid-19 junto a povos indígenas", *Transparência Brasil*, jun. 2020. Acesso em: 15 nov. 2020. Disponível em: <http://www.achadosepedidos.org.br/uploads/publicacoes/Execucao_orçamento_Covid-19_acoes_indigenas.pdf>.

[142] "Brasil optou por cobertura mínima em aliança mundial de vacinas", *UOL*, 8 dez. 2020. Acesso em: 8 dez. 2020. Disponível em: <https://noticias.uol.com.br/colunas/jamil-chade/2020/12/08/brasil-optou-por-cobertura-minima-em-alianca-mundial-de-vacinas.htm>.

[143] "Plano preliminar de vacinação contra a Covid-19 prevê quatro fases", *Ministério da Saúde*, 1º dez. 2020. Acesso em: 8 dez. 2020. Disponível em: <https://www.gov.br/saude/pt-br/assuntos/noticias/vacinacao-contra-a-covid-19-sera-feita-em-quatro-fases>.

[144] "Falta insumo para caso grave de covid em 22 estados e DF; cloroquina sobra", *UOL*, 13 ago. 2020. Acesso em: 15 nov. 2020. Disponível em: <https://noticias.uol.com.br/saude/ultimas-noticias/redacao/2020/08/13/coronavirus-falta-medicamentos-intubacao-pacientes-graves.htm>.

[145] "Documento de comitê do MS traz orientação para omitir dados sobre escassez de medicamentos contra Covid-19", *O Globo*, 23 jul. 2020. Acesso em: 15 nov. 2020. Disponível em: <https://oglobo.globo.com/sociedade/

documento-de-comite-do-ms-traz-orientacao-para-omitir-dados-sobre-escassez-de-medicamentos-contra-covid-19-24547637>.

[146] "Governo foi alertado desde maio sobre falta de medicamentos para UTI, mas priorizou cloroquina", *Estadão*, 23 jul. 2020. Acesso em: 15 nov. 2020. Disponível em: <https://saude.estadao.com.br/noticias/geral,ministerio-da-saude-recebe-alertas-sobre-a-falta-de-medicamentos-desde--maio,70003374286>.

[147] Jornal Hoje (Rede Globo), 24 de julho de 2020.

[148] "Em Audiência Pública, Conass alerta para a falta de medicamentos para sedação", Conass, site oficial, 4 jun. 2020. Acesso em: 15 nov. 2020. Disponível em: <https://www.conass.org.br/em-audiencia-publica-conass-alerta-para-a--falta-de-medicamentos-para-sedacao>.

[149] *Idem*.

[150] "Deputada da comissão que acompanha a covid-19 chora ao falar sobre a falta de remédios para pacientes", *UOL*, 12 ago. 2020. Acesso em: 15 nov. 2020. Disponível em: <https://noticias.uol.com.br/videos/2020/08/12/deputada--da-comissao-que-acompanha-a-covid-19-chora-ao-falar-sobre-a-falta-de-remedios-para-pacientes.htm>.

[151] "MPSC solicita esclarecimentos da Secretaria de Saúde sobre falta de medicamentos para o tratamento da covid-19", Ministério Público de Santa Catarina, *Notícias*, site oficial. Acesso em: 15 nov. 2020. Disponível em: <https://www.mpsc.mp.br/noticias/mpsc-solicita-esclarecimentos-da-secretaria-de--saude-sobre-falta-de-medicamentos-para-o-tratamento-da-covid-19->.

[152] "Tribunal Especial afasta governador de Santa Catarina por 180 dias", *El País*, 24 out. 2020. Acesso em: 15 nov. 2020. Disponível em: <https://brasil.elpais.com/brasil/2020-10-24/tribunal-especial-afasta-governador-de-santa--catarina-por-180-dias.html>.

[153] "STJ afasta Witzel do cargo por suspeitas de irregularidades na saúde; vice é alvo de buscas", *G1*, 28 ago. 2020. Acesso em: 15 nov. 2020. Disponível em: <https://g1.globo.com/rj/rio-de-janeiro/noticia/2020/08/28/pf-cumpre--mandados-no-rj-nesta-sexta-feira.ghtml>.

[154] "MPSC investiga morte de jovem com Covid-19 no Hospital Florianópolis", *ND+*, 1 set. 2020. Acesso em: 15 nov. 2020. Disponível em: <https://ndmais.com.br/saude/mpsc-investiga-morte-de-jovem-com-covid-19-no-hospital--florianopolis>.

[155] Dados e estatística de Fábio Bispo, apuração paralela de Vanessa da Rocha, edição do próprio Lúcio e de Diogo Maçaneiro.

[156] "MPSC solicita esclarecimentos da Secretaria de Saúde sobre falta de medicamentos para o tratamento da covid-19", Ministério Público de Santa Catarina, *Notícias*, site oficial. Acesso em: 15 nov. 2020. Disponível em: <https://www.mpsc.mp.br/noticias/mpsc-solicita-esclarecimentos-da-secretaria-de-saude-sobre-falta-de-medicamentos-para-o-tratamento-da-covid-19->.

[157] Procurado pelo autor, o Ministério Público de Santa Catarina respondeu: "O procedimento instaurado encontra-se em sigilo, razão pela qual não podemos passar detalhes do apurado".

[158] "Documento confirma falta de medicação para sedar estudante que morreu por Covid-19 em Santa Catarina", *ND+*, 18 dez. 2020. Acesso em: 19 dez. 2020. Disponível em: <https://ndmais.com.br/saude/documento-confirma-falta-de-medicacao-para-sedar-estudante-que-morreu-de-covid-19>.

CAPÍTULO 8

[159] "Bolsonaro e Gilmar Mendes conversaram no auge da crise com militares", *Folha de S.Paulo*, 15 jul. 2020. Acesso em: 15 nov. 2020. Disponível em: <https://www1.folha.uol.com.br/colunas/monicabergamo/2020/07/bolsonaro-e-gilmar-mendes-conversaram-no-auge-da-crise-com-militares.shtml>.

[160] "À BBC News Brasil, Gilmar Mendes confirmou ter falado com 'o presidente e assessores do incômodo político de uma representação no TPI, tendo em vista as múltiplas questões existentes (gestão da saúde, índios, meio ambiente)'. Ele, no entanto, disse que esse é um tema 'lateral'. 'O problema é a própria gestão no Brasil', enfatizou à reportagem." "Por que é improvável que Bolsonaro seja investigado pelo Tribunal Penal Internacional", *BBC News Brasil*, jul. 2020. Acesso em: 15 nov. 2020. Disponível em: <https://www.bbc.com/portuguese/brasil-53463746>.

[161] "Militares desmancharam o SUS, diz Mandetta", *O Globo*, 15 jul. 2020. Acesso em: 15 nov. 2020. Disponível em: <https://blogs.oglobo.globo.com/bernardo-mello-franco/post/militares-desmancharam-o-sus-diz-mandetta.html>.

[162] IBGE. Panorama da cidade de Bacabal, MA. Acesso em: 15 nov. 2020. Disponível em: <https://cidades.ibge.gov.br/brasil/ma/bacabal/panorama>.

[163] "Entrevista coletiva do gov. Flávio Dino sobre panorama sanitário e medidas fiscais", Governo do Maranhão, site oficial, 17 jul. 2020. Acesso em: 15 nov. 2020. Disponível em: <https://www3.ma.gov.br/entrevista-coletiva-do-gov-flavio-dino-sobre-panorama-sanitario-e-medidas-fiscais-17-07-2020>.

[164] "A Open Society Foundations e George Soros", Open Society Foundations, site oficial, 12 jun. 2019. Acesso em: 15 nov. 2020. Disponível em: <https://

www.opensocietyfoundations.org/newsroom/open-society-foundations-and-george-soros/pt>.

[165] "Quem é George Soros, o megainvestidor bilionário que virou alvo de militantes brasileiros", *BBC News Brasil*, 4 jun. 2018. Acesso em: 15 nov. 2020. Disponível em: <https://www.bbc.com/portuguese/internacional-44338827>.

[166] "Taxa de retransmissão do coronavírus cai em 20 estados e no DF e sobe em 6", *UOL*, 2 jul. 2020. Acesso em: 15 nov. 2020. Disponível em: <https://noticias.uol.com.br/saude/ultimas-noticias/redacao/2020/07/02/taxa-de-retransmissao-do-coronavirus-cai-em-20-estados-e-no-df-e-sobe-em-6.htm>.

[167] *Idem*.

[168] "Estudo aponta o Maranhão como o estado com melhor desempenho no combate à covid-19", *Jornal Pequeno*, 3 ago. 2020. .Acesso em: 15 nov. 2020. Disponível em: <https://jornalpequeno.com.br/2020/08/03/estudo-aponta-o-maranhao-como-o-estado-com-melhor-desempenho-no-combate-a-covid-19>.

[169] "Rio se mantém no topo da lista de estados com pior desempenho contra covid-19", *Correio Braziliense*, 9 out. 2020. Acesso em: 15 nov. 2020. Disponível em: <https://www.correiobraziliense.com.br/brasil/2020/10/4881145-rio-se-mantem-no-topo-da-lista-de-estados-com-pior-desempenho-contra-covid-19.html>.

[170] "Rio de Janeiro se mantém no topo da lista de Estados com pior desempenho contra Covid-19", *Jovem Pan*, 9 out. 2020. Acesso em: 15 nov. 2020. Disponível em: <https://jovempan.com.br/noticias/brasil/rio-de-janeiro-se-mantem-no-topo-da-lista-de-estados-com-pior-desempenho-contra-covid-19.html>.

[171] "Covid-19: maioria das capitais tem taxa de ocupação de UTI em até 70%", *Veja*, 4 ago. 2020. Acesso em: 15 nov. 2020. Disponível em: <https://veja.abril.com.br/brasil/covid-19-maioria-das-capitais-tem-taxa-de-ocupacao-de-uti-em-ate-70>.

[172] "A pandemia e o lugar da Ciência (Por Flávio Dino e Allan Kardec Barros)", *Veja*, 18 nov. 2020. Acesso em: 20 nov. 2020. Disponível em: <https://veja.abril.com.br/blog/noblat/a-pandemia-e-o-lugar-da-ciencia-por-flavio-dino-e-allan-kardec-barros/>.

[173] "Flávio Dino propõe pacto com Jair Bolsonaro por empregos", *O Imparcial*, 28 jul. 2020. Acesso em: 15 nov. 2020. Disponível em: <https://oimparcial.com.br/politica/2020/07/flavio-dino-propoe-pacto-com-jair-bolsonaro-por-empregos>.

[174] "Órgãos e autoridades no Maranhão lamentam morte de Sálvio Dino, pai do governador Flávio Dino", *G1*, 24 ago. 2020. Acesso em: 15 nov. 2020.

Disponível em: <https://g1.globo.com/ma/maranhao/noticia/2020/08/24/orgaos-e-autoridades-no-maranhao-lamentam-morte-de-salvio-dino-pai-do-governador-flavio-dino.ghtml>.

[175] "Exclusivo: Bolsonaro diz que não tomará vacina chinesa", *Jovem Pan*, 21 out. 2020. Acesso em: 15 nov. 2020. Disponível em: <https://jovempan.com.br/programas/os-pingos-nos-is/exclusivo-bolsonaro-diz-que-nao-tomara-vacina-chinesa.html>.

CAPÍTULO 9

[176] "Joe Biden cita destruição de floresta brasileira durante debate com Trump nos EUA", *G1*, 30 set. 2020. Acesso em: 15 nov. 2020. Disponível em: <https://g1.globo.com/mundo/eleicoes-nos-eua/2020/noticia/2020/09/30/joe-biden-cita-destruicao-de-floresta-brasileira-durante-debate-com-trump-nos-eua.ghtml>.

[177] "Bolsonaro critica proposta de Biden sobre Amazônia: 'só diplomacia não dá'", *CNN Brasil*, 10 nov. 2020. Acesso em: 15 nov. 2020. Disponível em: <https://www.cnnbrasil.com.br/internacional/eleicoes-nos-eua-2020/2020/11/10/bolsonaro-critica-proposta-de-biden-sobre-amazonia-so-diplomacia-nao-da>.

[178] "Declaração do porta-voz da Embaixada da China no Brasil sobre comentários difamatórios de um deputado federal brasileiro", Embaixada da República Popular da China no Brasil, 25 nov. 2020. Acesso em: 30 nov. 2020. Disponível em: <http://br.china-embassy.org/por/sghds/t1835292.htm>.

[179] "Bolsonaro zomba de refrigerante rosa do Maranhão e diz que é 'boiolagem'", *O Globo*, 29 out. 2020. Acesso em: 30 out. 2020. Disponível em: <https://oglobo.globo.com/brasil/bolsonaro-zomba-de-refrigerante-rosa-do-maranhao-diz-que-boiolagem-1-24718697>.

[180] "Se soubesse que foi criado por comunista, Bolsonaro nem bebia o guaraná", *Veja*, 30 out. 2020. Acesso em: 10 nov. 2020. Disponível em: <https://veja.abril.com.br/blog/maquiavel/se-soubesse-que-foi-criado-por-comunista-bolsonaro-nem-bebia-o-guarana>.

[181] "RT-PCR, rápido, de sangue: confuso com tanto teste para covid? Tire dúvidas", *UOL*, 28 nov. 2020. Acesso em: 10 dez. 2020. Disponível em: <https://www.uol.com.br/vivabem/noticias/redacao/2020/11/28/rt-pcr-rapido-de-sangue-confuso-com-tanto-teste-para-covid-tire-duvidas.htm>.

[182] "Secretário de Pazuello diz que validade de testes para covid é 'cartorial', mas Anvisa desmente", *Estadão*, 25 nov. 2020. Acesso em: 30 nov. 2020. Disponí-

vel em: <https://saude.estadao.com.br/noticias/geral,ministerio-da-saude-recebe-estudo-para-ampliar-validade-de-testes-encalhados,70003527741>.

[183] "Saúde diz que fornecedora de testes estocados sustenta validade por mais 4 meses, mas Anvisa precisa aprovar", *O Globo*, 25 nov. 2020. Acesso em: 30 nov. 20020. Disponível em: <https://oglobo.globo.com/sociedade/saude-diz-que-fornecedora-de-testes-estocados-sustenta-validade-por-mais-4-meses-mas-anvisa-precisa-aprovar-24764908>.

[184] "Doria sobre vacina: 'todo e qualquer brasileiro que pedir, vai receber'", *Correio Braziliense*, 7 dez. 2020. Acesso em: 7 dez. 2020. Disponível em: <https://www.correiobraziliense.com.br/brasil/2020/12/4893634-doria-sobre-vacina-todo-e-qualquer-brasileiro-que-pedir-vai-receber.html>.

[185] "Ministério da Saúde suspende temporariamente exame de genotipagem para HIV e hepatite C. RNP+Brasil repudia decisão", *Agência de notícias da Aids*, 7 dez. 2020. Acesso em: 7 dez. 2020. Disponível em: <https://agenciaaids.com.br/noticia/ministerio-da-saude-suspende-temporariamente-exame-de-genotipagem-para-hiv-e-hepatite-c-rnpbrasil-repudia-decisao>.

[186] "Vacina que Bolsonaro esnobou está perto de ser aprovada nos EUA", *Folha de S.Paulo*, 10 dez. 2020. Acesso em: 11 dez. 2020. Disponível em: <https://www1.folha.uol.com.br/colunas/viniciustorres/2020/12/vacina-que-bolsonaro-esnobou-esta-perto-de-ser-aprovada-nos-eua.shtml>.

[187] Também firmaram acordo com o Instituto Butantan os seguintes estados: Acre, Pará, Roraima, Piauí, Mato Grosso do Sul, Espírito Santo, Rio Grande do Norte, Paraíba e Ceará.

[188] "Governador ou presidente: quem é responsável pela vacinação dos brasileiros contra a covid-19?", *BBC News Brasil*, 11 dez. 2020. Acesso em: 15 dez. 2020. Disponível em: <https://www.bbc.com/portuguese/brasil-55269281>.

[189] "Diretor do Butantan nega reação adversa grave em testes da Coronavac", *CNN Brasil*, 10 nov. 2020. Acesso em: 20 nov. 2020. Disponível em: <https://www.cnnbrasil.com.br/saude/2020/11/10/diretor-do-butantan-nega-reacao-adversa-grave-em-testes-da-coronavac>.

[190] "'Pode ser efeito colateral da vacina', diz Bolsonaro sobre suicídio de voluntário da CoronaVac". *Estado de Minas*, 12 nov. 2020. Disponível em: <https://www.em.com.br/app/noticia/politica/2020/11/12/interna_politica,1204234/pode-efeito-colateral-da-vacina-bolsonaro-sobre-suicidio-coronavac.shtml>. Acesso em: 19 jan. 2021.

[191] "Pazuello: 'Vacinação da Pfizer pode começar em dezembro ou janeiro'", *CNN Brasil*, 9 dez. 2020. Acesso em: 11 dez. 2020. Disponível em: <https://

www.cnnbrasil.com.br/saude/2020/12/09/exclusivo-pazuello-diz-que-vacinacao-contra-covid-19-pode-comecar-em-janeiro>.

[192] "Covid-19: Chanceler Angela Merkel faz um apelo emocionado aos alemães", *tvi24*, 9 dez. 2020. Acesso em: 12 dez. 2020. Disponível em: <https://tvi24.iol.pt/videos/internacional/covid-19-chanceler-angela-merkel-faz-um-apelo-emocionado-aos-alemaes/5fd128f30cf2ec6e4717fcc9>.

[193] "ABIN fez relatórios para orientar defesa de Flávio Bolsonaro na anulação de caso Queiroz", *Época*, 11 dez. 2020. Acesso em: 12 dez. 2020. Disponível em: <https://epoca.globo.com/guilherme-amado/abin-fez-relatorios-para-orientar-defesa-de-flavio-bolsonaro-na-anulacao-de-caso-queiroz-24791912>.

[194] "ONU explica corte de Bolsonaro em cúpula: era só para planos ambiciosos", *UOL*, 11 dez. 2020. Acesso em: 15 dez. 2020. Disponível em: <https://noticias.uol.com.br/colunas/jamil-chade/2020/12/11/onu-explica-corte-de-bolsonaro-em-cupula-era-so-para-planos-ambiciosos.htm>.

[195] "Covid-19: Governo entrega ao STF plano de imunização com previsão de 108 milhões de doses para grupos prioritários", *G1*, 12 dez. 2020. Acesso em: 14 dez. 2020. Disponível em: <https://g1.globo.com/politica/noticia/2020/12/12/governo-entrega-ao-stf-plano-nacional-de-imunizacao-contra-a-covid-19.ghtml>.

[196] "Acordo sobre Coronavac ainda não está claro no plano de imunização, diz médica", *CNN Brasil*, 16 dez. 2020. Acesso em: 17 dez. 2020. Disponível em: <https://www.cnnbrasil.com.br/saude/2020/12/16/acordo-sobre-coronavac-ainda-nao-esta-claro-no-plano-dizepidemiologista>.

[197] "Saúde ignora há seis meses processo de importação de seringas da China", *Folha de S.Paulo*, 15 dez. 2020. Acesso em: 18 dez. 2020. Disponível em: <https://www1.folha.uol.com.br/equilibrioesaude/2020/12/saude-ignora-ha-seis-meses-processo-de-importacao-de-seringas-da-china.shtml>.

[198] "Ministério da Saúde inicia processo de licitação para compra de 331 milhões de agulhas e seringas", O Estado de São Paulo, 16 dez. 2020. Acesso em: 18 dez. 2020. Disponível em: <https://saude.estadao.com.br/noticias/geral,ministerio-da-saude-inicia-processo-de-licitacao-para-compra-de-331-milhoes-de-agulhas-e-seringas,70003553933>.

[199] "Após prever vacina de Covid em março, dezembro e janeiro, Pazuello agora diz 'fevereiro'", Folha de S.Paulo, 16 dez. 2020. Acesso em: 18 dez. 2020. Disponível em: <https://www1.folha.uol.com.br/equilibrioesaude/2020/12/pazuello-agora-preve-para-fevereiro-o-inicio-da-vacinacao-contra-covid-19.shtml>.

[200] "Pregão fracassa e governo compra só 3% de 331 milhões de seringas para vacina da Covid", *Folha de S.Paulo*, 29 dez. 2020. Acesso em: 30 dez. 2020.

Disponível em: <https://www1.folha.uol.com.br/equilibrioesaude/2020/12/pregao-fracassa-e-governo-compra-so-3-de-331-milhoes-de-seringas-para-vacina-da-covid.shtml>.

[201] "O 'diplomata' da Amazônia Legal", *Valor Econômico*, 29 dez. 2020. Acesso em: 30 dez. 2020. Disponível em: <https://valor.globo.com/politica/coluna/o-diplomata-da-amazonia-legal.ghtml>.

[202] "Vacinas: Lewandowski autoriza importação por estados e municípios se Anvisa descumprir prazos", *STF*, 17 dez. 2020. Acesso em: 19 dez. 2020. Disponível em: <http://portal.stf.jus.br/noticias/verNoticiaDetalhe.asp?idConteudo=457459&ori=1>.

[203] Medida cautelar na Ação Direta de Inconstitucionalidade 6.625 – Distrito Federal, Supremo Tribunal Federal. Acesso em: 31 dez. 2020. Disponível em: <http://www.stf.jus.br/arquivo/cms/noticiaNoticiaStf/anexo/ADI6.625MC4.pdf>.

[204] "Estatísticas mensais do emprego formal – Novo Caged", Ministério da Economia, 23 dez. 2020. Acesso em: 25 dez. 2020. Disponível em: <https://www.gov.br/economia/ptbr/assuntos/noticias/2020/trabalho/dezembro/Apresentao_Novembro_Coletiva.pdf>.

[205] "Em 2020, Maranhão duplicou número de empregos com carteira assinada", *Agência de notícias do estado do Maranhão*, 26 dez. 2020. Acesso em: 28 dez. 2020. Disponível em: <https://www.ma.gov.br/agenciadenoticias/?p=292494>.

[206] "Mensagem 'Urbi et Orbi' do papa Francisco: Natal de 2020", *La Santa Sede*, 25 dez. 2020. Acesso em: 25 dez. 2020. Disponível em: <http://www.vatican.va/content/francesco/pt/messages/urbi/documents/papa-francesco_20201225_urbi-et-orbi-natale.html>.

[207] "'Não dou bola para isso', diz Bolsonaro sobre Brasil estar atrás em vacinação da Covid-19", *G1*, 26 dez. 2020. Acesso em: 26 dez. 2020. Disponível em: <https://g1.globo.com/politica/noticia/2020/12/26/nao-dou-bola-para-isso-diz-bolsonaro-sobre-brasil-estar-atras-em-vacinacao-da-covid-19.ghtml>.

[208] "Reino Unido aprova vacina contra a Covid-19 desenvolvida por Oxford e AstraZeneca", *G1*, 30 dez. 2020. Acesso em: 30 dez. 2020. Disponível em: <https://g1.globo.com/bemestar/vacina/noticia/2020/12/30/reino-unido-aprova-vacina-contra-a-covid-19-desenvolvida-por-oxford-e-astrazeneca.ghtml>.

[209] "Governo atualiza regra para acelerar importação de vacina contra covid-19", *Poder360*, 31 dez. 2020. Acesso em: 1 jan. 2021. Disponível em:

<https://www.poder360.com.br/coronavirus/governo-atualiza-regra-para-acelerar-importacao-de-vacina-contra-covid-19>.

[210] "TCU acompanha ações do governo no enfrentamento da pandemia de Covid-19", Secom Tribunal de Contas da União, 17 dez. 2020. Acesso em: 30 dez. 2020. Disponível em: <https://portal.tcu.gov.br/imprensa/noticias/tcu-acompanha-acoes-do-governo-no-enfrentamento-da-pandemia-de-covid-19.htm>.

[211] "Pazuello pede que Guedes suspenda exportação de seringas e agulhas", *Veja*, 2 jan. 2021. Acesso em: 2 jan. 2021. Disponível em: <https://veja.abril.com.br/blog/radar-economico/pazuello-pede-que-guedes-suspenda-exportacao-de-seringas-e-agulhas>.

[212] Para os números e equipamentos: "Auditoria do TCU aponta erros em série do governo no combate à Covid-19", *Folha de S.Paulo*, 20. dez. 2020. Acesso em: 22 dez. 2020. Disponível em: <https://www1.folha.uol.com.br/equilibrioesaude/2020/12/auditoria-do-tcu-aponta-erros-em-serie-do-governo-no-combate-a-covid-19.shtml>.

CAPÍTULO 10

[213] Orçamento da União, Câmara dos Deputados. Disponível em: <https://www2.camara.leg.br/orcamento-da-uniao/leis-orcamentarias/ldo>.

[214] "Bolsonaro veta blindagem de gastos para vacina da Covid, mas preserva projetos de militares", *Folha de S.Paulo*, 1 jan. 2021. Acesso em: 1 jan. 2021. Disponível em: <https://www1.folha.uol.com.br/cotidiano/2021/01/bolsonaro-veta-blindagem-de-gastos-para-vacina-da-covid-mas-preserva-projetos-de-militares.shtml>.

# BIBLIOGRAFIA

BRAGA, Ugo. *Guerra à saúde: como o Palácio do Planalto transformou o Ministério da Saúde em inimigo público no meio da maior pandemia do século XXI*. São Paulo: LeYa Brasil, 2020.

BRASIL. Embaixada do Brasil junto à República Federal da Etiópia, Cumulativa com a República do Djibuti e com a República do Sudão do Sul. *Relatório de Gestão 2010-2015*. Acesso em: 30 nov. 2020. Disponível em: <https://legis.senado.leg.br/sdleg-getter/documento?dm=4598173>.

CASCUDO, Luís da Câmara. *Mouros, Franceses e Judeus: Três presenças no Brasil*. São Paulo: Perspectiva, 1984.

CHACRA, Guga. *Confinado no front: Notas sobre a nova geopolítica mundial*. São Paulo: Todavia, 2020.

DAHER, Andrea. *O Brasil francês: As singularidades da França Equinocial, 1612-1615*. Rio de Janeiro: Civilização Brasileira, 2007.

GOLDBERG, Flavio. *Direito: Dialética da razão*. Belo Horizonte: Casa do Direito, 2020.

HARARI, Yuval Noah. *Notas sobre a pandemia: e breves lições para o mundo pós-coronavírus*. São Paulo: Companhia das Letras, 2020.

IAMARINO, Atila; LOPES, Sônia. *Coronavírus: explorando a pandemia que mudou o mundo*. São Paulo: Moderna, 2020.

MAGALHÃES, Mário. *Sobre lutas e lágrimas: Uma biografia de 2018, o ano em que o Brasil flertou com o apocalipse*. Rio de Janeiro: Record, 2019.

MANDETTA, Luiz Henrique. *Um paciente chamado Brasil: Os bastidores da luta contra o coronavírus*. Rio de Janeiro: Objetiva, 2020.

MARIZ, Vasco; PROVENÇAL, Lucien. *La Ravardière e a França Equinocial: Os franceses no Maranhão (1612-1615)*. Rio de Janeiro: Topbooks, 2007.

MEREDITH, Martin: *O destino da África: cinco mil anos de riquezas, ganância e desafios*. Rio de Janeiro: Zahar, 2017.

QUAMMEN, David: *Contágio: infecções de origem animal e a evolução das pandemias*. São Paulo: Companhia das Letras, 2020.

ZANINI, Fábio: *Euforia e fracasso do Brasil grande: Política externa e multinacionais na era Lula*. São Paulo: Contexto, 2017.

ZIZEK, Slavoj. *Pandemia: La Covid-19 estremece al mundo*. Barcelona: Editorial Anagrama, 2020.

Este livro foi composto com tipografia Adobe Garamond e impresso em papel Off-White 80 g/m² na Formato Artes Gráficas.